Liedl ■ Böttche ■ Abdallah-Steinkopff ■ Knaevelsrud

Psychotherapie mit Flüchtlingen – neue Herausforderungen, spezifische Bedürfnisse

Mit Beiträgen von

Barbara Abdallah-Steinkopff
Maria Böttche
Jonathan Ebert
Maria Gavranidou
Ferdinand Haenel
Hubert Heinhold
Alexandra Liedl
Tanja Lüders
Gisela Scheef-Maier
Birke Siebenbürger
Nadine Stammel
Mechthild Wenk-Ansohn

Psychotherapie mit Flüchtlingen – neue Herausforderungen, spezifische Bedürfnisse

Das Praxisbuch für Psychotherapeuten und Ärzte

Herausgegeben von
Alexandra Liedl
Maria Böttche
Barbara Abdallah-Steinkopff
Christine Knaevelsrud

Schattauer

Ihre Meinung zu diesem Werk ist uns wichtig!
Wir freuen uns auf Ihr Feedback unter www.schattauer.de/feedback oder direkt über QR-Code.

Bibliografische Information der Deutschen Nationalbibliothek
Die Deutsche Nationalbibliothek verzeichnet diese Publikation in der Deutschen Nationalbibliografie; detaillierte bibliografische Daten sind im Internet über http://dnb.d-nb.de abrufbar.

Besonderer Hinweis:
Die Medizin unterliegt einem fortwährenden Entwicklungsprozess, sodass alle Angaben, insbesondere zu diagnostischen und therapeutischen Verfahren, immer nur dem Wissensstand zum Zeitpunkt der Drucklegung des Buches entsprechen können. Hinsichtlich der angegebenen Empfehlungen zur Therapie und der Auswahl sowie Dosierung von Medikamenten wurde die größtmögliche Sorgfalt beachtet. Gleichwohl werden die Benutzer aufgefordert, die Beipackzettel und Fachinformationen der Hersteller zur Kontrolle heranzuziehen und im Zweifelsfall einen Spezialisten zu konsultieren. Fragliche Unstimmigkeiten sollten bitte im allgemeinen Interesse dem Verlag mitgeteilt werden. Der Benutzer selbst bleibt verantwortlich für jede diagnostische oder therapeutische Applikation, Medikation und Dosierung.
In diesem Buch sind eingetragene Warenzeichen (geschützte Warennamen) nicht besonders kenntlich gemacht. Es kann also aus dem Fehlen eines entsprechenden Hinweises nicht geschlossen werden, dass es sich um einen freien Warennamen handelt.

E-Mail: info@schattauer.de
Internet: www.schattauer.de
Printed in Germany

Projektleitung: Dr. Nadja Urbani
Lektorat: Alexander Kurz, Stuttgart
Umschlagabbildung: © Max Kratzer, www.derkratzer.com
Satz: abavo GmbH, Buchloe
Druck und Einband: AZ Druck und Datentechnik GmbH, Kempten/Allg.

Auch als E-Book erhältlich:
ISBN 978-3-7945-9023-0

ISBN 978-3-7945-3195-0

Anschriften

Herausgeber

Dipl.-Psych. Barbara Abdallah-Steinkopff
REFUGIO München
Rosenheimer Str. 38
81669 München
Barbara.Abdallah-Steinkopff@refugio-muenchen.de

Dr. Maria Böttche
Behandlungszentrum
für Folteropfer e.V.
Turmstr. 21
10559 Berlin
m.boettche@bzfo.de

Freie Universität Berlin
Arbeitsbereich Klinisch-Psychologische Intervention
Habelschwerdter Allee 45
14195 Berlin

Prof. Dr. Christine Knaevelsrud
Freie Universität Berlin
Arbeitsbereich Klinisch-Psychologische Intervention
Habelschwerdter Allee 45
14195 Berlin
christine.knaevelsrud@fu-berlin.de

Dr. Alexandra Liedl
REFUGIO München
Rosenheimer Str. 38
81669 München
Alexandra.Liedl@refugio-muenchen.de

Autoren

Jonathan Ebert
REFUGIO München
Rosenheimer Str. 38
81669 München
Jonathan.Ebert@refugio-muenchen.de

Dr. Maria Gavranidou
Zentrum für Psychische Gesundheit
Schubertstr. 1
80336 München
maria.gavranidou@yahoo.de

Dr. Ferdinand Haenel
Behandlungszentrum für Folteropfer e.V.
Turmstr. 21
10559 Berlin
F.Haenel@bzfo.de

Hubert Heinhold
Rechtsanwälte
Wächtler und Kollegen
Rottmannstraße 11 a
80333 München
heinhold@waechtler-kollegen.de

Tanja Lüders
REFUGIO München
Rosenheimer Str. 38
81669 München
Tanja.Lüders@refugio-muenchen.de

Gisela Scheef-Maier
Behandlungszentrum für Folteropfer e.V.
Turmstr. 21
10559 Berlin
g.scheef-maier@bzfo.de

Birke Siebenbürger
REFUGIO München
Rosenheimer Str. 38
81669 München
Birke.Siebenbürger@refugio-muenchen.de

Dr. Nadine Stammel
Behandlungszentrum für Folteropfer e.V.
Turmstr. 21
10559 Berlin
n.stammel@bzfo.de

Freie Universität Berlin
Arbeitsbereich Klinisch-Psychologische Intervention
Habelschwerdter Allee 45
14195 Berlin

Dr. Mechthild Wenk-Ansohn
Behandlungszentrum für Folteropfer e.V.
Turmstr. 21
10559 Berlin
m.wenk-ansohn@bzfo.de

Inhalt

Einführung

Flüchtlinge sind Menschen, die aufgrund einer wohlbegründeten Furcht vor Verfolgung aufgrund von Rasse, Religion, Nationalität, Zugehörigkeit zu einer spezifischen sozialen Gruppe oder politischer Überzeugungen keinen Schutz im Herkunftsland in Anspruch nehmen bzw. dorthin zurückkehren können (UNHCR 1953). In Deutschland wurden 2015 insgesamt 476.649 Asylanträge gestellt (davon 441.899 Erstanträge), mehrheitlich aus Syrien (162.510) (BAMF 2015).

Geflüchtete Menschen erlebten jedoch nicht nur in ihrem Herkunftsland lebensbedrohliche Ereignisse (z. B. Krieg, Verfolgung, Folter), auch die Flucht an sich und der Aufenthalt im Aufnahmeland ist oftmals geprägt von belastenden bzw. traumatischen Erfahrungen. So werden Flüchtlinge oft von Schleppern auf illegalen Wegen über die Grenzen gebracht oder kommen in unsicheren Booten und ohne ausreichende Lebensmittel auf dem Seeweg nach Europa (Perez Foster 2001; Wenk-Ansohn 2007).

Das Erleben wiederholter, schwerwiegender und von Menschen verursachter Traumata, wie Folter oder Kriegserlebnisse, geht mit einem erhöhten Risiko einher, an einer psychischen Störung zu erkranken. Diese sogenannten Traumafolgestörungen umfassen hauptsächlich die Posttraumatische Belastungsstörung (PTBS), Depression oder andere Angststörungen (Johnson u. Thompson 2008; Mollica et al. 1997; Steel et al. 2009). Studien belegen hierbei einen »Dosis-Wirkungs-Effekt« zwischen dem Erleben kumulativer Traumata und dem Ausprägungsgrad der Symptomatik einer Traumafolgestörung. Eine Metaanalyse bei Opfern von Folter und Vertreibung konnte Prävalenzraten von 30,6 % für die Posttraumatische Belastungsstörung und 30,8 % für depressive Erkrankungen zeigen (Steel et al. 2009). Neuere Studien aus aktuellen Kriegs- und Konfliktgebieten stellten bei syrischen Flüchtlingen eine Prävalenz von 33,5 % für die PTBS (Alpak et al. 2015) und von 29,5 % für Depressionen (Gammouh et al. 2015) fest.

Für Asylsuchende in Deutschland gibt es bis dato keine verlässlichen Zahlen Lediglich eine repräsentative Studie aus dem Jahr 2006 fand eine PTBS-Punktprävalenz von 40 % (Gäbel et al. 2006). Eine neuere, jedoch nicht-repräsentative Studie ermittelte bei Asylsuchenden eine Punktprävalenz von 33,2 % für PTBS und 21,9 % für depressive Erkrankungen (Niklewski et al. 2012). Gerade bei schweren und anhaltenden Traumatisierungen finden sich auch chronifizierte und komplexe Traumafolgestörungen. Hier ist vor allem das Störungsbild der komplexen PTBS zu nennen, die erstmalig von Herman (1993) definiert wurde und sich im ICD-11 erstmals als eigenständige Diagnose wiederfinden soll und durch ein breites Spektrum kognitiver, affektiver und psychosozialer Beeinträchtigungen gekennzeichnet ist. Ebenso leiden traumatisierte Flüchtlinge häufig an psychosomatischen Erkrankungen, chronischen Schmerzen und anhaltenden Schlafstörungen. Weitere psychische Folgen schwerwiegender Traumatisierungen sind insbesondere dissoziative Störungen, Substanzmissbrauch und eine erhöhte Suizidalität (Gurris u.Wenk-Ansohn 2009).

Auch nach der Ankunft in Deutschland befinden sich Flüchtlinge häufig in einer anhaltenden Belastungssituation. Diese Phase der Postmigration ist geprägt durch Restriktionen und Einschränkungen aufgrund des Aufenthaltsstatus, die im Asylverfahrensgesetz (AsylVfG), Aufenthaltsgesetz (AufenthG) und Asylbewerberleistungsgesetz (AsylbLG) festgeschrieben sind. Hierdurch entstehende Postmigrationsstressoren wie aufenthaltsrechtliche Schwierigkeiten, ein unsicherer Aufenthaltsstatus oder ein lang andauernder Asylprozess sowie Arbeitslosigkeit und Illegalität stehen im besonderen Maße mit der Aufrechterhaltung von Traumafolgestörungen insbesondere der PTBS in Zusammenhang (Carswell et al. 2011; Glaesmer et al. 2009). Zusätzlich zu den behördlichen Einschränkungen sind Flüchtlinge häufig mit dem Verlust sozialer Kontakte und der sozialen Stellung sowie mit Diskriminierung und Ausländerfeindlichkeit konfrontiert. Die Anpassung an die Kultur des Aufnahmelandes geht oft einher mit dem Gefühl der Entwurzelung.

Zusammenfassend ist zu sagen, dass die Population der Flüchtlinge eine besonders vulnerable Gruppe in Bezug auf Entwicklung und Aufrechterhaltung von Traumafolgestörungen ist. Diese Befundlage bzgl. der psychischen Gesundheit erfordert daher einen schnellen und unkomplizierten Zugang zu einer psychotherapeutischen Versorgung, der jedoch nicht losgelöst sein darf von medizinischen, sozialarbeiterischen, rechtsberaterischen sowie integrativen Tätigkeiten und unter Einsatz von Dolmetschern realisiert werden muss. Betrachtet man die derzeitige Versorgungssituation von geflüchteten Menschen in Deutschland, zeigt sich eine Unterversorgung aufgrund mangelnder Angebote und eines erschwerten Zugangs zu psychotherapeutischen und psychosozialen Strukturen. Um den Einstieg in die psychotherapeutische und psychosoziale Arbeit mit geflüchteten Menschen zu ebnen bzw. einen Wissenstransfer zu ermöglichen, zielt das vorliegende Buch darauf ab, notwendige und hilfreiche praktische Informationen zu vermitteln sowie eine jeweilige kritische Einordnung aufzuzeigen.

Einführend werden in ▸ Kapitel 1 das Phänomen Migration und die damit verbundenen Herausforderungen und Probleme genauer beleuchtet. Dabei wird Migration »als räumliche Verlagerung des Lebensmittelpunktes von Individuen oder Kollektiven (Familien, Gruppen, Bevölkerungen) verstanden« (Oltmer 2015, S. 10). So enthalten Migrationserfahrungen nicht per se traumatisierende Momente, sie haben aber im Kontext von Zwangs- und Gewaltmigration ein erhöhtes traumaexponierendes Potenzial. Daher sind auch migrationsspezifische und migrationsunspezifische Variablen bedeutsam im Rahmen einer Psychotherapie (Gavranidou 2006). Das Kapitel gibt hierbei einen Überblick über unterschiedliche Modelle der Migration und gibt Hinweise bzgl. migrationsspezifischer Diagnostik und Interventionen sowie deren Besonderheiten.

Anschließend werden in ▸ Kapitel 2 juristische Aspekte im Rahmen des Asylverfahrens dargelegt, wobei einführend der Begriff »Flüchtling« unter aufenthaltsrechtlichen Aspekten definiert und der Gang des Asylverfahrens detailliert beschrieben werden. In der Literatur konnte gezeigt werden, dass vor allem die

Dauer des Asylverfahrens einen zentralen Belastungsfaktor darstellt. Laban und Kollegen (2004) konnten einen Zusammenhang zwischen der Dauer des Asylverfahrens und einer schlechteren psychischen Verfassung der Bewerber aufzeigen. Aktuell betragen die Wartezeiten für syrische Flüchtlinge zwar nur etwa vier Monate und sind somit vergleichsweise kurz, jedoch liegt die Wartezeit für Anträge von Flüchtlingen aus Pakistan, Afghanistan oder dem Iran bei meist weit über einem Jahr. Auch im therapeutischen Prozess spielt das Asylverfahren und die für viele damit verbundene Hilflosigkeit und Ohnmacht eine große Rolle und sollte daher dem Behandelnden vertraut sein. Neben dem Anerkennungsverfahren werden in ▸ Kapitel 2 die Wohnsituation und die Gesundheitsversorgung während des Asylverfahrens sowie die Relevanz von Erkrankungen im asyl- und ausländerrechtlichen Verfahren aufgezeigt.

Die Auswirkungen der dargestellten Gesetze haben einen mannigfaltigen Einfluss auf den Alltag geflüchteter Menschen und betreffen in der Regel alle Lebensbereiche. Eine erfolgreiche psychotherapeutische und psychosoziale Arbeit, die nur in einem interdisziplinären Netzwerk möglich sein kann, macht daher eine Berücksichtigung umgebender Systeme unabdingbar und erfordert die Inanspruchnahme sozialarbeiterischer Interventionen. ▸ Kapitel 3 erläutert diese Aspekte der Sozialen Arbeit mit geflüchteten Menschen und gibt Ideen der Vernetzung und Zusammenarbeit. Dabei werden sozialarbeiterische Interventionen dargestellt, die zur Orientierung dienen sollen, sowie das Asylverfahren und seine direkten Auswirkungen unter dem Aspekt sozialarbeiterischen Handelns aufgezeigt.

Die strukturellen Merkmale (z. B. aufenthaltsrechtliche Aspekte, Sprachbarrieren, interkulturell divergierende Krankheitskonzepte) bedürfen bei der psychotherapeutischen und psychosozialen Arbeit mit geflüchteten Menschen expliziter Aufmerksamkeit. Um eine Erfassung sowohl der soziodemografischen Faktoren, aber vor allem auch der psychopathologischen Symptomatik zu gewährleisten, ist eine adäquate diagnostische Erhebung notwendig. Können bestehende Tests und standarddiagnostische Instrumente problemlos auch bei dieser Klientel eingesetzt werden? Welche Besonderheiten sind in der diagnostischen Erhebung psychopathologischer Symptome zu beachten? Diese Fragen sowie Hinweise zur praktischen Durchführung der Psychodiagnostik werden in ▸ Kapitel 4 beantwortet.

Darauf aufbauend und bezugnehmend auf die Tatsache, dass nicht nur die Indextraumatisierungen im Herkunftsland oder auf der Flucht ursächlich für die Entwicklung von Traumafolgestörungen sind, sondern auch negative Postmigrationserfahrungen wie unsicherer Aufenthaltsstatus oder langjährige Unterbringung in Gemeinschaftsunterkünften bedeutsame Risikofaktoren für die Ausprägung und Chronifizierung psychischer Störungen darstellen (Fazel et al. 2005), müssen in der psychotherapeutischen Behandlung verschiedene Aspekte berücksichtigt werden. In ▸ Kapitel 5 werden daher die zentralen flüchtlingsspezifischen Bereiche »Postmigrationsprozess«, »Belastender Alltag« und »Traumafolgen« im psychotherapeutischen Kontext erläutert und praktische Hinweise zu den probatorischen Sitzungen sowie therapeutischen Herausforderungen gegeben.

Ein weiterer Aspekt, der in der psychotherapeutischen Behandlung von geflüchteten Menschen beachtet werden muss, ist das Mitwirken von Dolmetschern.

Daher vermittelt ▸ Kapitel 6 einen Einblick in die Zusammenarbeit zwischen Psychotherapeuten und Dolmetschern in der Psychotherapie. Neben der Darstellung der Rolle des Dolmetschers als Mittler zwischen Patient und Therapeut wird die Notwendigkeit aufgezeigt, eindeutige Tätigkeitsbereiche und Aufgaben sowohl für den Dolmetscher als auch für den Therapeuten zu definieren und diese transparent für Dolmetscher, Therapeut und Patient darzustellen. Ein weiterer wichtiger Aspekt für das Gelingen einer Psychotherapie mit geflüchteten Menschen ist die Kultursensibilität, bei der der Dolmetscher als Brücke zwischen Flüchtling und Therapeut fungiert.

Traumatische Erlebnisse im Heimatland, Fluchterfahrungen und schwierige Postmigrationserfahrungen führen innerhalb von Familien mitunter zu verschobenen Rollenverteilungen und können Familienstrukturen intensiv beeinflussen, vor allem, wenn durch die Flucht bestehende soziale Gefüge zerbrechen oder sich verändern. Viele Eltern und dadurch auch ihre Kinder haben in den unterschiedlichsten Bereichen des alltäglichen Lebens Einschränkungen und Schwierigkeiten, die oftmals aus fehlenden oder nicht zugänglichen Informationen und Anlaufstellen resultieren. In der Betreuung von Flüchtlingsfamilien geht es daher in großen Teilen um das Aufzeigen von Möglichkeiten und Handlungsempfehlungen als Familie (z. B. das Schaffen einer elementaren Lebensgrundlage in Deutschland). ▸ Kapitel 7 gibt einen Überblick über häufige Probleme und Herausforderungen sowie Ideen und Anregungen für adäquate Hilfestellungen (u. a. Wohnen, Freizeit und Ankommen in Deutschland, Sprache).

Anknüpfend an die psychosoziale Arbeit mit Familien skizziert ▸ Kapitel 8 die Lebensbedingungen von unbegleiteten minderjährigen Flüchtlingen (UMF), die sich in der Jugendhilfe befinden. Unbegleitete minderjährige Flüchtlinge sind Kinder und Jugendliche, die noch nicht volljährig und ohne Sorgeberechtigte nach Deutschland eingereist oder hier zurückgelassen worden sind. Sie befinden sich im Spannungsfeld zwischen schützendem Jugendhilferecht und restriktivem Ausländerrecht, was sich oft auch im therapeutischen Kontext widerspiegelt. Daher sind zentrale Themen in der praktischen Arbeit mit UMF die Alterseinschätzung, Vormundschaft, Schule, Ausbildung und Arbeit sowie das Leben in der stationären Jugendhilfe.

In der Arbeit mit geflüchteten Menschen stellt die Unterstützung in Bezug auf die Aufenthaltssicherung in Form einer qualifizierten Stellungnahme oder eines Gutachtens ein zentrales Anliegen traumatisierter Flüchtlinge dar. Der ärztliche oder psychologische Behandler steht hierbei vor der Herausforderung, grundlegende psychotherapeutische Beziehungsaspekte und eine am Patientenwohl orientierte Haltung mit den Anforderungen an eine kritische und objektive Positionierung als Sachverständiger in Einklang zu bringen. ▸ Kapitel 9 gibt zunächst eine begriffliche Eingrenzung und stellt anschließend Mindestnormen für Berichte im aufenthaltsrechtlichen Kontext dar. Zudem werden grundlegende Empfehlungen für die Erstellung von Stellungnahmen und Gutachten im aufenthaltsrechtlichen Verfahren sowie ein ausführlicher Gliederungsvorschlag aufgezeigt.

Abschließend widmet sich ▸ Kapitel 10 unterschiedlichen psychotherapeutischen Versorgungsformen bei psychisch belasteten geflüchteten Menschen. Dabei ist ein Verständnis der verschiedenen gesundheitlichen Versorgungsebenen hilfreich, die jeweils unterschiedliche psychosoziale und psychotherapeutische Versorgungsleistungen beinhalten. Praktisch wird daher die psychotherapeutische Versorgung in einem Kurz- und einem Langzeitsetting dargestellt und die jeweiligen unterschiedlichen und gemeinsamen Handlungsmöglichkeiten aufgezeigt.

Das vorliegende Buch ist ein Gemeinschaftswerk, daher möchten wir uns an dieser Stelle sehr herzlich bei allen Mitwirkenden bedanken. Allen voran danken wir dem Schattauer Verlag, der die Idee für dieses Buch von Anfang an unterstützt und mitgetragen hat. Frau Urbani danken wir für die wie immer überaus angenehme, kompetente und unkomplizierte Zusammenarbeit, die uns bereits aus anderen gemeinsamen Buchprojekten bekannt ist. Unser besonderer Dank gilt den Autoren der einzelnen Kapitel, die mit großem Engagement und Einsatz seit vielen Jahren in der Arbeit mit Asylbewerbern tätig sind. Sie geben im vorliegenden Werk ihr Wissen und ihre Erfahrungen an Kollegen weiter und haben dieses Projekt möglich gemacht. Außerdem danken wir den Kollegen bei REFUGIO München und am Behandlungszentrum für Folteropfer Berlin für die bereichernden und intensiven Gespräche in der Vorbereitung und Planung des Buches, die mentale Unterstützung sowie die hilfreichen Rückmeldungen zu einzelnen Kapiteln und Inhalten. Zudem bedanken wir uns bei Max Kratzer, dem Fotografen der Kunstwerkstatt von REFUGIO München, für das passende Coverfoto.

Wir wünschen uns, dass dieses Buch einen Beitrag leistet zur Verbesserung der psychosozialen Versorgung von Flüchtlingen und Asylbewerbern und durch seine praxisnahen Inhalte den Einstieg in diese Arbeit erleichtert.

Aus Gründen der besseren Lesbarkeit wird auf die gleichzeitige Verwendung männlicher und weiblicher Sprachformen verzichtet. Sämtliche Personenbezeichnungen gelten gleichwohl für beiderlei Geschlecht.

München und Berlin
im Sommer 2016

Alexandra Liedl
Maria Böttche
Barbara Abdallah-Steinkopff
Christine Knaevelsrud

Zitierte Literatur

Alpak G., Unal. A., Bulbul F., Sagaltici E., Bez A., Altındag A., Dalkılıc A., Savas H. A. (2015). Posttraumatic stress disorder among Syrian refugees in Turkey: a cross-sectional study. International Journal of Psychiatry and Clinical Practice 2015; 19(1): 45–50.

Bundesamt für Migration und Flüchtlinge (BAMF) (2015). Asylgeschäftsstatistik. http://www.bamf.de/SharedDocs/Anlagen/DE/Downloads/Infothek/Statistik/Asyl/201512-statistik-anlage-asyl-geschaeftsbericht.pdf? blob=publicationFile (Zugriffdatum: 25.05.2016).

Carswell K., Blackburn P., Barker C. (2011). The relationship between trauma, post-migration problems and the psychological well-being of refugees and asylum seekers. Int J Soc Psychiatry; 57(2): 107–119.

Fazel M., Wheeler J., Danesh J. (2005). Prevalence of serious mental disorder in 7000 refugees resettled in western countries: a systematic review. Lancet 2005; 365 (9467): 1309–1314.

Gäbel U., Ruf M., Schauer M., Odenwald M., Neuner F. (2006). Prävalenz der Posttraumatischen Belastungsstörung (PTSD) und Möglichkeiten der Ermittlung in der Asylverfahrenspraxis. Zeitschrift für Klinische Psycholgie und Psychotherapie 2006; 35(1): 12–20.

Gammouh, S. O., Al-Smadi, M., Tawalbeh, L. I., Khoury, L. S. Chronic Diseases, Lack of Medications, and Depression Among Syrian Refugees in Jordan, 2013–2014. Preventing Chronic Disease 2015; 12:140424.

Gavranidou M. (2006). Migration in der Krise? Psychologische Krisenmodelle des Migrationsprozesses. Suizidprophylaxe; 33: 154–158.

Glaesmer H., Wittig U., Brahler E., Martin A., Mewes R., Rief W. (2009). Sind Migranten häufiger von psychischen Störungen betroffen? Psychiatr Prax; 36(1): 16–22.

Gurris N. F., Wenk-Ansohn M. (2009). Folteropfer und Opfer politischer Gewalt. In: Maercker, A. (Hrsg.). Posttraumatische Belastungsstörung. Heidelberg: Springer Medizin Verlag; 477–499.

Herman J. L. (1993). Die Narben der Gewalt: Traumatische Erfahrungen verstehen und überwinden. München: Kindler.

Johnson H., Thompson A. (2008). The development and maintenance of post-traumatic stress disorder (PTSD) in civilian adult survivors of war trauma and torture: a review. Clin Psychol Rev; 28(1): 36–47.

Laban C.J., Gernaat H.B., Komproe I.H. et al. (2004). Impact of a long asylum procedure on the prevalence of psychiatric disorders in Iraqi asylum seekers in The Netherlands. J Nerv Ment Dis; 192(12): 843–851.

Mollica R. F., Poole C., Son L., Murray C. C., Tor S. (1997). Effects of war trauma on Cambodian refugee adolescents' functional health and mental health status. J Am Acad Child Adolesc Psychiatry; 36(8): 1098–1106.

Niklewski G., Richter K., Lehfeld H. (2012). Abschlussbericht im Verfahren Az.: Z2/0272.01–1/14 für »Gutachterstelle zur Erkennung von psychischen Störungen bei Asylbewerberinnen und Asylbewerbern-Zirndorf«. Nürnberg: Klinikum Nürnberg.

Oltmer J. (2004). Zusammenhänge zwischen Migration und Entwicklung. Bonn: Brandt 2004. http://www.tdh.de/fileadmin/user_upload/inhalte/10_Material/Themeninfos/2015-17_Migrationsstudie-deu.pdf (heruntergeladen: 24.02.2016).

Perez Foster R. (2001). When Immigration is Trauma: Guidelines for the Individual and Family Clinician. American Journal of Orthopsychiatry; 71(2): 153–170.

Steel Z., Chey T., Silove D., Marnane C., Bryant R. A., van Ommeren M. (2009). Association of torture and other potentially traumatic events with mental health outcomes among populations exposed to mass conflict and displacement: a systematic review and meta-analysis. JAMA; 302(5): 537–549.

Wenk-Ansohn M. (2007). Treatment of torture survivors – influences of the exile situation on the course of the traumatic process and therapeutic possibilities. Torture; 17(2): 88–95.

UNHCR (1953). Genfer Flüchtlingskonvention und New Yorker Protokoll. Genf: UNHCR.

1 Migration

Maria Gavranidou

1.1 Fallbeispiel

Leon, Mitte zwanzig, stammt aus Westafrika und ist über die West-Nord-Afrika-Route, Spanien und Frankreich nach Deutschland gekommen. Er lebt in einer Unterkunft in einer bayerischen Kleinstadt und arbeitet derzeit für die Kommune in der Pflege von Grünanlagen.
Leon hat sein Heimatland verlassen, weil er aufgrund seiner Homosexualität immer wieder Ablehnung und Gewalt erfahren hat. Nach einer Vergewaltigung und Demütigungen in seiner Heimatstadt durch mehrere junge Männer hat er sich zur Flucht entschlossen. Diese dauerte ca. neun Monate und führte ihn zunächst nach Marokko, wo er alle möglichen Arbeiten angenommen hat, um das nötige Geld für die Flucht nach Europa zu verdienen. Über die spanische Exklave Ceuta in Nordafrika gelang ihm die Flucht nach Europa.
In Deutschland angekommen fühlte er sich zum ersten Mal seit langem sicher. Niemand quält, verfolgt oder misshandelt ihn hier wegen seiner sexuellen Orientierung. In Deutschland gab es sogar einen homosexuellen Außenminister und Bürgermeister, das wusste er bereits aus dem Internet. Er wusste auch, dass es am Anfang nicht einfach sein würde. So hat er geduldig und dankbar das Asylverfahren, die Unterbringung in überfüllten Räumen mit vielen heterosexuellen Männern, die Untätigkeit und das Herumsitzen ausgehalten.
Dann kommen die ersten Beleidigungen und Belästigungen, er fühlt sich zunehmend unsicher, sein Asylverfahren dauert lang, er sehnt sich nach Ruhe, einer Arbeit, einem Partner. Schlaflosigkeit, Ohnmachtserfahrungen, Verzweiflung und Hoffnungslosigkeit quälen ihn immer mehr. Bilder von früheren Gewalterfahrungen in seinem Heimatland und auf der Flucht lassen ihn nicht schlafen, tagsüber ist er reizbar, er provoziert einen Streit. Daraufhin wird Leon von der Heimleitung ermahnt und ihm wird mit Rückführung gedroht. Er weiß keinen anderen Weg als sich umzubringen. Nach einem Selbstmordversuch wird er in die Klinik eingewiesen. Die Ärzte dort raten nach der Entlassung zu einer ambulanten Therapie.

1.2 Einführung: Migrationsprozess

Definition

Migration

In der modernen Migrationsforschung wird Migration »als räumliche Verlagerung des Lebensmittelpunktes von Individuen oder Kollektiven (Familien, Gruppen, Bevölkerungen) verstanden« (Oltmer 2015, S. 10). Drei Formen von Migration werden unterschieden, nämlich »Migration als Wahrnehmung von Chancen andernorts«, »Migration als Reaktion auf Krisen«, »Zwangs- und Gewaltmigration« (Deportationen, Flucht und Vertreibung).

Leon ist ein Flüchtling, gleichzeitig hat er jedoch Erfahrungen gemacht, die jeder Migrant[1] auch macht. Ein Teil seiner psychischen Belastungen, die zum Suizidversuch geführt haben, ist durch seine traumatischen Gewalterfahrungen erklärbar, ein anderer durch seine individuellen Merkmale. Ein weiterer, in der Arbeit mit Flüchtlingen häufig vernachlässigter Teil sind seine generellen Migrationserfahrungen, die mehr oder weniger krisenhaft verlaufen können. Für die psychotherapeutische Arbeit mit Flüchtlingen ist es wichtig, den Blick nicht nur auf kulturelle und traumatische Erfahrungen zu richten, sondern auch auf migrationsspezifische und migrationsunspezifische Belastungen und Risiken (Gavranidou 2006).

Migrationserfahrungen sind per se weder traumatisierend noch gesundheitsförderlich. Sie können jedoch das Potenzial für beides enthalten. Sie können als Risikofaktoren für die Entwicklung somatischer und psychischer Störungen wirksam werden, genauso wie sie eine Chance für funktionale Entwicklung und persönliche Erfolge sein können. Der Prozess der Migration und die Verarbeitung der dabei gemachten Erfahrungen (positive wie negative) können im Rahmen einer Psychotherapie aufgearbeitet werden und zu psychischer Gesundung und Stabilität, ja sogar zu persönlichem Wachstum führen.

Im Folgenden werden psychologische Modelle zur Erklärung der psychischen Prozesse, die bei der Verarbeitung der Migrationserfahrungen wirksam werden, kurz dargestellt.

Phasenmodelle der Migration definieren Migration als einen für alle Migranten mehr oder weniger gültigen Prozess, dessen Verlauf sich durch unterschiedlich belastende Phasen beschreiben lässt. Das bekannteste Modell formulierte Sluzki in den siebziger Jahren (2010). Folgende Migrationsphasen werden in dem Modell beschrieben:

Vorbereitung auf die Migration: In dieser Phase wird der Entscheidungsprozess abgeschlossen. Das Individuum bzw. die Familie informieren sich über Auswanderungsmöglichkeiten, Länder, Chancen und Risiken für die Erreichung eigener Ziele. Es werden Informationen eingeholt, die die Entscheidung zur Auswanderung unterstützen bzw. infrage stellen. Die in dieser Phase vorherrschenden Gefühle sind nach Machleidt (2010) starkes Interesse, aber auch mäßig starke bis schwache Ängste. Die Vorbereitungsphase kann bei Flüchtlingen sehr kurz ausfallen.

Migrationsakt: Darunter wird der Reiseweg verstanden, der kurz (Flug nach Deutschland) oder sehr lang (mehrere Monate), mehr oder weniger gefährlich oder gar traumatisierend sein kann. Im Fall von Leon war der Fluchtweg lang und von vielen Belastungen und traumatischen Erfahrungen begleitet. Neben Angst stehen in dieser Zeit als emotionale Zustände Aggression, im Sinne eines sich bedingungslos auf das Zielland gerichteten Affektes, und Schmerz im Vordergrund.

---

1 Nach dem Zensusgesetz 2011 werden Migranten folgendermaßen definiert: »Zu den Personen mit Migrationshintergrund zählen alle Ausländerinnen und Ausländer sowie Deutsche, die nach 1955 selbst zugewandert sind oder bei denen mindestens ein Elternteil nach 1955 aus dem Ausland nach Deutschland kam.« https://www.zensus2011.de/SharedDocs/Aktuelles/Ergebnisse/PM_Destatis_20140603.html (Zugriffsdatum: 05.05.2016).

Überkompensierungsphase: In dieser Phase des Ankommens sind erste Anpassungsleistungen beobachtbar. Die Menschen sind darauf bedacht, sich Orientierung zu verschaffen, ihr Leben zu normalisieren und einen Alltag zu installieren. Die Sehnsucht nach Ordnung, Alltag, Ruhe und Erholung führt dazu, dass Unstimmigkeiten und Widersprüche schöngeredet und verleugnet werden. Konflikte werden vermieden, Informationen, die die Entscheidung zu migrieren infrage stellen, werden übersehen und missachtet im Sinne der kognitiven Dissonanz nach Festiger. In dieser »Honeymoon«-Phase herrschen affektiv Interesse, Hunger nach Neuem und Freude vor. Die Neuankömmlinge sind erschöpft, aber erleichtert und möchten das Leben im »gelobten Land« anpacken. Die Trauer über die Trennung und die erlittenen Verluste und Kränkungen werden gelegentlich gefühlt, werden jedoch aktiv im Hintergrund gehalten. Herausforderungen wie Asylverfahren und Aufenthaltsstatus, fehlende Sprachkenntnisse, defizitäres Wissen über hiesige Sitten, Riten und Gebräuche, soziale Konventionen, grundlegende Haltungen begegnet man in dieser Phase noch mit Optimismus und nach dem Motto »ich habe schon ganz andere Herausforderungen gemeistert«.

Dekompensationsphase: Die Verleugnung der »Probleme und Schwierigkeiten« kann mit zunehmender Aufenthaltsdauer nicht mehr aufrechterhalten werden. Es tritt eine Phase der Frustration, der Zweifel ein mit der immer wiederkehrenden Frage: »War die Flucht, die Auswanderung, das Verlassen der Heimat eine gute Entscheidung?«. Im Alltag wird schmerzhaft erfahren, dass man nicht »richtig« ist. Die mitgebrachten Kompetenzen und Fähigkeiten, Bewältigungsstrategien und Qualifikationen werden als ungenügend, defizitär, nicht angemessen oder als nicht notwendig erfahren. Das Selbstbild wird erschüttert, der Selbstwert untergraben. Man hat kaum Kontrolle über das eigene Leben, bestehende Bindungen sind nur noch aus der Distanz möglich, neue noch nicht aufgebaut. Machleidt vergleicht die in dieser Phase stattfindenden Individuations- und Autonomieprozesse mit der Adoleszenz und nennt sie »kulturelle Adoleszenz« (2010, S. 18). Hinzu kommen Diskriminierungserfahrungen, die Migranten machen sich selbst und werden von den »Einheimischen« zu »Anderen« gemacht. Die Folgen des »Othering«-Mechanismus (auch Ver-Anderung oder Fremdmachung, vgl. Reuter 2002) werden erlebt, meist jedoch nicht reflektiert. Gefühlsmäßig kommen Ängste auf, vor dem Fremden und der Auseinandersetzung mit den Fremden, Ohnmachtsgefühle sowie Trauer um verlorengegangene Bezugspersonen, Zuständigkeiten, Möglichkeiten und Chancen.

Das ist die Phase, in der sich die ersten Krisen einstellen, Depressionen und psychosomatische Erkrankungen folgen. Wenn das Ergebnis der Migrationsbewertung negativ ausfällt, Migration als soziale Niederlage und Misserfolg eingeschätzt wird (social defeat), dann ist die Anfälligkeit für psychische Störungen und Probleme erhöht (Cantor-Graae u. Selten 2005). In diesem Abschnitt des Migrationsverlaufs finden nach Sluzki Abwägungen über Integrationsbemühungen statt: Was soll langfristig von der Herkunftsgesellschaft beibehalten werden und was von der Aufnahmegesellschaft übernommen werden? (s. a. Akkulturationskonflikt weiter unten)

Integrationsphase: Abgeschlossen wird der Migrationsprozess durch konstruktive Anpassungsprozesse, die Bildung einer erweiterten Identität, die Aneignung sozialer und persönlicher Kompetenzen, kognitiv-emotionaler Schemata sowie Werte und Normen, die die Bewältigung des Alltags ermöglichen und Wohlbefinden und Glück in der neuen Umgebung erfahrbar machen. Als Ergebnis sind bei solchen Individuen bi- und multikulturelle Identitäten und Selbstvorstellungen sowie ein Gefühl des »ich bin so ein wertvoller, ermächtigter und selbstwirksamer Mensch« zu beobachten. Wichtig ist in diesem Zusammenhang, dass die erste Migrationsgeneration nicht zwangsläufig die Integrationsphase abschließen muss. Im Gegenteil: Häufig werden die offenen Migrationskonflikte und notwendigen Anpassungsleistungen erst durch die zweite und dritte Migranten-Generation bearbeitet und abgeschlossen. Die Integration wird delegiert auf die Generation der Kinder und Enkelkinder. Diesen wird jedoch gleichzeitig auch der Auftrag mitgegeben, die Heimat nicht aufzugeben. Integration führt zu Erfolgsgefühlen, Selbstwerterhöhung und Kontrolle. Neue Bindungen, auch über die Grenzen der eigenen Gruppe hinaus, sind möglich. Beteiligung an gesellschaftlichen Prozessen, Freizeit- und Erholungsmöglichkeiten des Aufnahmelandes werden in Anspruch genommen.

Jede dieser Phasen zeichnet sich nach Sluzki durch ihre besonderen Belastungen und individuellen sowie familiären Bewältigungsmuster aus. Nach Machleidt (2010) sind unterschiedliche emotionale Prozesse beteiligt. Das Modell von Sluzki und dessen Erweiterung um die Emotionen von Machleidt bieten einen guten theoretischen Rahmen, um das Prozesshafte in der Migrationsverarbeitung genauer zu verstehen, Hinweise auf mögliche Störungen schneller zu erfassen, aber auch Reifungsschritte und Ressourcen besser zu erkennen.

Ergänzend dazu kann das Akkulturationsmodell von Berry (1990), das den Akkulturationskonflikt in den Vordergrund stellt, das Verständnis für die migrationsbedingten psychischen Konflikte vertiefen. Nach Berry wird in der interkulturellen Begegnung und dem daraus resultierenden Stress eine Akkulturationskrise ausgelöst. Zu deren Bewältigung müssen Migranten (meist unbewusst) darüber entscheiden, ob und inwieweit sie wichtige kulturelle Bestandteile der Herkunftsgesellschaft aufgeben oder beibehalten bzw. ob und inwieweit sie wichtige kulturelle Aspekte der Aufnahmegesellschaft aufnehmen und pflegen. Das sind nicht nur Werte und Normen, sondern betreffen alle Bereiche des Lebens wie Kleidung, Musik, Essen, Freizeitverhalten, Erziehungspraktiken, Feiertage etc. Berry identifiziert dabei vier Lösungsformen:

Assimilation: Überangepasste oder einseitig an der Aufnahmegesellschaft orientierte Migranten.

Integration: Ausgewogene Anpassung an einen neuen sozio-ökologischen und kulturellen Kontext, bei der einerseits die soziale Teilhabe an der Aufnahmegesellschaft verfolgt wird, ohne jedoch wichtige Teile des kulturellen Erbes der Ursprungskultur aufzugeben. Es wird »vernünftig« abgewogen, was im jeweiligen Kontext die optimalen und lebensförderlichen Strategien sind und diese werden übernommen, oft auch erweitert. Haltungen, Alltagsroutinen und -rituale der Aufnahmegesellschaft, die weniger überlebenswichtig sind, werden abgelehnt bzw. die mitgebrachten Haltungen werden beibehalten.

Marginalisation: Ist der am seltensten gewählte Lösungsweg und charakterisiert Migranten, die sowohl die kulturellen Werte, Praktiken und Vorgaben des Herkunfts-, aber auch des Aufnahmelandes ablehnen.

Segregation: Migranten, die sich für diese Lösung entscheiden, sind unterangepasste oder einseitig an der Herkunftsgesellschaft orientierte Migranten.

Grinberg und Grinberg (2010) betonen in ihrem tiefenpsychologischen Verständnis des Migrationsprozesses die Trauerprozesse, die bei der Verarbeitung der Migrationserfahrungen aktiviert werden. Hierbei wird davon ausgegangen, dass der erlittene Heimatverlust Wünsche aktiviert, die Heimat und die Bezugspersonen und Beziehungen in der Heimat (verlorene Objekte) wiederzuerlangen. Dies ist jedoch nicht mehr möglich. Vielmehr müssen die Migranten sich von äußeren und inneren Objekten verabschieden. Dieser Trauerprozess wird unterschiedlich verarbeitet: durch *Idealisierung* der Herkunftsgesellschaft. Diese wird v. a. sichtbar in Sehnsüchten von Patienten nach der liebenden, fürsorglichen und entspannten Zeit in der Heimat, »das Leben war dort so wunderbar entspannt«. *Verleugnet* werden dabei die Überlebenskämpfe, Ausgrenzungs- und traumatisierenden Erfahrungen. Durch Verleugnung der negativen Erfahrungen im Heimatland wird insbesondere die Sehnsucht nach Rückkehr gestärkt. Heimat wird – wie einst das Aufnahmeland – zum gelobten Land. *Spaltungsprozesse* werden derart aktiv, dass das Fremde abgelehnt und verteufelt wird (die ernsten, kalten, bösen Nordeuropäer), das zur Heimat Gehörige idealisiert (die fröhlichen, warmherzigen, guten Südländer). Dieser Prozess der innerpsychischen Desorganisation wird idealerweise durch die Phase der innerpsychischen Transformation abgelöst. In dieser Phase finden teilweise konflikthafte Auseinandersetzungen im Sinne des Akkulturationskonfliktes statt. In der anschließenden Phase der Reorganisation wird der Trauerprozess abgeschlossen und ein neues, erweitertes Selbstkonzept und eine neue Identität werden aufgebaut (vgl. auch Kürsat-Ahlers 1995).

1.3 Praxisbezug

Migrationsfaktoren sind gleichwertig neben den kulturellen Aspekten bei Diagnostik, Beziehungsgestaltung und therapeutischen Interventionen zu berücksichtigen:

1.3.1 Migrationsspezifische Diagnostik und Interventionen

Migrationserwartungen vor der Migration scheinen einen Einfluss auf die seelische Gesundheit zu haben. So haben Untersuchungen bei karibischen Einwanderern in die USA ergeben, dass enttäuschte Erwartungen bzgl. Beruf, Gesundheit und wirtschaftliche Verbesserungen negative Auswirkungen auf die Gesundheit haben, Enttäuschungen bzgl. Partnerschaft oder Familie jedoch weniger depressogen waren (Murphy u. Mahanlingam, 2004). Deshalb ist es besonders wichtig, sich in der Zieleanalyse auch um die Erwartungen und Ziele, die durch die Migration erfüllt werden sollten, zu befassen. Da viele der Flüchtlinge und Migranten aus kollektivistischen Kontexten kommen, müssen neben den persönlichen auch die Ziele und Erwartungen der (Groß-)Familie miterfasst werden.

Gründe für die Migration sind wichtig in Bezug auf Ziele und Erwartungen. Hierzu gehört nicht nur der Grund, warum überhaupt migriert wird, sondern auch, warum gerade dieses Land gewählt wurde sowie auch, wer die Migration gewünscht hat. Erwartungen bzgl. Prosperität, Gleichberechtigung, Religionsfreiheit, Ausleben sexueller Orientierung etc. sind mit bestimmten Ländern assoziiert. Nicht selten ist jedoch der Umstand, dass weitere Familienmitglieder oder Menschen aus der Heimat in diesem Land oder Ort leben, ausschlaggebend. Gerade diese können jedoch das Leben erschweren oder einengen, wie z. B. im Falle der sexuellen Präferenzen. Familiäre oder verwandtschaftliche Unterstützung in der Migration bedeutet nicht immer soziale Unterstützung, sondern oft zusätzlichen Stress (vgl. Graves & Graves 1985). Schließlich wird manchmal ein Familienmitglied zur Migration bzw. zur Flucht bewegt, damit die Familie im Herkunftsland ernährt werden kann. Migration ist in diesem Fall ein Familienauftrag.

Migrationsphasen sind, wie oben bereits gezeigt, mit unterschiedlichen innerpsychischen Prozessen und emotionalen Konflikten behaftet. Deshalb ist es wichtig herauszufinden, in welcher Situation sich die Person befindet. Für Migranten, die sich in der Phase der Dekompensation befinden, ist Migration und Migrantsein ein Dauerthema, das nicht nur die Vergangenheit, sondern auch die Gegenwart und Zukunft bestimmt. Themen wie Trennung, versäumte Abschiede, Zweifel bzgl. der Migration, Grübeln im Hinblick auf das »richtige Lebensmodell« etc. werden zu Lebensthemen. Das Festhalten und die Konservierung mitgebrachter Normen, Werte und Lebensvorstellungen verhindern die Auseinandersetzung mit innerpsychischen Konflikten und somit auch ihre Lösung. Dysfunktionale kognitiv-emotionale Schemata können oft auf dem Hintergrund des Migrationsprozesses besser verstanden und verändert werden. Beziehungsprobleme, die sich aus der Verarbeitung des Trauerprozesses ergeben, wie Spaltungs-, Idealisierungs- und Verleugnungsstrategien, können besser verstanden und konstruktiv im therapeutischen Prozess gelöst werden.

Die Aufenthaltsdauer und der aufenthaltsrechtliche Status können sich sowohl positiv als auch negativ auf den psychotherapeutischen Verlauf auswirken. Eine Verknüpfung des Aufenthaltsstatus mit dem Krankheitsstatus kann sich verheerend auf den Psychotherapieerfolg auswirken. Wenn Gesundung Abschiebung zur Folge hat, dann ist die Motivation für eine Symptomverbesserung und die Erlangung psychischer Gesundheit nicht gegeben. Die Aufenthaltsdauer kann sich zudem sowohl positiv als auch negativ auf die therapeutische Arbeit auswirken. Zum einen ist bei einer längeren Aufenthaltsdauer die Bereitschaft, Krankheits- und Heilungsmodelle des Aufnahmelandes aufzunehmen, erhöht. Andererseits sind Migranten in der »Honeymoon«-Phase (Überkompensation) möglicherweise wenig zugängig für Behandlungen. Ähnlich wie bei den Adoleszenten werden Gesundheitsprobleme in dieser Phase übersehen und erst, wenn die Symptome nicht mehr zu leugnen sind (Dekompensationsphase), wird der Gesundheit Aufmerksamkeit geschenkt.

Kenntnisse über das Aufnahmeland, soziale und berufliche Integration sowie *Teilhabe an Kultur, Freizeit- und gesellschaftlichen Aktivitäten* sind wichtige Informationen sowohl zur Aktivierung als auch zur Unterstützung der Migranten bezüglich ihres Selbstmanagements und anderer Kontrollmöglichkeiten. Selbstverständlich ist es nicht die Aufgabe der Psychotherapie, die Arbeit von Beratungsstellen und Sozialarbeitern zu übernehmen. Im Bereich der Arbeit mit Menschen mit Migrationshintergrund ist es jedoch unbedingt erforderlich, ähnlich wie bei der Kinder- und Jugendlichenpsychotherapie, interdisziplinär zu denken und zu handeln. Kenntnis über Integrations- und Sprachkurse, Wissen über Einrichtungen, die migrantenspezifische Maßnahmen anbieten und Informationen über Migranten-Communities erleichtern die Suche nach unterstützenden Maßnahmen.

Rückkehrpläne und -wünsche sollten neben anderen migrationsspezifischen Informationen erhoben und bei der Therapie mitgedacht werden. Wer eine Rückkehr plant, hat weniger Gründe für eine Veränderung, zumal wenn diese die Aufgabe bzw. Relativierung und Modifikation bestimmter im Herkunftsland geltender Werte, Haltungen etc. erforderlich macht wie z. B. Erziehungseinstellungen und -praktiken. Oftmals werden die Kinder im Gastland für die alte Heimat erzogen. Denn sie sollten in der Lage sein, nach der Rückkehr ins Heimatland (auch wenn diese erst in ein paar Jahren möglich wird), sich dort zurecht zu finden, dort glücklich werden, die Familien nicht »entehren«, ihren »Ruf« nicht gefährden.

Durch die Einbeziehung von Kenntnissen des Migrationsprozesses wird das Verständnis der Ursachen, aber auch der auslösenden und aufrechterhaltenden Bedingungen der zu behandelnden psychischen Störung wesentlich verbessert. Abdallah-Steinkopff leitet aus dem Sluzki-Modell einen Leitfaden zur Analyse migrationsbedingter Probleme (vgl. Gavranidou u. Abdalla-Steinkopff 2008, S. 102) ab. Callies und Kollegen haben zu einer besseren Erfassung von Migrationsaspekten das *Hannover Interview »Migration, Akkulturation und seelische Gesundheit« (HMMH)* entwickelt (Callies et al. 2009).

1.3.2 Beziehungsgestaltung

Auch wenn nach neuesten Studien Migration im Hinblick auf die seelische Gesundheit Vorteile haben kann (Stillman, McKenzie, Gibson 2009), sind mit der Migration Brüche und Diskontinuitäten in der Biografie erkennbar, sodass wichtige Meilensteine der Entwicklung (Entwicklungsaufgaben im Herkunfts- und Aufnahmeland) nicht erreicht werden können. Chancen bzgl. der Zukunft sind häufig unklar, Herausforderungen wie Statusverluste und sozialer Abstieg, Diskriminierungserfahrungen (Minorisierung), prekäre Arbeits- und Wohnsituation, familiäre Probleme und verstärkte Generationenkonflikte, Übernahme von Elternaufgaben und Rollentausch bei den Migrantenkindern sind häufig Bestandteile eines migrantischen Alltags. Dies alles kann in der psychotherapeutischen Beziehung, wenn übersehen und verleugnet, zu gravierenden Problemen bis zum Therapieabbruch führen (vgl. Kahraman 2008).

Typische Beziehungsprobleme sind gegenseitige Vorwürfe in der Form, dass der Patient dem deutschen Therapeuten Unkenntnis seiner Situation vorwirft, der Therapeut seinerseits dem Patienten mangelnden Willen zur Veränderung. Für viele Kollegen gelten daher Patienten mit Migrationshintergrund als eher »schwierig«,

»therapieresistent« und »somatisierend«. Sie finden häufig nur schwer Zugang zur Psychotherapie und können von dieser kaum erreicht werden.

Als Problemlösung bietet sich hier an, im Sinne einer komplementären Beziehungsgestaltung zu verfahren. Dabei werden die vorgetragenen Symptome und Schwierigkeiten ernst genommen und gewürdigt. Die Symptomatik wird als Lösungsversuch eines Konflikts oder einer Herausforderung gesehen. Diese versucht der Patient mit den ihm aktuell zur Verfügung stehenden Mitteln zu lösen (Emotionen, Kognitionen, Verhaltensweisen, Kompetenzen und Ressourcen). Widerstände werden, ähnlich wie bei nicht-migrierten Patienten, als wichtige Hinweise auf Defizite, erneute Konflikte, Ängste und Unsicherheiten interpretiert. Zur Klärung der Motivation könnte eine Motivationsanalyse durchgeführt werden, z. B. anhand des Transtheoretischen Modells der Verhaltensänderung von Prochaska und DiClemente (1983), aber auch eine Auseinandersetzung mit dem Migrationsprozess. Diesen in den Mittelpunkt der Therapie zu setzen, zu würdigen und zu fördern, ist für die Arbeit mit Migranten sehr hilfreich. Der Perspektivwechsel fördert das Verständnis für das eigene Handeln und Fühlen, stellt Versäumnisse und Misserfolge in einem anderen Licht dar – die eigene Verantwortung wird relativiert bzw. wieder sichtbar gemacht. Gleichzeitig intensiviert es die Beziehung zwischen Therapeuten und Patienten (vgl. Kahraman 2008).

1.3.3 Therapie mit Leon

Fallbeispiel

- Migrationsbeweggründe waren die Homosexualität und die im Herkunftsland erlittenen Diskriminierungs- und Gewalterfahrungen. Die Erwartungen, die mit der Migration zusammenhängen, sind ein besseres Leben in Europa, am liebsten in Deutschland, da hier »sogar Minister schwul sein dürfen«. Mit der Migration war außerdem die Erwartung verknüpft, sich beruflich weiterzubilden und eine gute Arbeit zu erhalten. Eine finanzielle Unterstützung der Familie würde möglich und dadurch eine soziale Rehabilitation nach dem Motto: »Wenn ich ihnen Geld schicke, auch wenn sie mich ansonsten ablehnen, werden sie mich wieder respektieren und vielleicht sogar lieben.«
- Therapieziele sind in erster Linie die Behandlung der depressiven Symptomatik, die Minimierung des Suizidalitätsrisikos sowie ein aktives, selbstbestimmtes Leben in Deutschland. Die Unterstützung des Integrationsprozesses ist als besonderes migrationsspezifisches Ziel verfolgt worden. Innerpsychische Integration wurde als »es schaffen, sich hier in Deutschland wohlzufühlen und zu verstehen« (Bestandteil der Therapie) und extern »hier zurechtzukommen, die Sprache zu lernen, Wissen über hiesiges Leben zu erwerben« (Delegation an Einrichtungen) definiert. Als weiteres Ziel wurde die enge Kooperation mit der Sozialpädagogin vor Ort formuliert.
- Leon wurde die Arbeitsweise in der Therapie, das Setting, der zeitliche Rahmen (Sitzungsdauer und -anzahl) sowie die Methoden und Übungen erläutert und erklärt.
- Zu Therapiebeginn wurde zur Motivationserhöhung eine unterstützende, integrationsfördernde, aufklärende Haltung eingenommen. Die hiesigen Lebensbedingungen wurden liebevoll und humorvoll beschrieben, mit denen im Heimatland verglichen. Die Therapeu-

tenrolle: wohlwollende Lehrerin und mütterliche Freundin. Die Probleme und Schwierigkeiten werden ausgehalten, die emotionalen Ausbrüche normalisiert und die Stimmung stabilisiert.

- Mithilfe des Life-Story-Interviews von McAdams (2008) wird dem Migrationsprozess ein Platz innerhalb der Biografie gegeben. Anschließend wird anhand des Modells von Sluzki der eigene Migrationsprozess reflektiert. Viele der Probleme und Erwartungen werden in diesem Rahmen neu gedeutet, dadurch stellt sich eine psychische Entlastung ein und die Erwartungen an sich und sein Leben in Deutschland werden relativiert.
- Ressourcen werden im Lichte seiner Migrationserfahrungen neu definiert, sein Selbstwert steigt und seine Bereitschaft, sich Problemen zu stellen, die er bis dato verleugnet hat (auch in Deutschland werden Menschen wegen ihrer sexuellen Präferenzen diskriminiert).
- Aufträge, die sein Asylverfahren betreffen, muss er mit den entsprechenden Fachpersonen bearbeiten. In der Therapie wird darüber reflektiert, wie sich langwierige bürokratische Verfahren auf jeden Menschen auswirken können. Es wird über Macht und Ohnmacht, Willkür und Sinnhaftigkeit von Gesetzen, staatlichen Organisationsformen etc. reflektiert sowie über die Gefühle, die diese auslösen können.
- Wunsch, mehr mit Einheimischen zu interagieren, schwule deutsche Männer kennenzulernen. Vermittlung an entsprechende Einrichtungen mit migrantenspezifischen Angeboten. Leon nimmt dort an künstlerischen und sportlichen Aktivitäten teil, integrative Maßnahmen, wie die Stadt kennenlernen, mag er ganz besonders.
- Seine Stimmung wird besser, der Antrieb wird gesteigert, die Zweifel jedoch bleiben ob er jemals hier eine gute Zukunft haben wird, da er es beruflich immer noch nicht weitergebracht hat. Seine Möglichkeiten und Berufswünsche werden kritisch betrachtet. Trauer und Wut über Verluste, Hindernisse, Verabschiedung von Berufsvorstellungen stehen im Vordergrund. Er wird ermutigt, Enttäuschungsgefühle zuzulassen und er lernt, die negativen Emotionen zu regulieren (z. B. durch künstlerische Ausdrucksformen, Entspannung und Sport, ABC-Schema etc.).
- Nach über einem Jahr ist Leon stabil, er hat die Medikamente abgesetzt, einen Partner gefunden und eine Ausbildung zum Krankenpflegehelfer angefangen.

1.4 Besonderheiten

1. Migranten werden häufig als homogene Gruppe wahrgenommen, das Individuelle wird übersehen, weitere gruppenspezifische Merkmale werden vernachlässigt (z. B. Geschlecht, Hautfarbe, sexuelle Orientierung etc.). Hier ist es erforderlich, intersektionell zu verfahren, d. h. mehrere Gruppenmerkmale, die kumulativ zu Diskriminierungs-, Benachteiligungs- und Belastungserfahrungen führen können, zusammen zu berücksichtigen.
2. Bei Migranten sind neben den migrationsbedingten und -spezifischen Stressoren (Sprachprobleme, fehlendes Wissen über Versorgung, Recht etc.), migrationsunspezifische Stressoren wie Scheidung, Arbeitslosigkeit, Wohnungslosigkeit etc. zu beachten, da Migranten häufiger als Nicht-Migranten davon betroffen sein können.
3. Migrationserfahrungen werden mit kulturellen Erfahrungen gleichgesetzt und dabei wird übersehen, dass Migranten mit der Zeit ihre Konzepte, auch die Heilungs- und Krankheitskonzepte, an die des Aufnahmelandes anpassen. Sie

tragen deshalb oft zwei und mehr Vorstellungen über Krankheit und Therapie in sich und bieten – je nach dem wo sie sich befinden (Arzt oder Heiler) – das jeweilige Modell an.

4. Einige Migranten leben relativ separiert und migrieren täglich von der gettoisierten Wohnumgebung in den deutschen Arbeitsalltag und nach Arbeitsschluss wieder zurück. Das kann in Bezug auf die Erledigung mancher therapeutischer Aufgaben Schwierigkeiten bereiten, wenn etwa bestimmte Regeln, Selbstbehauptungsaufgaben etc. der Wohn- und Lebensumgebung widersprechen.
5. Somatisierungsprobleme von Migranten sind angesichts ihrer oft körperlich stark belastenden Arbeitsfelder (Hilfsarbeiten in der Schwermetallindustrie, im Reinigungs-, Gastronomie- und Pflegebereich) sehr häufig real. Verschleiß- und Abnutzungserscheinungen werden nicht simuliert, sondern gelegentlich intensiver dargeboten, möglicherweise auch deshalb, weil man diesen Patienten allzu oft vorgeworfen hat, dass es »so schlimm doch nicht sei«! Zudem gibt es somatische Erkrankungen und Störungen, die Migranten mitbringen, die hier aber übersehen werden bzw. lange unerkannt bleiben und deshalb nicht angemessen behandelt werden (z. B. Sichelzellanämie, Osteomalazie).
6. Migranten verfügen über persönliche Ressourcen (Anpassungsfähigkeit, Optimismus, Mut), familiäre Ressourcen (Familienzusammenhalt, familiäre Unterstützung), soziale Ressourcen (Einbindung in ethnische Communities, Unterstützung durch Migrantenselbstorganisationen) sowie Bikulturalität und Bilingualität (Kenntnisse der Kultur des Heimat-, des Aufnahmelandes und der Migrantenkultur).
7. Migrationserfahrungen können entwicklungs- und gesundheitsförderlich sein. In der Therapie kann eine positive Entwicklung gefördert werden.

1.5 Kritische Einordnung

Migration ist eine Überlebensstrategie und so alt wie die Menschheitsgeschichte. Menschen haben zu allen Zeiten migriert, um ihre Lebenschancen zu verbessern. Der Prozess der Migration ist mit vielen Herausforderungen (innerpsychischen und äußeren) verknüpft. Der Umgang mit diesen muss im therapeutischen Prozess gesehen, gewürdigt und »behandelt« werden. Hierfür ist es wichtig zu verstehen, was bei Menschen geschieht, die sich auf den Weg machen: welche Verluste sie hinnehmen müssen, welche Anpassungsleistungen ihnen abverlangt werden, welche Kränkungen, Ohnmachtserfahrungen und Zurückweisungen sie erleben. Ein tieferes Verständnis der Verarbeitung der Migration kann zu einem postmigrantischen Wachstum führen.

Weiterführende Literatur

Erim Y. (2009). Klinische Interkulturelle Psychotherapie: Ein Lehr- und Praxisbuch. Stuttgart: Kohlhammer.

Kahraman B. (2008). Die kultursensible Therapiebeziehung. Gießen: Psychosozial Verlag.

Machleidt W. (2013). Migration, Kultur und psychische Gesundheit: Dem Fremden begegnen. Stuttgart: Kohlhammer.

Zitierte Literatur

Berry J. W. (1990). Psychology of acculturation. Understanding individuals moving between cultures. In: Brislin R. W. (Ed.). Applied cross-cultural psychology. London: Sage; 232–253.

Calliess T., Ünlü A., Neubauer A., Hoy L., Machleidt W., Behrens K. (2009). Hannover Interview »Migration, Akkulturation und seelische Gesundheit« (HMMH). Klinische Diagnostik und Evaluation; 2: 145–167.

Cantor-Graee E., Selten J. P. (2005). Schizophrenia and migration: a meta-analysis and review. American Journal of Psychiatry; 162: 12–14.

Gavranidou M., Abdallah-Steinkopff B. (2008). Psychotherapeutische Arbeit mit Migranten. Alles anders oder alles gleich? Gestalttherapie; 2: 93–106.

Gavranidou M. (2006). Migration in der Krise? Psychologische Krisenmodelle des Migrationsprozesses. Suizidprophylaxe; 33: 154–158.

Graves T. D., Graves N. B. (1985). Stress and health among polynesian migrants to New Zealand. Journal of Behavioral Medicine. Journal of Behavioral Medicine; 1: 1–19.

Kahraman B. (2008). Die kultursensible Therapiebeziehung. Gießen: Psychosozial Verlag.

Machleidt W. (2010). Theoretische Modelle der Migration. Sozialpsychiatrische Informationen; 4: 17–20.

Murphy E. J., Mahalingam R. (2004). Transnational ties and mental health of Caribbean immigrants. Journal of Immigrant Health; 6: 167–178.

Oltmer J. (2015). Zusammenhänge zwischen Migration und Entwicklung. Bonn: Brandt. http://www.tdh.de/fileadmin/user_upload/inhalte/10_Material/Themeninfos/2015-07_Migrationsstudie-deu.pdf (Zugriffsdatum: 21.02.16).

Prochaska J. O., DiClemente C. C. (1982). Transtheoretical therapy: Toward a more integrative model of change. Psychotherapy: Theory, Research & Practice; 3: 276–288.

Reuter J. (2002). Ordnungen des Anderen: Zum Problem des Eigenen in der Soziologie des Fremden. Bielefeld: Transcript-Verlag.

Sluzki C. E. (2010). Psychologische Phasen der Migration und ihre Auswirkungen. In: Hegemann T. H., Salman R. (Hrsg.). Transkulturelle Psychiatrie. Bonn: Psychiatrie Verlag: 101–115.

Stillman S., McKenzie D., Gibson D. (2009). Migration and mental health: Evidence from a natural experiment. Journal of Health Economics; 3: 677–687.

2 Juristische Aspekte

Hubert Heinhold

2.1 Flüchtlingsbegriff

Der Titel des Werks »Psychotherapie mit Flüchtlingen« erfordert als Erstes eine Begriffsklärung. Denn »Flüchtling« ist ein Sammelbegriff, der Menschen mit unterschiedlichen aufenthaltsrechtlichen Status umfasst und im Gesetzesgebrauch so nicht existiert. Da an den unterschiedlichen Status verschiedene Problemstellungen, aber auch Rechtsfolgen geknüpft sind, ist eine Differenzierung geboten. Die nachfolgende ▸ Tabelle 2-1 liefert einen Überblick. Weil der jeweilige Status durch das Ausweispapier, das der »Flüchtling« in Händen hält, erkennbar wird, ist auch dieses aufgeführt.

Tab. 2-1 Begriffsübersicht

Begriff	Regelungsinhalt	Ausweispapier
Asylgesuch (Asylersuchen)	Geltendmachung eines Schutzwunsches bei Grenzpolizei, Polizei, Registrierungsstelle	BÜMA Ankunftsnachweis
Asylantrag	förmlicher Asylantrag beim BAMF	Aufenthaltsgestattung
GFK-Flüchtling	Anerkennung als Asylberechtigter (Art. 16a GG) oder Flüchtling nach der GFK (§ 3 AsylG)	Aufenthaltserlaubnis § 25 I AufenthG § 25 II 1 1. Alt. AufenthG
International subsidiär Schutzberechtigter	Zuerkennung des Status als international Schutzberechtigter (§ 4 AsylG)	Aufenthaltserlaubnis § 25 II 1 2. Alt. AufenthG
national Abschiebungsschutzberechtigter	Gewährung von Abschiebungsschutz (§ 60 V und VII 1 AufenthG)	Aufenthaltserlaubnis § 25 III AufenthG
Folgeantragsteller	zweiter oder wiederholter Asylantrag nach Abschluss des ersten Asylverfahrens	Duldung
Geduldeter	Ausreisepflichtiger, der nicht ausreisen kann oder dem ein temporäres humanitäres Bleiberecht eingeräumt ist	Duldung
unmittelbar vollziehbar Ausreisepflichtiger	Ausreisepflichtiger, der in konkret absehbarer Zeit ausreisen soll	Grenzübertrittsbescheinigung

Die Begriffe und Ausweispapiere spiegeln den Gang des Asylverfahrens wider. Dieser wird nachstehend nur skizziert. Regionale Besonderheiten sowie solche, die aus dem großen Anstieg der Asylbewerberzahlen 2015/2016[1] resultieren, können nicht berücksichtigt werden.

2.2 Gang des Asylverfahrens

2.2.1 Das Anerkennungsverfahren

Grundsätzlich steht am Anfang die *Meldung als Asylsuchender* und die anschließende *Registrierung*. Der Flüchtling erhält als Erstes (nach seiner Registrierung) eine *Bescheinigung über die Meldung als Asylsuchender (BÜMA)* bzw. einen *Ankunftsnachweis*[2]. Der nächste Schritt ist die Stellung des *förmlichen Asylantrags*. Die Antragstellung muss persönlich beim *Bundesamt für Migration und Flüchtlinge (BAMF)* erfolgen; hierzu werden die Betroffenen vorgeladen. Obwohl der Gesetzgeber davon ausgeht, dass zwischen dem Asylgesuch und dem Asylantrag ein Zeitraum von (maximal) zwei Wochen liegt, ist es keine Seltenheit, dass der Asylsuchende mehrere Monate auf den Termin zur persönlichen Asylantragstellung warten muss.[3] Eine schriftliche Asylantragstellung ist nur ausnahmsweise zulässig.[4]

Ist der Asylantrag gestellt, erhalten die Betroffenen eine *Aufenthaltsgestattung*[5].

Erst jetzt beginnt das eigentliche Asylverfahren. Als Erstes prüft das BAMF, ob der Betreffende aus einem sogenannten *Dublin-Staat*[6]eingereist ist. Die *Dublin-III-Verordnung* (Verordnung (EU) Nr. 604/2013 vom 26.06.13, Abl. Nr. 180 S. 31)

---

1 Z. B. Erstkontrolle an der Grenze, Weiterleitung an Registrierungszentren.

2 Die BÜMA ist erst durch das Änderungsgesetz vom 20.10.15 ins Asylgesetz aufgenommen worden, das »Datenaustauschverbesserungsgesetz« vom 20.11.15 bezeichnet jetzt die *Bescheinigung über die Meldung als Asylsuchender* als »*Ankunftsnachweis*«. Die technischen Voraussetzungen für die Ausstellung dieses Dokuments, das viele Daten enthält, sind noch nicht gegeben, weshalb gegenwärtig sowohl *BÜMAs* (ein DIN A4-Blatt) ausgestellt werden als auch *Ankunftsnachweise*, die elektronisch lesbar sind.

3 In dieser Zeit geht im Asylverfahren nichts voran. Die monatelange Wartezeit in Erstaufnahmeeinrichtungen ist ein erheblicher Stressfaktor, der besonders sogenannten vulnerablen Personen sehr zu schaffen macht und zur Verstärkung von psychischen Erkrankungen beiträgt.

4 Wenn sich der Asylsuchende in Haft oder Gewahrsam, in einem Krankenhaus, einer Heil- oder Pflegeanstalt oder in einer Jugendhilfeeinrichtung befindet bzw. in Obhut genommen ist oder minderjährig ist und der gesetzliche Vertreter nicht in einer Aufnahmeeinrichtung wohnen muss.

5 Von dem Ausweispapier der *Aufenthaltsgestattung* ist der materiell-rechtliche Status zu unterscheiden. Bringt jemand ein Asylgesuch an, ist sein Aufenthalt in der Regel kraft Gesetzes »gestattet« und damit rechtmäßig. Dass dennoch nicht sofort Aufenthaltsgestattungen ausgestellt werden, sondern lediglich eine *BÜMA* oder ein *Ankunftsnachweis*, ist eine unsinnige Regelung, die nur zur Verwirrung beiträgt. Der materiell-rechtlich gestattete Aufenthalt erlischt (in der Regel) erst mit der Unanfechtbarkeit einer negativen BAMF-Entscheidung bzw. mit der Vollziehbarkeit der Abschiebungsandrohung bei als »offensichtlich unbegründet« oder »unzulässig« abgelehnten Entscheidungen.

6 Außer den EU-Staaten sind dies Island, Liechtenstein, Norwegen und die Schweiz.

regelt, welcher europäische Staat für die Durchführung des Asylverfahrens zuständig ist.[7]

Hierzu wird eine Recherche im EURODAC-Computersystem und der Visa-Datei durchgeführt. Das BAMF hat ein *persönliches Gespräch* durchzuführen, in dem der Betreffende über die Zuständigkeitsregelungen informiert werden muss und eruiert werden soll, ob es Gründe gibt, das Asylverfahren in Deutschland durchzuführen und von einer Rück-Überstellung abzusehen.[8] Hat die Prüfung die Zuständigkeit eines anderen Staates ergeben, bittet das BAMF diesen um die *Aufnahme* oder *Wiederaufnahme* des Betroffenen. Erfolgt binnen einer Frist (in der Regel von zwei Wochen) keine Antwort, gilt dies als Aufnahmezusage. Das BAMF erlässt dann einen Bescheid, der den Asylantrag als unzulässig deklariert und die Abschiebung in den »Dublin-Staat« anordnet. Dies ist aber nicht zwangsläufig der Fall. Denn Deutschland ist ermächtigt, trotz anderweitiger Zuständigkeit den Fall selbst zu übernehmen und von seinem *Selbsteintrittsrecht* Gebrauch zu machen. Dies geschieht dann, wenn besondere humanitäre Gründe vorliegen. In Betracht kommen Krankheitsfälle oder Fallkonstellationen, bei denen der Schutzaspekt der Ehe und Familie eingreift.

Ist keine anderweitige Zuständigkeit gegeben oder hat Deutschland von seinem Selbsteintrittsrecht Gebrauch gemacht, erfolgt die *persönliche Anhörung*. Der Schutzsuchende wird zu seinen Flucht- und Asylgründen befragt. Eventuelle Unterlagen, auch ärztliche Atteste, sollten jetzt vorgelegt werden.

Als nächstes ergeht die Entscheidung, wobei die Wartezeit hierauf höchst unterschiedlich ist. Kommt der Schutzsuchende aus einem sicheren Herkunftsstaat[9], geschieht dies relativ schnell. Eine Klage hat dann keine aufschiebende Wirkung. Es muss zusätzlich ein Eilantrag gemacht werden, der meist innerhalb kürzester Frist abgelehnt wird, weil die gesetzliche Vermutung der Verfolgungsfreiheit nicht widerlegt ist. Beschlossen[10] ist ein Schnell-Verfahren, durch das diese Menschen[11] in einigen Wochen geschleust und »ausreisepflichtig« gemacht werden sollen. Gewissermaßen zum Ausgleich sind auch die Verfahren der Schutzsuchenden aus »Ländern mit hoher Anerkennungsquote« priorisiert. Derzeit betrifft dies aber nur

---

7 Die Zuständigkeitskriterien darzulegen, würde den Rahmen dieses Beitrags sprengen. Als Grundsatz gilt, dass der Staat zuständig ist, über den der Betreffende eingereist ist oder der ein Visum erteilt hat. Ausnahmen gibt es für *unbegleitete minderjährige Flüchtlinge (UMF)*, deren Asylverfahren in der Regel in Deutschland durchgeführt wird, sofern nicht die Eltern einen Aufenthaltsstatus in einem anderen Unionsstaat haben und eine Zusammenführung geboten ist.

8 Das BAMF versucht oft, sich das *persönliche Gespräch* zu sparen und versendet stattdessen Anhörungsbögen und Formblattbelehrungen. Diese generelle Praxis widerspricht dem Unionsrecht.

9 Dies sind derzeit: Albanien, Bosnien-Herzegowina, Ghana, Kosovo, Mazedonien, Montenegro, Senegal und Serbien. Algerien, Marokko und Tunesien sollen nach dem Willen der Bundesregierung dazukommen. Eine Ausdehnung auf Afghanistan und die Türkei, aber auch Pakistan und weitere Länder ist in der politischen Diskussion.

10 Im sogenannten Asylpaket II.

11 Und andere, z. B. Asylfolgeantragsteller, Personen die ihre Pässe vernichtet haben oder ihre Mitwirkungspflichten verletzen.

Syrer und Minderheiten aus dem Irak. Die Verfahren dauern hier zwischen 3 und 15 Monate. Bei allen anderen lässt sich keine Prognose über die Verfahrensdauer stellen. Sie hängt vom Arbeitsanfall und den Zugangszahlen ab. Eine Verfahrensdauer von mehreren Jahren ist für diese keine Ausnahme, sondern eher die Regel.[12]

Der Asylantrag des Schutzsuchenden wird unter drei Gesichtspunkten geprüft. Er kann Flüchtling im engeren Sinne sein. Dies ist dann der Fall, wenn ihm eine schwerwiegende Verfolgungshandlung, die eine grundlegende Verletzung der Menschenrechte darstellt, aufgrund seiner Rasse, Religion, Nationalität, politischen Überzeugung oder Zugehörigkeit zu einer bestimmten sozialen Gruppe droht. In diesem Fall ist er Flüchtling im Sinne der Genfer Flüchtlingskonvention (GFK) und wird entweder als Asylberechtigter gemäß Art. 16a GG anerkannt[13] oder ihm wird die Flüchtlingseigenschaft gemäß § 3 AsylG zuerkannt.

Knüpft die Verfolgung nicht an eines dieser Merkmale an, sind aber stichhaltige Gründe für eine menschenrechtswidrige Behandlung oder die Verhängung und Vollstreckung der Todesstrafe oder eine ernsthafte individuelle Gefahr im Rahmen eines Bürgerkriegs vorhanden, erhält er sogenannten internationalen subsidiären Schutz gemäß § 4 AsylG.

Die dritte, nachrangige Schutzform ist schließlich die Gewährung eines nationalen Abschiebungsverbots gemäß § 60 V und VII 1 AufenthG bei einer erheblichen Gefahr für Leib und Leben, insbesondere bei Krankheitsfällen.

2.2.2 Nach der Entscheidung

Hat das BAMF den Asylantrag verbeschieden und ist dieser Bescheid bestands- oder rechtskräftig geworden, ergeben sich verschiedene Fallkonstellationen, die kurz dargestellt werden:

Nach einer *positiven Entscheidung* erhält der Betroffene eine Aufenthaltserlaubnis für die Dauer von 1 oder 3 Jahren. Diese wird verlängert, wenn sich die Verhältnisse nicht verändert haben und daher kein *Widerrufsverfahren* eingeleitet wurde. Nach 3 Jahren können *Asylberechtigte* und *GFK-Flüchtlinge*, die anderen stets erst nach 5 Jahren[14], eine Niederlassungserlaubnis erhalten, sofern die weiteren Voraussetzungen vorliegen.

War die Entscheidung des BAMF negativ, ist eine Klage zum Verwaltungsgericht möglich. Wie oben hängt die Verfahrensdauer vom jeweiligen Herkunftsland, aber

---

12 Das BAMF benennt als offizielle Durchschnittsbearbeitungsdauer fünf Monate. Diese niedrige Zahl kommt zum einen durch die schnelle Bearbeitung der Antragsteller aus sicheren Herkunftsstaatenzustande, zum anderen dadurch, dass ca. 1/3 der Verfahren anderweitig erledigt werden (z. B. Antragsrücknahme, Dublin-Überstellung, Erteilung eines Aufenthaltstitels und nicht zuletzt Doppelzählungen) sowie Familienasylverfahren (bei denen keine Anhörung erfolgt).

13 Voraussetzung ist zusätzlich, dass die Verfolgung vom Staat ausgeht und der Betroffene auf dem See- oder Luftweg eingereist ist.

14 Praktisch erst später, da eine der Voraussetzungen eine 5-jährige sozialversicherungspflichtige Erwerbstätigkeit ist.

auch vom jeweils zuständigen Gericht ab. Bis zur Rechtskraft der Entscheidung vergehen Monate oder auch einige Jahre. Hat das BAMF den Asylantrag als *unzulässig*[15] oder *offensichtlich unbegründet*[16] abgelehnt, hat die Klage jedoch keine aufschiebende Wirkung. Der Betroffene muss umgehend – in der Regel binnen einiger Wochen – das Land verlassen, falls nicht das Gericht im seltenen Ausnahmefall die aufschiebende Wirkung der Klage anordnet. Wurde auch die Klage abgewiesen, ist der Betroffene grundsätzlich zur Ausreise verpflichtet. Ist diese in absehbarer Zeit möglich (sei es freiwillig oder zwangsweise durch Abschiebung), erhält er eine Ausreisefrist, die durch eine Grenzübertrittsbescheinigung dokumentiert wird.

Ist eine Ausreise in absehbarer Zeit aber nicht möglich oder soll die Ausreisepflicht aus humanitären Gründen nicht durchgesetzt werden, wird eine *Duldung (= Aussetzung der Abschiebung)* erteilt. Gründe hierfür sind zum einen *tatsächliche Ausreisehindernisse* – etwa das Fehlen eines Passes oder geeigneter Flugverbindungen –, zum anderen *rechtliche Abschiebungshindernisse*, wie z. B. Abschiebungsverbote und Schutzgebote, etwa aus Art. 6 GG (Schutz der Ehe und Familie). Auch dringende humanitäre oder persönliche Gründe oder erhebliche öffentliche Interessen können eine Duldung rechtfertigen. Persönliche Gründe sind z. B. dann gegeben, wenn der Betroffene eine qualifizierte Berufsausbildung aufgenommen hat und er nicht aus einem sicheren Herkunftsstaat stammt.

Die Duldung kann[17] bei einem Fortbestehen der Duldungsgründe sowie dann, wenn diese nicht selbst herbeigeführt sind, in eine Aufenthaltserlaubnis umgewandelt werden; dies »soll« nach 18-monatiger Duldung geschehen.

Reist ein ausreisepflichtiger Ausländer nicht freiwillig aus, wird die Ausreiseverpflichtung zwangsweise durchgesetzt. Diesen Vorgang nennt man *Abschiebung*. Der Termin der Abschiebung darf seit Inkrafttreten des »Asylpakets I« im Oktober 2015 nicht mehr angekündigt werden. Die Praxis, dass Mitarbeiter des Ausländeramtes und Polizisten im Morgengrauen erscheinen und die Betroffenen auffordern, innerhalb kürzester Zeit ihre Habseligkeiten zusammenzuraffen und mitzukommen, wird zunehmen. In der Vergangenheit wurden Abschiebungen gelegentlich durch psychiatrische Atteste, dass Suizidalität drohe, verhindert. Hier wird darauf zu achten sein, diese Atteste rechtzeitig vorzulegen, da das »Asylpaket II« eine gesetzliche Vermutung aufstellt, dass der Abschiebung gesundheitliche Gründe nicht entgegenstehen und die unverzügliche Vorlage einer qualifizierten ärztlichen Bescheinigung verlangt. Wird sie verschuldet verspätet vorgelegt, darf die Abschiebebehörde die Krankheit nicht berücksichtigen, es sei denn, es liegen anderweitige Anhaltspunkte für das Vorliegen einer lebensbedrohlichen oder schwerwiegenden Erkrankung, die sich durch die Abschiebung wesentlich verschlechtern würde, vor.[18]

---

15 Z. B. wegen der Zuständigkeit eines anderen Staates.

16 Z. B. bei Asylbewerbern aus sicheren Herkunftsstaaten, die die Vermutung der Verfolgungssicherheit nicht widerlegen konnten.

17 Aber nur dann, wenn die sonstigen, allgemeinen Voraussetzungen wie etwa Passbesitz, Lebensunterhaltssicherung, ausreichender Wohnraum, vorliegen.

18 Diese Regelung ist verfassungs- und menschenrechtswidrig.

2.3 Wohnungssituation während des Asylverfahrens

Auch hier ist festzuhalten, dass die Wohnsituation sich von Bundesland zu Bundesland unterscheidet. Nach der gesetzlichen Konzeption sind Asylbewerber verpflichtet, zunächst in einer *Erstaufnahmeeinrichtung (EAE)* zu wohnen und zwar längstens für die Dauer von sechs Monaten. Diese Begrenzung gilt jedoch nicht für Schutzsuchende aus sicheren Herkunftsstaaten. Sie müssen in der EAE bleiben, bis ihr Asylantrag entschieden ist, und im Fall der Ablehnung, bis sie ausreisen. Aktuell sind wegen der großen Zahl von Flüchtlingen den EAE mancher Bundesländer sogenannte *Aufnahmezentren* vorgeschaltet und zahlreiche Dependancen zugeordnet (z. B. Kasernen, Containerlager, Turnhallen, aber manchmal auch Gasthöfe etc.).

Aus der EAE werden die Schutzsuchenden dann in *Gemeinschaftsunterkünfte (GU)* verteilt. Je nach Bundesland sind dies lagerähnliche Sammelunterkünfte, Containeransammlungen, ausrangierte Kasernen und Gasthöfe. In einigen Bundesländern erfolgt sogleich eine Zuweisung in Privatwohnungen, in anderen bleibt die Unterbringung in Gemeinschaftsunterkünften und die Gestattung der *privaten Wohnsitznahme* die Ausnahme. Voraussetzungen sind z. B. die dauerhafte Lebensunterhaltssicherung durch Erwerbstätigkeit oder Krankheiten, bei denen ein Leben in Gemeinschaftsunterkünften unzumutbar erscheint. [19] Werden gesundheitliche Probleme fur einen Auszug oder Umzug geltend gemacht, wird hierfür die Vorlage eines fachärztlichen Attestes verlangt.

2.4 Gesundheitsversorgung

Asylbewerber und Geduldete unterfallen dem *Asylbewerberleistungsgesetz (AsylbLG)*.[20] Die Grundversorgung ist in § 4 AsylbLG geregelt. Danach wird die Leistung gewährt, die zur ärztlichen oder zahnärztlichen Behandlung akuter Erkrankungen oder Schmerzzustände erforderlich ist, einschließlich der Arznei- und Verbandsmittel sowie sonstige zur Genesung, zur Besserung oder zur Linderung von Krankheiten oder Krankheitsfolgen erforderliche Leistungen. Eine Versorgung mit Zahnersatz erfolgt nur, soweit dies im Einzelfall aus medizinischen Gründen unaufschiebbar ist. Die gesundheitliche Versorgung ist damit erheblich eingeschränkt. Um eine ärztliche Behandlung zu erlangen, benötigen die Betroffenen einen *Behandlungsschein*, der ihnen von der Sozialhilfeverwaltung ausgehändigt wird. Die Praxis ist unterschiedlich. Teils werden die Behandlungsscheine ohne weiteres ausgegeben, teils erfolgt vor Aushändigung eine detaillierte Befragung. Manchmal wird der Behandlungsschein dann mit der Begründung verweigert, dass die Krankheit

---

19 Wie in Bayern. Hierfür bedarf es eines Antrags an die Mittelbehörde (Regierung).

20 Dies ist nicht für alle Betroffenen unstrittig: § 1 AsylbLG verwendet nicht den Begriff »Asylbewerber«, sondern spricht von »Leistungsberechtigten, die eine Aufenthaltsgestattung …« besitzen. Nach dem Wortlaut sind damit Personen, die eine BÜMA oder einen Ankunftsnachweis besitzen, nicht erfasst; diese unterfielen dem SGB XII. In der Praxis wird jedoch auch auf sie das AsylbLG angewandt.

nicht akut oder eine Behandlung nicht erforderlich sei. Mancherorts werden die Scheine nur für bestimmte Ärzte erteilt, denen das Sozialamt Vertrauen schenkt.

Die Ablehnung eines Behandlungsscheins ist ein *Verwaltungsakt*, gegen den Widerspruch möglich ist (auch wenn die Ablehnung nur mündlich erfolgt). Dieser Rechtsbehelf ist aber eher ein Placebo als eine wirkliche Medizin, da eine Verbescheidung in der Regel Monate in Anspruch nimmt und somit oft zu spät kommt. Problematisch ist dies vor allem bei chronischen Erkrankungen, die von den Grundleistungen nach § 4 AsylbLG ausgeschlossen sind. Bei teuren und langwierigen Behandlungsmethoden (z. B. Interferon) heißt es oft, die Behandlung werde nicht genehmigt, da nicht sichergestellt sei, dass die Behandlung auch in Deutschland abgeschlossen werden könne. Streit gibt es immer wieder darüber, ob eine Versorgung mit Zahnersatz unaufschiebbar ist. Ehrenamtlichen Helfern und Beratungsstellen kommt in diesem Bereich eine wichtige Funktion zu: Liegt ein qualifiziertes ärztliches Attest vor, gelingt es nicht selten, den Sachbearbeiter von der Notwendigkeit der Behandlung zu überzeugen oder zumindest nach einer Stellungnahme des Gesundheitsamts eine Abhilfe herbeizuführen. Um im Widerspruchsverfahren oder im gerichtlichen Rechtsschutzverfahren Erfolg zu haben, ist eine solche Stellungnahme für den Betroffenen erforderlich.

Liegen die Voraussetzungen von § 4 AsylbLG nicht vor, kann gleichwohl eine Gestattung der Behandlung gemäß § 6 AsylbLG erfolgen. Voraussetzung hierfür ist, dass diese »sonstige Leistung« im Einzelfall zur Sicherung der Gesundheit unerlässlich ist. Diese Bestimmung kommt vor allem bei der Behandlung chronischer Erkrankungen zur Anwendung, wenn (wie wohl im Regelfall) eine Nicht-Behandlung zu einer wesentlichen Verschlechterung des Gesundheitszustands, zu Folgeerkrankungen oder dauerhaften gesundheitlichen Beeinträchtigungen führt, so dass eine Behandlung zur Sicherung der Gesundheit unerlässlich ist. Unter die sonstigen Leistungen nach § 6 AsylbLG werden auch ambulante Psychotherapien, die Unterbringung in einer Behinderteneinrichtung und die Hilfsmittelversorgung gezählt, soweit sie nicht bereits nach § 4 AsylbLG gewährt wurden.

Das im Oktober 2015 in Kraft getretene *Asylbeschleunigungsgesetz* (»Asylpaket I«) erlaubt den Ländern die Einführung einer Krankenversicherungskarte, sofern sie dies wünschen.[21] Die KV-Karte erleichtert zwar den Betroffenen den Zugang zur ärztlichen Behandlung, verlagert aber das Risiko auf den Arzt. Die Leistungseinschränkung nach §§ 4 und 6 AsylbLG gilt auch hier. Auch mit der KV-Karte ist nur eine Behandlung akuter Erkrankungen und Schmerzzustände zulässig bzw., wenn diese zur Aufrechterhaltung der Gesundheit unerlässlich ist. Der Arzt trägt das Risiko, dass seine ärztliche Leistung nicht erstattet wird. Hält sich der Schutzsuchende 15 Monate ohne wesentliche Unterbrechungen im Bundesgebiet auf und hat er die Dauer seines Aufenthalts nicht rechtsmissbräuchlich selbst beeinflusst[22],

---

21 Hiervon haben bisher Berlin, Bremen, Hamburg und einige Gemeinden in Nordrhein-Westfalen Gebrauch gemacht.

22 Hauptanwendungsfall ist eine fehlende Mitwirkung, insbesondere bei der Beschaffung von Pässen oder sonstigen Papieren, die die Rückführung ermöglichen.

erhält der Flüchtling Leistungen entsprechend SGB XII, sogenannte Analogleistungen. Dieser Personenkreis erhält gemäß § 264 SGB X Chipkarten und Leistungen der gesetzlichen Krankenversicherung seiner Wahl. Damit besteht ein Anspruch auf Krankenbehandlung wie für deutsche gesetzlich Krankenversicherte. Gleiches gilt für diejenigen, die bereits im Besitz einer Aufenthaltserlaubnis sind. Eine Notfallbehandlung ist unabhängig hiervon auf der Grundlage der Nothelferregelung des § 6a SGB V mit der landesrechtlich örtlich zuständigen Behörde abzurechnen.

Unbegleitete minderjährige Flüchtlinge (UMF), die in einer Erstaufnahmeeinrichtung leben, haben einen Behandlungsanspruch nach § 40 SGB VIII (siehe hierzu auch ▸ Kapitel 8).

2.5 Generelle Relevanz von Erkrankungen im asyl- und ausländerrechtlichen Verfahren

2.5.1 Allgemeines

Ärzte, Psychotherapeuten und sonstige Helfer im medizinischen Bereich sind oft gefordert, dem Betroffenen überhaupt Zugang zu einer Behandlung zu verschaffen. In den Ankunftszentren finden zwar Gesundheitsuntersuchungen statt, hier liegt der Fokus aber auf der Erkennung ansteckender Krankheiten. Selbst schwerwiegende sonstige Krankheiten bleiben oft unentdeckt und damit unbehandelt. Dies gilt insbesondere für den Bereich der psychischen Erkrankungen. Die ehrenamtlichen Betreuer und Sozialarbeiter suchen und finden (manchmal) Hilfe bei ärztlichen Initiativen und Arbeitskreisen, die sich um die Flüchtlinge in den Ankunftszentren/EAE kümmern. Fachliches und menschliches Engagement ist auch danach geboten, wenn die Betroffenen aus diesen Einrichtungen dezentral in Pensionen und Containersiedlungen verteilt sind. Gerade hier fehlt es regelmäßig an einer ärztlichen Betreuung und Versorgung; das individuelle Engagement ist gefordert. Oft werden Ärzte und Psychotherapeuten um die Erstellung von Attesten und Bescheinigungen gebeten. Wird eine besondere Ernährung benötigt, sind bestimmte Hygienebedingungen zu beachten, ist ein Umzug aus fachlicher Sicht zum Erhalt oder Wiederherstellung der psychischen Gesundheit erforderlich, kann dies regelmäßig nur nach Vorlage einer detaillierten Stellungnahme durchgesetzt werden.

2.5.2 Relevanz im Asylverfahren

Im Asylverfahren kann es zunächst darum gehen, bestimmte Verletzungen oder Erkrankungen zu attestieren. Die Bestätigung einer Schussverletzung, verheilter Knochenbrüche oder von Folterspuren kann den Vortrag im Asylverfahren glaubhaft machen. Die Dokumentation der Nicht-Beschneidung ist Voraussetzung, die Gefahr einer drohenden Beschneidung schlüssig zu machen. Das ärztliche Attest ist hier ein Mittel zur Glaubhaftmachung, begründet aber nicht den Schutzanspruch. Eine andere Situation liegt vor, wenn aus der Erkrankung selbst ein Anspruch –

meist auf ein nationales Abschiebungsverbot gemäß § 60 VII 1 AufenthG i. V. m. § 60 V AufenthG – oder das Verbot des Vollzugs der Abschiebung abgeleitet werden soll.

2.5.3 Unterscheidung: inlands- und zielstaatsbezogen

Die asylrechtliche Dogmatik differenziert zwischen sogenannten *zielstaatsbezogenen* und *inlandsbezogenen* Abschiebungshindernissen/-verboten.

Eine Erkrankung kann ein *zielstaatsbezogenes* Abschiebungshindernis sein, wenn sie im *Zielstaat* (in der Regel der Heimatstaat oder der Staat, in den der Betreffende abgeschoben werden soll) nicht oder nicht angemessen behandelt werden kann und sich aufgrund dessen der Gesundheitszustand alsbald nach der Rückkehr wesentlich oder lebensbedrohlich verschlechtern wird. Die Unmöglichkeit der ausreichenden Behandlung kann auf dem schlechten medizinischen Standard, aber auch auf tatsächlichen oder finanziellen Umständen beruhen. Beispielfälle hierfür sind, dass lediglich ein Behandlungszentrum im Land existiert, das notorisch überlastet ist, so dass keine Chance besteht, einen Behandlungsplatz zu erhalten; finanzielle Gründe sind dann zu bejahen, wenn es keine staatliche Krankenversorgung gibt und die ärztliche Behandlung oder die Medikamente so teuer sind, dass der Betroffene sie voraussichtlich nicht bezahlen kann.

Das verlangte Kriterium einer »alsbaldigen« erheblichen Verschlechterung des Gesundheitszustands ist menschenrechtlich unakzeptabel und sollte aus ärztlicher/medizinischer Sicht nicht ohne weiteres hingenommen werden. In vielen Fällen wird es so sein, dass zwar eine unmittelbare Verschlimmerung nicht eintritt, wohl aber die Mangelversorgung erste bleibende Schäden herbeiführt, die dann die Ursache für eine später eintretende schwerwiegende Verschlimmerung des Krankheitsverlaufs ist. Wenn diese Erst-Verschlimmerung, der Nucleus des späteren Krankheitsverlaufs, nicht oder mit den dort vorhandenen Mittel nicht reversibel ist, sollte argumentiert werden, dass bereits hierin die erhebliche Verschlimmerung der Krankheit liegt. Dies sollte in dem ärztlichen Attest deutlich zum Ausdruck gebracht werden.

Wird eine solche behandlungsbedürftige Krankheit attestiert und kann diese im Heimatland nicht wie erforderlich behandelt werden und droht deshalb alsbald eine erhebliche Verschlechterung des Gesundheitszustands, erhält der Betroffene aufgrund dieses zielstaatsbezogenen Abschiebungshindernisses ein Abschiebungsverbot gemäß § 60 VII 1 AufenthG (i. V. m. § 60 V AufenthG) zugesprochen.

Von den zielstaatsbezogenen Abschiebungshindernissen zu unterscheiden sind die *inlandsbezogenen*. Während die zielstaatsbezogenen regelmäßig im Rahmen des Asylverfahrens vom BAMF geprüft werden, ist es die Ausländerbehörde, die die inlandsbezogenen Abschiebungshindernisse zu prüfen hat.[23] Diese inlandsbezogenen Abschiebungshindernisse beruhen auf Art. 1 GG i. V. m. Art. 2 I GG,

23 Bei sogenannten Dublin-Verfahren hat auch das BAMF inlandsbezogene Abschiebungshindernisse zu bedenken.

dem Anspruch auf Schutz der Menschenwürde und dem Recht auf körperliche Unversehrtheit, und auf Art. 6 GG, dem Schutz der Ehe und Familie. Hauptanwendungsfälle sind Reiseunfähigkeit und die Notwendigkeit des Abschlusses einer laufenden medizinischen Behandlung. Der Patient darf dem Arzt sozusagen nicht unter dem Messer weggezogen werden. Auch eine Risikoschwangerschaft, eine fortgeschrittene Schwangerschaft oder eine kurz zuvor erfolgte Entbindung und eine damit verbundene Gefahr für Mutter und Kind begründen Abschiebungsverbote. Derartige gesundheitliche Risiken müssen nicht nur unverzüglich geltend gemacht, sondern auch durch eine qualifizierte ärztliche Bescheinigung belegt werden. Die Ausländerbehörde ist berechtigt, eine amtsärztliche Untersuchung anzuordnen. Leistet der Ausländer der Anordnung nicht Folge oder wurde das ärztliche Attest nicht vorgelegt, kann die Abschiebebehörde die Erkrankung nicht berücksichtigen, es sei denn es liegen anderweitige Belege für eine wesentliche Verschlechterung der lebensbedrohlichen oder schwerwiegenden Erkrankung im Fall der Abschiebung vor.

Oft wird eine drohende Suizidalität als Abschiebungshindernis geltend gemacht. Wird eine solche bejaht, darf eine Abschiebung nicht durchgeführt werden. Eine bereits eingeleitete Abschiebungsmaßnahme muss zurückgestellt werden.[24] Nach Abbruch der Abschiebung wird sich in der Regel eine notwendige Behandlung anschließen; solange diese andauert, ist dem Flüchtling zumindest eine Duldung zu erteilen.[25]

2.6 Allgemeine Anforderungen an ärztliche Atteste

Die Geltendmachung von Erkrankungen als inlands- oder zielstaatsbezogenes Abschiebungshindernis bedarf regelmäßig der Vorlage ärztlicher Atteste. Nicht ausreichend sind eine Kurzdiagnose, Überweisungsscheine oder ähnliche Dokumente, wenn sich aus ihnen nicht eindeutig die Existenz eines Abschiebungshindernisses und die Begründung hierfür entnehmen lässt. Andererseits ist es aber auch nicht erforderlich, ein Gutachten oder eine ausführliche gutachterliche Stellungnahme zu erstellen. Es genügt ein qualifiziertes ärztliches Attest.

---

24 Die früher geübte Praxis, durch die Vergabe von Psychopharmaka oder Fesselung den Betroffenen ruhigzustellen und/oder durch die Begleitung eines Arztes zu erreichen, dass der Suizid nicht mehr im deutschen Herrschaftsbereich und damit außerhalb der deutschen Verantwortung stattfindet, ist mittlerweile überwiegend eingestellt worden und war auch rechtswidrig. Hierin liegt selbst eine Verletzung der Menschenwürde des Patienten; zudem sind solche Maßnahmen generell geeignet, den psychischen Zustand weiter zu verschlimmern. Schließlich endet die deutsche Verantwortlichkeit nicht mit der Übergabe an die Bediensteten des Zielstaats, wenn und weil nicht sichergestellt werden kann, dass sich der Betreffende im Zusammenhang mit der Abschiebung zu töten versucht.

25 Die unter Umständen, wenn auch unter sehr engen Voraussetzungen, zu einer Aufenthaltserlaubnis erstarken kann.

Der Gesetzgeber hat im »Asylpaket II« in § 60a IIc AufenthG[26] die Anforderungen wie folgt festgelegt:

> *»Diese ärztliche Bescheinigung soll insbesondere die tatsächlichen Umstände, auf deren Grundlage eine fachliche Beurteilung erfolgt ist, die Methode der Tatsachenerhebung, die fachlich-medizinische Beurteilung des Krankheitsbildes (Diagnose), den Schweregrad der Erkrankung, sowie die Folgen, die sich nach ärztlicher Beurteilung aus der krankheitsbedingten Situation voraussichtlich ergeben, enthalten.«*

Dass eine »ärztliche Bescheinigung« verlangt wird, ist eine bewusste Entscheidung des Gesetzgebers. Bescheinigungen von Psychologen sollen nicht genügen: »Die Rechtfertigung des Ausschlusses von Psychologischen Psychotherapeuten bei der Feststellung der Reisetauglichkeit (...) liegt in der (...) anderen Aufgabenstellung des Berufs, die sich nicht auf die Diagnose und Behandlung somatischer Erkrankungen erstreckt. Damit fehlt den Psychologischen Psychotherapeuten (...) die entsprechende Qualifikation«, schreibt das Bundesjustizministerium am 24.06.16 an den Ausschuss für Recht und Verbraucherschutz des Deutschen Bundestags (Ausschuss-Drs. 18 (6) 200).

In der Gesetzesbegründung ist ausgeführt, dass neben den dort aufgeführten Merkmalen in der ärztlichen Bescheinigung beispielsweise Aussagen dazu enthalten sein können, welche Medikamente der Patient regelmäßig einnimmt oder welche hinreichend konkreten Gründe eine Reise im Kfz oder im Flugzeug nicht ohne weiteres zulassen. Genüge das Attest nicht vollständig den im Gesetz aufgeführten Kriterien, könne es nach Meinung des Gesetzgebers dennoch im Einzelfall als noch qualifiziert angesehen werden, »wenn die Bescheinigung im Übrigen dem Qualitätsstandard genügt und es auf das fehlende Merkmal ausnahmsweise nicht ankommt.« (Gesetzesentwurf vom 16.02.16, BT-Drs. 18/7538, Seite 19). Der Gesetzgeber hat damit die Anforderungen an ärztliche Bescheinigungen nicht nur konkretisiert, sondern auch deutlich angehoben. Ärzte und Psychotherapeuten werden sich, wollen sie ihren Patienten helfen, hieran orientieren müssen. Eine schnell hingeworfene 5-zeilige Bemerkung auf dem Rezeptblock wird also nicht ausreichen, sondern ist allenfalls geeignet, das eigene schlechte Gewissen zu beruhigen oder den Patienten loszuwerden. Andererseits ist der Aufwand nicht so groß, wie er auf den ersten Blick erscheinen mag. Erforderlich ist die Schilderung des Krankheitsbildes, der Befunderhebung und ihrer Art und Weise und daraus abgeleitet die Begründung der Diagnose. Die Darlegung des Schweregrades der Erkrankung und der Folgen, die sich bei einem Behandlungsabbruch ergeben könnten, impliziert im Regelfall die Angabe der Behandlungsmethoden (inklusive Medikation) und die Darlegung, inwiefern eine Fortsetzung dieser Behandlung geboten ist, damit geprüft werden kann, ob hieraus ein Abschiebungshindernis abzuleiten ist.

---

26 Die Regelung bezieht sich ausdrücklich auf die Feststellung der Reisetauglichkeit bzw. -untauglichkeit. Da sie jedoch allgemeine Anforderungen enthält, dürfte sie künftig generell herangezogen werden, wenn die Vorlage ärztlicher Atteste verlangt wird.

Bei somatischen Erkrankungen, aber auch bei klassischen psychiatrischen Krankheitsbildern kann diesen Anforderungen mit wenigen Sätzen genügt werden. Komplizierter wird es, wenn die Diagnose einer posttraumatischen Belastungsstörung (PTBS) gestellt ist, da die Rechtsprechung hier weitere, nachstehend dargelegte Kriterien aufgestellt hat.

Das ärztliche Attest muss nicht immer von einem Facharzt ausgestellt sein.[27] Auch der Befundbericht eines Allgemeinarztes kann genügen. Es sei jedoch nicht verschwiegen, dass dem Attest des Allgemeinarztes von der Verwaltung regelmäßig geringeres Gewicht zugemessen wird und bei komplexeren Erkrankungen oder psychiatrischen Befunden die Fachkunde bezweifelt wird. Entsprechendes gilt für psychologische Befundberichte, sofern sie nicht von einem Psychologischen Psychotherapeuten oder Kinder- und Jugendlichenpsychotherapeuten erstellt sind. Den Berichten von Psychologen kann zwar Relevanz zukommen, um die Schwere und aktuelle Fortdauer der Betroffenheit von Verfolgungsmaßnahmen darzulegen. Sie können die Schwierigkeiten der Verarbeitung mit den daraus resultierenden Darlegungsproblemen (Verdrängungsmechanismen, Erinnerungslücken etc.) und das aktuelle Verhalten des Betroffenen und seinen möglicherweise lückenhaften Vortrag erklären, genügen jedoch in aller Regel für sich allein nicht, um ein Abschiebungshindernis zu begründen. Sollte es um Letzteres gehen, ist die Zuziehung eines (Fach-)Arztes ratsam.

2.7 Posttraumatische Belastungsstörung

Das Bundesverwaltungsgericht hat in seinen grundlegenden Entscheidungen vom 11.09.07 (Bundesverwaltungsgericht vom 11.09.07, BVerwG 10 C 8.07, InfAuslR 2008, S. 142, und BVerwG 10 C 17.07) ausgeführt, angesichts der Unschärfen des Krankheitsbildes sowie seiner vielfältigen Symptome bedürfe es zur Substantiierung eines Sachverständigen-Beweisantrags (der das Vorliegen einer behandlungsbedürftigen PTBS zum Gegenstand habe) regelmäßig der Vorlage eines gewissen Mindestanforderungen genügenden fachärztlichen Attestes. Diese Aussage des höchsten deutschen Verwaltungsgerichts ist sowohl vom BAMF als auch den Gerichten dahingehend verallgemeinert worden, dass der Behauptung des Vorliegens einer PTBS nur dann nachgegangen werden muss, wenn ein den Anforderungen genügendes fachärztliches Attest vorgelegt wurde. Die bloße Behauptung des Schutzsuchenden, an dieser Erkrankung zu leiden, möglicherweise untermauert durch die Bescheinigung eines Arztes, genügt nicht. Die Anforderungen hat das Bundesverwaltungsgericht in den beiden Entscheidungen wie folgt konkretisiert:

> »*Aus dem Attest muss sich nachvollziehbar ergeben, auf welcher Grundlage der Facharzt seine Diagnose gestellt hat und wie sich die Krankheit im konkreten Fall darstellt. Dazu gehören etwa Angaben darüber, seit wann und wie häufig sich der*

27 Für die PTBS ist jedoch das Attest eines Facharztes verlangt (▸ Kapitel 1.7.6).

Patient in ärztlicher Behandlung befunden hat und ob die von ihm geschilderten Beschwerden durch die erhobenen Befunde bestätigt werden. Des Weiteren sollte das Attest Aufschluss über die Schwere der Krankheit, deren Behandlungsbedürftigkeit sowie den bisherigen Behandlungsverlauf (Medikation und Therapie) geben. Ist das Vorliegen der PTBS auf traumatisierende Erlebnisse im Heimatland gestützt und werden die Symptome erst längere Zeit nach der Ausreise aus dem Heimatland vorgetragen, so ist in der Regel auch eine Begründung dafür erforderlich, warum die Erkrankung nicht früher geltend gemacht worden ist.«

Viele der vorgelegten Atteste genügen dem nicht. Deshalb seien die wesentlichen Anforderungen nachstehend kurz dargestellt (für eine genauere Darstellung siehe Kapitel 9).

2.7.1 Darlegung der Grundlage der Diagnose

Die PTBS setzt ein traumatisierendes Ereignis (oder mehrere) von außergewöhnlicher Schwere voraus. Die Diagnose der PTBS verlangt deshalb nach herrschender Auffassung die Darlegung des traumatisierenden Ereignisses oder der traumatisierenden Ereignisse, auf welcher bzw. welchen die PTBS gründet. Obwohl die Tatsachenermittlung oder gar Beweiserhebung nicht zu den ärztlichen Aufgaben zählt, ist die Benennung des Traumas Voraussetzung der Diagnose PTBS, weshalb die traumaauslösenden Ereignisse vom Arzt auch – entsprechend der Schilderung des Patienten – wiedergegeben werden müssen. Bei Flüchtlingen ist es keine Seltenheit, dass nicht ein, sondern mehrere Ereignisse vorliegen, die die Traumata herbeigeführt haben. Nicht nur ein fluchtauslösender selbsterlebter oder beobachteter Vorfall, sondern auch der Verlust der Eltern und der Heimat sowie die häufig traumatischen Erlebnisse auf der Flucht können Auslöser einer PTBS sein. Es empfiehlt sich, alle diese Ursachen aufzuzählen und sich nicht auf das eine, vom Flüchtling geschilderte dramatische Ereignis zu beschränken. Fällt nämlich dieses Ereignis weg – z. B. weil das BAMF oder der Richter die diesbezügliche Schilderung nicht für glaubhaft hält –, fehlt der Diagnose einer PTBS die Grundlage. Da nicht selten erhebliche Blockaden bestehen, die erst im Laufe der Therapie abgelegt werden können, ist es ratsam, vor der Erstellung eines Attestes sämtliche Erkenntnismittel, die über das traumatisierende Ereignis vorliegen, einzuholen und zu sichten. Hierzu zählen neben Befundberichten anderer Ärzte und Psychotherapeuten vor allem Angaben im Rahmen des Asylverfahrens, also insbesondere die Niederschrift über die Anhörung beim BAMF nach § 25 AsylG, gegebenenfalls auch weitere Erklärungen (etwa bei der Registrierung, bei der Polizei im Rahmen des Aufgriffs und des dann eingeleiteten Strafverfahrens). Bei den Jugendämtern und Sozialämtern sowie den Jugendhilfeeinrichtungen finden sich nicht selten Schilderungen des Schicksals, aber auch Berichte über Verhaltensauffälligkeiten und psychische Störungen des Betroffenen. Das Wissen um diese Angaben ist nicht nur hilfreich, um Widersprüche – die zur Unglaubwürdigkeit führen können – aufzuklären, sondern auch, um darzulegen, dass erste Anzeichen und Beschwerden von Anfang an vorhanden waren.

2.7.2 Darlegung eigener Beobachtungen

Auch wenn dem Arzt und Psychotherapeuten keine Möglichkeit zu Gebote steht, die Richtigkeit des Vortrags zu evaluieren, ergeben sich bei der Diagnose einer möglichen PTBS Anhaltspunkte für die Wahrscheinlichkeit eines Ereignisses – jedenfalls dann, wenn sie nicht nur vom Flüchtling geschildert, sondern vom Therapeuten auch beobachtet wurden. Klassische Beispiele sind neben der Beobachtung vegetativer Reaktionen (etwa Schweißausbrüche bei der Berührung bestimmter Themen) Anzeichen der Unruhe, des Aufgeregtseins, des Vermeidungsverhaltens und anderes mehr. Es ist unabdingbar, die eigenen Beobachtungen in das Attest aufzunehmen, und, soweit ein klarer Bezug der Schilderung des Initial-Ereignisses herstellbar ist, diesen auch zu benennen.

Fremdanamnestische Beobachtungen sollten – soweit sie als glaubwürdig übernommen werden –, ebenfalls zur Diagnose in Bezug gesetzt werden. Auch wenn der Arzt und Therapeut im Behandlungsprozess von der Glaubwürdigkeit des Patienten auszugehen hat und sich deshalb eine Kritik an dessen Schilderung verbietet, sollte auf offenkundige Schwächen der Schilderung des Flüchtlings geachtet werden. Nicht selten gibt es hierfür Erklärungen, wie etwa zerebrale Schädigungen durch äußere Gewalteinwirkung, Folter oder Schlafentzug, traumabedingte Gedächtnisstörungen oder Vermeidungsverhalten, insbesondere, wenn tabuisierte Bereiche betroffen sind.

Der Therapeut sollte solche Ungereimtheiten erkennen, reflektieren und einordnen. Es hilft dem Patienten nicht, hierüber hinwegzusehen, weil dann der Richter die Glaubwürdigkeit des Vortrags in Frage stellen wird. Lassen sich die Schwächen aus der Sicht des Therapeuten erklären und ins Krankheitsbild einordnen, sollte dies abgehandelt werden; falls nicht, stellt sich die Frage, ob eine PTBS bejaht werden kann.

2.7.3 Komorbide Störungen

Nicht selten treten neben einer PTBS komorbid weitere psychische Störungen auf. Neben Anpassungsstörungen werden vor allem Angststörungen und depressive oder dissoziative Störungen und Somatisierungen berichtet (vgl. *Reichelt* in Haenel u. Wenk-Ansohn 2005), auch Persönlichkeitsstörungen, Borderline-Erkrankungen und psychotische Erkrankungen werden genannt. Werden solche Erkrankungen im ärztlichen Attest beiläufig als komorbid angeführt, messen das BAMF und die Verwaltungsgerichte diesen in der Regel kein eigenständiges Gewicht zu.

Wird ein Abschiebungsverbot aufgrund der diagnostizierten PTBS verweigert, weil das BAMF oder das Gericht das traumatisierende Ereignis für nicht glaubhaft hält, unterbleibt meist die Prüfung, ob die z. B. ebenfalls vorliegende depressive Störung allein ein Abschiebungshindernis darstellen kann. Aus diesem Grunde sollte bei Vorliegen mehrerer psychischer Störungen bedacht werden, welches Gewicht den einzelnen Erkrankungen zukommt. Kommt der komorbiden Erkrankung eigenes Gewicht zu und lässt sich auch hieraus ein eigenständig tragendes Abschiebungsverbot ableiten, weil z. B. die depressive Störung im Zielstaat voraussichtlich nicht behandelt werden kann, sollte dies auch hervorgehoben werden. Erscheint die Diagnose einer PTBS wegen vorhandener Schwächen des Vortrags nicht zwingend, sollte erwogen werden, ob nicht die fraglos vorhandenen sonstigen Störungen für sich tragfähig sind und aus ärztlicher Sicht einer Rückführung entgegenstehen.

2.7.4 Angaben über die Behandlung

Zu nennen ist der Behandlungsbeginn. Wurde die Behandlung erst Monate oder gar Jahre nach der Einreise aufgenommen, ist darzulegen, warum die Behandlung erst jetzt aufgenommen wurde. Neben mangelnden Sprachkenntnissen und mangelnder Erreichbarkeit einer psychotherapeutischen Behandlung aufgrund fehlender Finanzierung oder langer Wartelisten gibt es oft auch ein kulturelles Hemmnis, sich selbst als psychisch krank anzusehen. Finden sich aber in dokumentierten Berichten Anhaltspunkte, dass die Erkrankung schon früher auftrat – wenn auch nicht erkannt oder behandelt wurde –, sollte darauf hingewiesen werden. Zu berichten ist weiter der Behandlungsverlauf, also die Häufigkeit, die Art der Behandlung und die Medikation. Werden Testmethoden eingesetzt, sollten diese benannt und das Ergebnis referiert werden. Der Einsatz von diagnostischen Tests ist jedoch weder bei der Behandlung noch zur Bescheinigung einer PTBS zwingend erforderlich. Die Darlegungspflicht des Flüchtlings erfordert nicht die Beibringung eines Gutachtens oder einer gutachterlichen Stellungnahme – dies würde die Darlegungspflicht überspannen –, sondern lediglich die Vorlage eines Attestes, aus dem sich »nachvollziehbar ergeben (muss), auf welcher Grundlage der Facharzt seine Diagnose gestellt hat und wie sich die Krankheit im konkreten Fall darstellt« (BVerwG vom 11.09.07, BVerwG 10 C 8.07, RN 31).

2.7.5 Darlegung der Folgen

Schließlich sollte auch noch dargelegt werden, welche Folgen sich nach ärztlicher/psychotherapeutischer Beurteilung aus der krankheitsbedingten Situation voraussichtlich ergeben werden, falls der Betreffende Deutschland verlassen muss. Neben einer eventuell bestehenden Gefahr einer Retraumatisierung (erneute Traumaerfahrung) oder Reaktualisierung einer PTBS-Symptomatik (nach Konfrontation mit Triggern) sollte gegebenenfalls darauf eingegangen werden, ob unter den dortigen Bedingungen der möglichen Konfrontation mit den fluchtauslösenden Ursachen überhaupt eine Behandlung möglich und Erfolg versprechend erscheint. Unter Umständen sollte auch darauf eingegangen werden, ob eine eingeleitete Psychotherapie durch eine rein medikamentöse Therapie ersetzt werden kann. Sind Medikamente verordnet, sollte dargelegt werden, was der Abbruch dieser medikamentösen Behandlung nach sich zieht.

2.7.6 Facharzt

Das Bundesverwaltungsgericht, und ihm folgend das BAMF und die Gerichte, akzeptieren bei der Diagnose einer PTBS nur das Attest eines Facharztes. Welche Facharztqualifikation verlangt wird, ist bisher nicht entschieden. Klar sein dürfte, dass nicht jeder Facharzttitel genügt, sondern eine einschlägige Qualifikation erwartet wird. Bislang wurden Atteste von Fachärzten für Neurologie, Psychiatrie und Psychotherapie, psychosomatische Medizin und Psychotherapie, sowie Kinder- und Jugendpsychiatrie und -psychotherapie akzeptiert. Da es auf die fachliche Qualifikation ankommt, dürfte auch das Attest eines Facharztes mit der Zusatzbezeichnung »Psychoanalyse/Psychotherapie« zu akzeptieren sein. Ob eine sonstige Zusatzqualifikation, etwa im Rahmen eines Fachlehrgangs zur Behandlung der PTBS, genügt, um etwa das Attest eines Facharztes für innere Medizin und Allgemeinmedizin zu akzeptieren, bedarf noch der Klärung, ist meines Erachtens aber zu bejahen.

Da das Bundesverwaltungsgericht einen »Facharzt« verlangt, gab es in der Rechtsprechung Irritationen, ob bzw. welche Atteste von Psychologen zu akzeptieren sind. Teilweise wird dies generell abgelehnt. Mittlerweile hält jedoch die überwiegende Rechtsprechung (z. B. Oberverwaltungsgericht Nordrhein-Westfalen, vom 09.12.03, 8 A 5501/00.A; vom 19.12.08, 8 A 3053/03.A; Bayerischer Verwaltungsgerichtshof vom 23.11.12, 13a B 12.30061) neben den Fachärzten auch die Psychologischen Psychotherapeuten aufgrund ihrer fachlichen Qualifikation für befähigt, eine PTBS zu diagnostizieren. Die Bundespsychotherapeutenkammer hat in einer Stellungnahme vom 09.01.14 (»Substantiierung von psychischen Erkrankungen, insbesondere einer posttraumatischen Belastungsstörung, durch Bescheinigung von Psychotherapeuten«) überzeugend dargelegt, dass Psychologische Psychotherapeuten und Kinder- und Jugendpsychotherapeuten nach ihrer Hochschulausbildung eine in Vollzeit 3-jährige, in Teilzeit 5-jährige Zusatzausbildung durchlaufen, bei der eine PTBS ein dezidierter Bestandteil des Gegenstandskatalogs der Ausbildung und Prüfung ist. »Sie erfüllen damit das ›Facharztniveau‹ und sind auch wie sonstige Fachärzte im Rahmen der fachärztlichen Versorgung tätig. Zur Diagnostik und Behandlung von psychischen Erkrankungen, insbesondere der posttraumatischen Belastungsstörung, sind sie befähigt und befugt.«

Nicht akzeptiert werden Atteste von Psychotherapeuten, die ihre Tätigkeit auf der Grundlage des Heilpraktikergesetzes ausüben, auch wenn es sich um Psychologen mit Universitätsdiplom oder Master handelt (vgl. z. B. Bayerischer Verwaltungsgerichtshof, Beschluss vom 18.11.15, 13a ZB 15.30188). Gleichwohl kann ein solcher Befundbericht dem BAMF oder dem Gericht Anlass sein, in eine Beweisaufnahme durch Erholung eines Gutachtens einzutreten (vgl. z. B. Verwaltungsgericht Oldenburg, Beschluss vom 28.01.16, 7 B 283/16, juris). In psychotherapeutischen Behandlungszentren sind oft Psychotherapeuten mit Heilpraktikerausbildung neben Fachärzten tätig. Werden die ausführlichen Stellungnahmen von den Psychotherapeuten verfasst, empfiehlt es sich, dass ein Facharzt durch Mit-Unterzeichnung die Verantwortung übernimmt, womit die Berücksichtigung des Attestes jedenfalls nicht an der mangelnden Qualifikation des Erstellers scheitern kann.

2.7.7 Resümee

Wird ein derart qualifiziertes Attest eines Facharztes dem BAMF oder dem Gericht vorgelegt, erscheint es durchaus möglich, dass allein auf dieser Grundlage ein Abschiebungsverbot nach § 60 VII 1 AufenthG i. V. m. § 60 V AufenthG festgestellt wird. Der Flüchtling erhält dann eine Aufenthaltserlaubnis.

Ein Attest kann aber lediglich als »hinreichend substantiierte« Darlegung einer PTBS angesehen werden, mit der Konsequenz, dass dann entweder der Arzt oder Psychotherapeut als sachverständiger Zeuge (vom Gericht) gehört wird. Es kann aber auch sein, dass es (nur) Anlass für die Erholung einer gutachterlichen Stellungnahme durch das Gericht ist. Ignoriert werden kann jedenfalls ein solches Attest nicht ohne weiteres.

Zitierte Literatur

Antwort des Bundesjustizministeriums am 24.06.16 an den Ausschuss für Recht und Verbraucherschutz des Deutschen Bundestags (Ausschuss-Drs. 18 (6) 200)

Bayerischer Verwaltungsgerichtshof vom 23.11.12, 13a B 12.30061

Bayerischer Verwaltungsgerichtshof, Beschluss vom 18.11.15, 13a ZB 15.30188

Bundesverwaltungsgericht vom 11.09.07, BVerwG 10 C 8.07, InfAuslR 2008, S. 142, und BVerwG 10 C 17.07

Dublin-III-Verordnung: Verordnung (EU) Nr. 604/2013 vom 26.06.13, Abl. Nr. 180 S. 31

Gesetzesentwurf vom 16.02.16, BT-Drs. 18/7538, Seite 19

Haenel F., Wenk-Ansohn, M. (2005). Begutachtung psychisch-reaktiver Traumafolgen in aufenthaltsrechtlichen Verfahren. Weinheim: Beltz.

Oberverwaltungsgericht Nordrhein-Westfalen, vom 09.12.03, 8 A 5501/00.A

Oberverwaltungsgericht Nordrhein-Westfalen, vom 19.12.08, 8 A 3053/03.A

Stellungnahme der Bundespsychotherapeutenkammer vom 09.01.14 (»Substantiierung von psychischen Erkrankungen, insbesondere einer posttraumatischen Belastungsstörung, durch Bescheinigung von Psychotherapeuten«)

Verwaltungsgericht Oldenburg, Beschluss vom 28.01.16, 7 B 283/16, juris

3 Soziale Arbeit

Jonathan Ebert

Fallbeispiel

Aboubakar O. ist ein junger Erwachsener aus Nigeria, der etwas außerhalb einer größeren deutschen Stadt wohnt. Nigeria musste er aus familiären Gründen verlassen und brach zu seiner beschwerlichen Flucht durch den afrikanischen Kontinent und über das Mittelmeer auf. Nach einer Reise voller Herausforderungen und Problemen erreichte er schließlich Italien und von dort aus Deutschland, wo er jetzt seit fast zwei Jahren lebt. Heute hat er nun den Weg zu Ihnen gefunden.

In einem ersten Orientierungsgespräch, das in einer Mischung aus Englisch, Deutsch und Hand-und-Fuß-Sprache geführt wird, erfahren Sie einige weitere Details über sein Leben. Seit er vor zwei Jahren in Deutschland angekommen sei, befinde er sich im Asylverfahren, er wisse aber nicht genau, was gerade passiere. Sein Interview hätte jedoch noch nicht stattgefunden, auch werde er von keinem Anwalt vertreten. Da er weder einer Arbeit nachgehe noch Schulunterricht besuchen dürfe, verbringe er die meiste Zeit in seiner Gemeinschaftsunterkunft. Dort gäbe es zwar einmal pro Woche einen Deutschkurs, aber selbst wenn er daran teilnehme, könne er sich im Unterricht kaum konzentrieren. Hinzu käme, dass er Hausaufgaben, Arbeitsblätter oder Bücher auch gar nicht bearbeiten könne, da er sich sein Zimmer mit drei anderen Westafrikanern teile und es meist sehr laut und hektisch sei. Mit seinen Mitbewohnern käme er zurecht, aber Freunde seien sie nicht. Er habe hier in Deutschland generell keine Freunde, da es ihm sehr schwer falle, anderen zu vertrauen. Zwei seiner Mitbewohner gingen öfter zum Sport, einer davon ins Fitnessstudio, aber er habe dazu keine Lust.

In Nigeria habe er gerne und oft Fußball gespielt, meistens mit seinen Freunden. Mit denen habe er auch sonst sehr viel gemacht. Er habe später studieren wollen, habe aber nach dem Besuch der Grundschule abbrechen müssen, da die Familie nicht genug Geld dafür aufbringen konnte. Er wünscht sich, in Deutschland zur Schule gehen zu können und später einen guten Beruf zu erlernen.

In letzter Zeit habe er jedoch zu nichts mehr Lust und könne sich kaum zu etwas aufraffen. Nachdem er mitbekommen habe, dass die Menschen die Straßenseite wechseln, wenn sie ihn sehen, verließe er die Unterkunft eigentlich nur noch zum Einkaufen und für offizielle Termine. Fragt man ihn, wie es ihm gehe, meint er, er habe »viel, viel Stress«.

3.1 Hintergrund

Von Flucht und Vertreibung sind weltweit vor allem Frauen und Kinder betroffen. Sie leiden am häufigsten unter Verfolgung, gewalttätigen Konflikten oder anderen Menschenrechtsverletzungen und fliehen meist innerhalb ihrer Länder oder über deren Grenzen in Nachbarländer. Über die Nachbarländer hinaus begeben sich dann meist männliche Vertriebene auf die Reise; oftmals alleinstehend oder mit zurückgelassener Familie in anderen Teilen der Welt.

Betrachtet man die Zugangszahlen von Asylbewerbern in Europa, so zeigt sich, dass die Mehrheit der Flüchtlinge, die in den vergangenen Jahren den Sprung über das Mittelmeer gewagt haben, Männer sind. Noch im Hochsommer 2015 stellten sie mehr als zwei Drittel aller Flüchtlinge, die über das Mittelmeer nach Griechenland flohen (UNHCR 2016). Auch hierzulande waren mehr als zwei Drittel aller registrierten Asylbewerber männlich – nämlich 305.000 von knapp 442.000 Menschen (entspricht 69 %) (BAMF 2016).

Dafür, dass sich überwiegend Männer auf den gefahrvollen Weg nach Europa machen, mag es nachvollziehbare Gründe geben. Im Allgemeinen sind sie körperlich stärker als Frauen und in den betroffenen Herkunftsstaaten zudem oftmals besser ausgebildet. Sie scheinen auf den ersten Blick besser gerüstet für eine Reise ins Ungewisse und die Arbeitssuche in einem Aufnahmestaat. Allerdings sind nur wenige von ihnen auf die Verhältnisse vorbereitet, die sie in Deutschland oder anderen europäischen Staaten erwarten.

Die Aufenthalts- und Asylgesetze bilden die Grundlage für die Lebensumstände sowie die Zukunftsperspektive von Asylbewerbern und regeln durch ihre Bestimmungen deren Alltag. Die Reglementierungen betreffen unter anderem die Finanzen, Arbeits- und Bildungszugänge, Wohnformen und – wegen des häufig ungeklärten Aufenthaltsstatus – die Zukunftsplanung: Entweder eröffnet sich für die Betroffenen die Möglichkeit der Integration in Deutschland, oder es bleibt nur die Auseinandersetzung mit Abschiebung und Rückkehr an die Orte, die man bewusst verlassen hat.

Gesetzliche Grundlagen sind zudem immer Veränderungen unterworfen, wie die Entwicklungen im und nach dem Jahr 2015 belegen, als es nach einem besonders hohen Zugang von geflüchteten Menschen nach Deutschland zu einer Vielzahl von Gesetzesänderungen bzw. Verschärfungen kam. Dies führt regelmäßig zu einer weiteren Verunsicherung unter den Asylbewerbern. In beinahe allen Sitzungen mit Asylbewerbern sind die Asylgesetze und damit auch die Asylpolitik ein Gesprächsthema. Asylbewerber, die (noch) nicht anerkannt oder eventuell bereits abgelehnt sind, leben in einem Dauerzustand der Angst und Unsicherheit.

Neben den aus dem Heimatland und der Flucht mitgebrachten Belastungen ergeben sich in Deutschland zusätzliche Herausforderungen. Diese Mehrfachbelastungen lassen sich in drei Kategorien unterteilen:

1. Die Belastungen, die vor der Flucht bestanden und zur Ausreise führten (Vorfluchtphase: Verfolgung, Haft, Folter, Krieg).
2. Die Erlebnisse während der Flucht (Fluchtphase: Abhängigkeit und Missbrauch durch Schlepper, Flucht durch verschiedene Länder, Überfahrt über das Mittelmeer etc.).
3. Die Belastungen in Deutschland (Exilphase: Asylverfahren, Flüchtlingsdasein, ungewisse Zukunft, Leben in einer fremden Kultur – sogenannte Postmigrationsprozesse) (siehe dazu auch ▸ Kapitel 1).

Allein die Auswirkungen der Gesetze auf den Alltag der Asylbewerber sind mannigfaltig und betreffen alle elementaren Lebensbereiche, nicht zuletzt den Gesundheitszustand und die Gesundheitsversorgung. So ist u. a. konkret vorgeschrieben, wo Asylbewerber zu wohnen haben und mit wie vielen Personen sie sich ein Zimmer teilen müssen, ob sie arbeiten und welchen Job sie annehmen dürfen und wie viel Geld sie bekommen.

Meist vermischen sich unterschiedlichste Probleme und Unsicherheiten und bedingen sich gegenseitig. Gerade bei psychisch kranken Klienten verstärken die äußeren Unsicherheiten das innere Chaos und destabilisieren die Person zusätzlich. So beeinflusst die Art und Weise des Wohnens und der Unterbringung auf Dauer die Psyche oder lässt psychische Probleme sogar erst entstehen – Lärm, Schmutz, Enge und mangelnde Sicherheit nagen an der psychischen Verfassung. Hinzu kommen fehlende Möglichkeiten der Tagesstrukturierung und damit verbundene berufliche Zukunftsängste. Eine Zukunftsplanung ist wegen der Unsicherheit des legalen Aufenthalts in Deutschland oft nicht oder nur sehr begrenzt möglich.

Zu diesen »alltäglichen« Belastungen kommen mögliche Sorgen um Familienmitglieder oder andere Bezugspersonen hinzu, die in den Heimat- oder Transitländern zurückgeblieben sind. Häufig gehen mit diesen negativen Gedanken auch die Isolation und Einsamkeit in der neuen, fremden Kultur einher. Die Konfrontation mit einer unbekannten Lebenswelt in all ihren Facetten ist anspruchsvoll. Eine zusätzliche Herausforderung für Asylbewerber stellt die Orientierungslosigkeit als Folge eines schwer verständlichen rechtlichen Systems dar. Bei Klienten mit psychischer Erkrankung sind außerdem die Handlungsfähigkeit sowie die Möglichkeit, interpersonelle Beziehungen zu knüpfen, stark beeinträchtigt.

Eine erfolgreiche Arbeit hin zur Gesundung ist hier also nur dann möglich, wenn das umgebende System mitberücksichtigt wird. Häufig kommt sozialarbeiterischen Interventionen Priorität zu, die unter Umständen gar therapeutische Funktionen einnehmen. Reale Probleme, z. B. die drohende Abschiebung, erfordern neben der Betrachtung und Bearbeitung der Angst und ihrer Auswirkungen im therapeutischen Setting vor allem konkrete Lösungen oder Handlungsoptionen. Dazu sind für die betreuenden Personen Hintergrundinformationen zu den rechtlichen und behördlichen Zusammenhängen unabdingbar. Diese zu kennen und zu berücksichtigen ist essenzieller Bestandteil der Arbeit mit Asylbewerbern.

In diesem Kapitel sollen solche Zusammenhänge anschaulich erklärt sowie einige der nötigen Informationen für die tägliche Arbeit zur Verfügung gestellt werden. Ziel ist eine Einführung in Elemente der Sozialen Arbeit mit geflüchteten Menschen sowie die Darstellung verschiedener Themenfelder einschließlich darauf bezogener, konkreter Handlungsmöglichkeiten. Sozialpädagogische Modelle, Methoden und Konzepte werden allenfalls gestreift. Vielmehr ist mit Sozialer Arbeit hier der soziale Kontext und das systemische Spannungsfeld gemeint, in dem sich Asylbewerber zurechtfinden müssen. Es gehört nicht zu den Aufgaben des Therapeuten, die Soziale Arbeit zu vertreten oder zu ersetzen. Oftmals fehlt in der täglichen Praxis aber der Sozialarbeiter, an den zu verweisen wäre.

3.2 Praxisbezug

Der Sozialen Arbeit, aber vor allem der Flüchtlingssozialarbeit, fällt aufgrund der multidimensionalen Problemlagen von Asylbewerbern eine Vielzahl an Aufgaben zu. So beinhaltet sie die Beratung in aktuellen Lebensumständen und Krisen, die Vertretung der Interessen der Klienten im Alltag (vor allem vor Behörden), aber auch auf politischer Ebene durch Lobbyarbeit sowie die Informationsweitergabe und vieles mehr.

Dementsprechend sind hier die sozialarbeiterischen Aufgaben nur reduziert darstellbar. Den folgenden Interventionen soll dennoch ein Leitgedanke zugrunde gelegt werden, an dem sich die praktische Arbeit orientieren kann:

> *Das übergeordnete Prinzip der Flüchtlingssozialarbeit ist die Herstellung einer Handlungsfähigkeit des Asylbewerbers im jeweils möglichen Rahmen.*

Viele Einflüsse auf die Lebenswelten der Klienten können von diesen gar nicht oder nur in geringem Umfang selbst gestaltet werden. Als erstes Ziel gilt es deshalb, neue Handlungsspielräumen zu eröffnen, innerhalb derer sich die durch Flucht, Traumatisierung und (systematische) Ausgrenzung erzeugten Probleme betrachten und bearbeiten lassen, auch wenn eine vollständige Lösung dieser Probleme vorerst nicht ersichtlich ist.

Es besteht eine hohe Anforderung an den Berater/Therapeuten, immer wieder alternative Lösungen ausfindig zu machen, wenn die Verhältnisse eine zufriedenstellende Problemlösung nicht zulassen. In solchen unbefriedigenden Situationen muss versucht werden, gemeinsam mit dem Klienten neue Perspektiven zu finden.

Abgesehen davon liegt der erfolgreichen Bewältigung von Krisen immer der persönliche Kontakt zugrunde. Wenn durch die persönliche Beziehung ein Ort des Schutzes und des Vertrauens geschaffen werden kann, wird das von vielen Asylbewerbern dankbar angenommen. Oftmals bewirkt schon das gemeinsame Aushalten der wiederkehrenden Belastungen sowie deren Anerkennung eine Stabilisierung, ohne dass eine »perfekte« Lösung gefunden werden muss.

Die äußeren Einflüsse lassen sich schwer von der psychischen Verfassung bzw. der Erkrankung und den klassischen Therapieinhalten trennen. Eine solche Trennung ist auch kaum sinnvoll, da für die Behandlung eines Patienten eben jene Lebensumstände den Krankheitsverlauf beeinflussen.

Orientiert man sich am Kohärenzsinn nach Antonovsky (nach Antonovsky u. Franke 1997), so sind drei Komponenten für die Gesundung des Menschen von hoher Bedeutung:

1. Die Verstehbarkeit (die Fähigkeit, die eigenen Lebensumstände zu verstehen).
2. Die Handhabbarkeit (die Überzeugung, dass man das eigene Leben gestalten kann).
3. Die Sinnhaftigkeit (der Glaube, dass das Leben einen Sinn hat).

Da für viele Asylbewerber bereits die erste Komponente, die Verstehbarkeit, aufgrund der Begegnung mit einer neuen Kultur mit fremden Werten erschwert wird und gesetzliche Regelungen die eigenen Handlungsmöglichkeiten stark einschränken, kann es dem Patienten schwerfallen, im »neuen« Leben eine Sinnhaftigkeit zu erkennen oder diese zu behalten.

Deshalb kommt der schrittweisen Rückführung des Asylbewerbers zum Glauben an die eigene Stärke und der Möglichkeit zur Einflussnahme auf das eigene Leben in Beratungs- und Therapiesettings eine zentrale Bedeutung zu.

Merke

Für Ärzte, Therapeuten und Sozialpädagogen besteht die Aufgabe darin, trotz widriger und undurchsichtiger Umstände immer wieder einen Ort der Entlastung und des Schutzes für den Bewerber zu schaffen und gemeinsam mit ihm neue, alternative Problemlösungen zu finden. Die Überzeugung – auch nur in Teilbereichen – eine eigene Einflussmöglichkeit zu besitzen, ist wichtiger Bestandteil der eigenen Ressourcen zur Krankheitsbewältigung.

Da es in diesem Handbuch vornehmlich um konkrete praktische Handlungsmöglichkeiten geht, wird auch hauptsächlich auf diese eingegangen. Dennoch soll hier erwähnt werden, dass dem Prozess der Problemlösung die Erörterung, um welches Problem es sich genau handelt und wie dieses entstanden ist, vorausgehen muss. Diese Ergründung braucht Zeit. Unterschiedliche Aspekte mussen berücksichtigt und Arbeitshypothesen auf verschiedenen Ebenen bedacht werden.

Soyer (der hier z. B. auf Alberstötter et al. 2005 aufbaut) formuliert hierzu insgesamt vier zu berücksichtigende Arbeitshypothesen (nach Soyer 2004):

1. Psychologische Hypothesen (Problemorientierung im Individuum, der Familie oder dem Umfeld).
2. Kulturspezifische Hypothesen (Problemursprung im Widerstreit der Ursprungs- und Exilkultur).
3. Migrationsspezifische Hypothesen (Probleme durch Migration und ablehnende Haltung im Exilland).
4. Traumabezogene Hypothesen (Probleme durch erlebte Traumatisierung und deren Folgen).

Oft sind alle vier Sichtweisen nötig, um einen Klienten nicht nur aufgrund seiner Krankheit zu beurteilen, sondern seine individuellen Fähigkeiten, seine Biografie und seine Ressourcen wahrzunehmen. In einer differenzierten Sicht- und Herangehensweise kann einer Entmündigung und Bevormundung vorgebeugt und purer Aktionismus vermieden werden.

Die Konfrontation mit essenziellen Problemkonstellationen berührt und fordert den Behandelnden dazu heraus, schnell Lösungen herbeizuführen. Ruhe auszustrahlen und erst einmal »nur« zuzuhören sowie zu erörtern, was der Klient bereits selber getan hat oder tun möchte, stärkt nicht zuletzt die Handlungsfähigkeit des Klienten, sondern ist oft auch das, was der Klient zunächst braucht.

Merke

Nehmen Sie sich Zeit, die an Sie herangetragenen Probleme aus verschiedenen Perspektiven zu betrachten und nehmen Sie die Ressourcen und Erklärungsmodelle des Klienten wahr und ernst, um zu verhindern, dass Interventionen ins Leere laufen bzw. erfolglos enden.

3.2.1 Ohnmacht und Hilfslosigkeit im deutschen Verwaltungssystem

Fallbeispiel

Auf die Frage, welche Probleme Aboubakar O. aktuell besonders belasten, zieht er einen Stapel Papiere aus seinem Rucksack und sagt, dass er nicht genau weiß, was all dieses Papier bedeuten soll. Ständig bekäme er neue Briefe. Er verstehe oft nicht, was darin stehe und wohin er sich wenden müsse. Es sei verwirrend und er habe keinerlei Kraft mehr, über den Inhalt und deren Folgen mit Sachbearbeitern zu diskutieren. So habe er schon mehrmals nach einem Schulplatz gefragt und verstehe nicht, warum seine Freunde zur Schule gehen dürfen und er nicht. Auch warte er nun schon seit zwei Jahren darauf, dass sich etwas in seinem Asylverfahren bewege. Alle anderen bekämen Aufenthalt, obwohl sie nach ihm eingereist seien, nur er habe noch immer keine Entscheidung.

»Für viele Flüchtlinge ist es sehr schwer, sich in einer ihnen unbekannten Gesellschaft mit anderen Regeln und Normen zu integrieren.« (Liedl et al. 2013). Das deutsche Asylverfahren mitsamt seinen Rechtsfolgen sowie die Zuständigkeiten der unterschiedlichen Behörden und Dienstleister ist kompliziert und verwirrend, so sehr, dass es selbst für einheimische Helfer oft nur schwer nachvollziehbar ist. Umso schwieriger ist dies natürlich für Asylbewerber. Geprägt durch die Erfahrung von Korruption oder Ausbeutung durch staatliche Stellen in den Heimatländern oder in den Transitländern, werden zudem oft auch deutschen Behörden Vorbehalte entgegengebracht. Diese verstärken sich durch unverständliche Beschränkungen oder Entscheidungen zunehmend und münden nicht selten in ein Gefühl der Ohnmacht. Der Asylbewerber fühlt sich den Behörden ausgeliefert, erwartet ängstlich Entscheidungen oder resigniert schließlich.

Die Tatsache, dass Asylbewerber aufgrund ihres geringen Einflusses auf behördliche Entscheidungen und dem Fehlen einer Zukunftsperspektive meist nichts anderes übrigbleibt, als zu warten, führt zu einer »verordneten« Passivität (Abdallah-Steinkopff u. Soyer 2013). Gerade ein gewisses Maß an eigener Einflussnahme ist jedoch wie erwähnt für die Gesundung des Menschen von elementarer Bedeutung, sodass dieser Schwebezustand sich immer stärker auf die Verfassung und psychische Situation der Klienten auswirkt, je länger er dauert.

Nicht nur die Klienten sind durch diese Situation stark beeinträchtigt. Die Passivität und Ohnmacht sind im Kontakt spürbar und werden an den Behandelnden weitergeleitet. Die Konfrontation mit essenziellen Problemkonstellationen ohne Lösungsmöglichkeit hallt in ihnen nach. »Es sind Fragen, die beim Therapeuten Erbarmen und Mitleid auslösen können, weil sie ihn mit der blanken materiellen

Not und der Angst vor Abschiebung konfrontieren. Und sie machen Therapeuten hilflos, denn ihr professionelles Handwerkszeug verliert – so fürchten manche – angesichts solcher basaler Nöte an Glanz. Eigentlich geht es um die Verbesserung der Lebenssituation im Hier und Jetzt.« (Abdallah-Steinkopff u. Soyer 2013).

So muss sich dieser Anforderung von verschiedenen Seiten genähert werden.

Für den Berater/Therapeuten gilt es, sich der Nöte und Anforderungen des Klienten bewusst zu sein und eine Balance zwischen professioneller Nähe und Empathie bzw. Betroffenheit auf der einen, sowie distanzierter Beobachtung und neutraler Haltung auf der anderen Seite zu finden.

Auf der Ebene des Klienten kann eine Stärkung der Handlungsfähigkeit auf individueller Ebene hier nur schwer vermittelt werden. Dennoch kommt diesem Schritt heraus aus der Passivität zentrale Bedeutung zu. Um jedoch eine solche Handlungsfähigkeit erreichen zu können, muss zuerst das Rechtssystem verständlich gemacht werden, in dem man sich bewegt. Erst wenn z. B. dem Betroffenen vermittelt werden kann, dass ein Schulplatz in Deutschland nur bis zum 25. Lebensjahr gewährt wird, kann er sich mit möglichen Alternativen besser abfinden.

Durch Aufklärung und Informationsvermittlung können emotionale Unruhe und diffuse Gerüchte verdrängt werden. Auf dem Boden der Verstehbarkeit von Umständen und Entscheidungen kann sich Handhabbarkeit entfalten.

Die Aufklärung über deutsche Verwaltungsabläufe und kulturelle Normen muss nicht im Rahmen der Therapie geleistet werden. Von Vorteil ist, sich hier auf ein Hilfsnetzwerk zu stützen. So können Aspekte der Sozialen Arbeit auf Sozialpädagogen in Unterkünften oder zuständigen Kommunen verteilt, rechtliche Fragestellungen über Anwälte und Rechtsberatungen geklärt werden. Für alltägliche Aufgaben wie Amtsgänge oder auch Freizeitstrukturierung sollte auf ehrenamtliche und Asylhelferkreise zurückgegriffen werden.

Merke

Es kann eine große Hilfe sein, multidimensionale Problemlagen interdisziplinär anzugehen und sich Unterstützung bei lokalen Beratungsstellen und Facheinrichtungen sowie Ehrenamtlichen und Helferkreisen zu suchen. Das Auslagern spezifischer Fragestellungen schafft für Klienten wie Therapeuten gleichermaßen Orientierung und Raum für fachspezifischere Probleme.

Fallbeispiel

In unserem Beispiel könnte ein Kontakt zu einem lokalen Helferkreis oder zur sozialpädagogischer Beratung hergestellt werden, die sich der Flut an Papieren widmen und diese thematisch ordnen kann. Nimmt man selber die Kategorisierung vor, kann auch der Kontakt zu spezifischeren Hilfsangeboten wie z. B. einer Schuldnerberatung oder einem Mieterverein helfen.

Auf der Grundlage einer durchschaubaren und verständlichen Umgebung kann beim Klienten ein Glaube an die eigene Gestaltungsfähigkeit zurückkehren. Das Ziel sollte sein, dass der Klient in die Lage versetzt wird, neue Herausforderungen und Probleme unterscheiden und einordnen zu können und sich die entsprechende Hilfe selber zu suchen.

Vorerst geht es nicht darum, dass der Klient die Belastungen selber lösen kann – zu viele davon liegen außerhalb seiner Einflussmöglichkeiten. Vielmehr sollte das Bewusstsein gestärkt werden, verschiedene Angebote zu kennen und diese entsprechend wahrzunehmen.

Wie dargestellt, ist für die Verstehbarkeit der eigenen Situation eine Informationsweitergabe durch den Therapeuten notwendig, sodass im Folgenden eine Einführung in das Asylverfahren und seine konkreten Folgen dargestellt wird.

3.2.2 Der gesetzliche Rahmen des Asylverfahrens

Im Prinzip können drei unterschiedliche rechtliche Situationen unterschieden werden, welche sich am Verlauf des Asylverfahrens orientieren:
1. die Zeit vor und während des Asylverfahrens,
2. die Situation nach einem negativen Bescheid,
3. die Situation nach einem positiven Bescheid.

Die rechtlichen Grundlagen sind natürlich wesentlich differenzierter, können und müssen hier jedoch nicht ausführlich behandelt werden. Hierzu sollten Fachanwälten konsultiert werden. Eine erweiterte Einführung dazu bietet ▸ Kapitel 2.

Um jedoch ein grundlegendes Verständnis für das Verfahren zu entwickeln, sind diese drei generellen Kategorien mehr als ausreichend und können jeweils mit einer Art Aufenthaltsstatus verknüpft werden:
1. die Aufenthaltsgestattung,
2. die Aufenthaltserlaubnis (Sammelbegriff),
3. die Duldung bzw. Ausreise/Abschiebung.

Für die Dauer des Asylverfahrens bis zu dessen rechtskräftigen Abschluss erhält ein Asylbewerber in Deutschland eine **Aufenthaltsgestattung**, welche ihm den Verbleib im Lande bis zur abgeschlossenen Prüfung seines Asylbegehrens zusichert. Die Entscheidung des zuständigen Bundesamtes für Migration und Flüchtlinge (BAMF) kann für unsere Zwecke reduziert werden auf eine positive Antwort, welche eine **Aufenthaltserlaubnis** mit sich bringt, und eine negative Antwort. Den Ablauf des Verfahrens und die Arten des Aufenthaltsstatus zeigt ▸ Abb. 3-1.

Wurde das Asylbegehren abgelehnt, da das BAMF keine Rechtsgrundlage für einen weiteren Verbleib in Deutschland feststellen konnte, wird der Asylbewerber aufgefordert, das Land innerhalb einer gesetzten Frist freiwillig zu verlassen. Kommt er dieser Aufforderung nicht nach, kann eine **Abschiebung** forciert werden. Einer Abschiebung können jedoch unterschiedliche Gründe im Weg stehe, die eine Ausreise nicht ermöglichen. Die Behörden haben zudem einen Ermessensspielraum, bei gewissen Bedingungen eine Abschiebung vorerst auszusetzen (so z. B. bei aktiver Ausbildung). Wird eine Abschiebung aus diesen rechtlichen oder tatsächlichen Gründen ausgesetzt, so erhält der abgelehnte Asylbewerber eine sogenannte **Duldung**, offiziell betitelt als **Aussetzung der Abschiebung**.

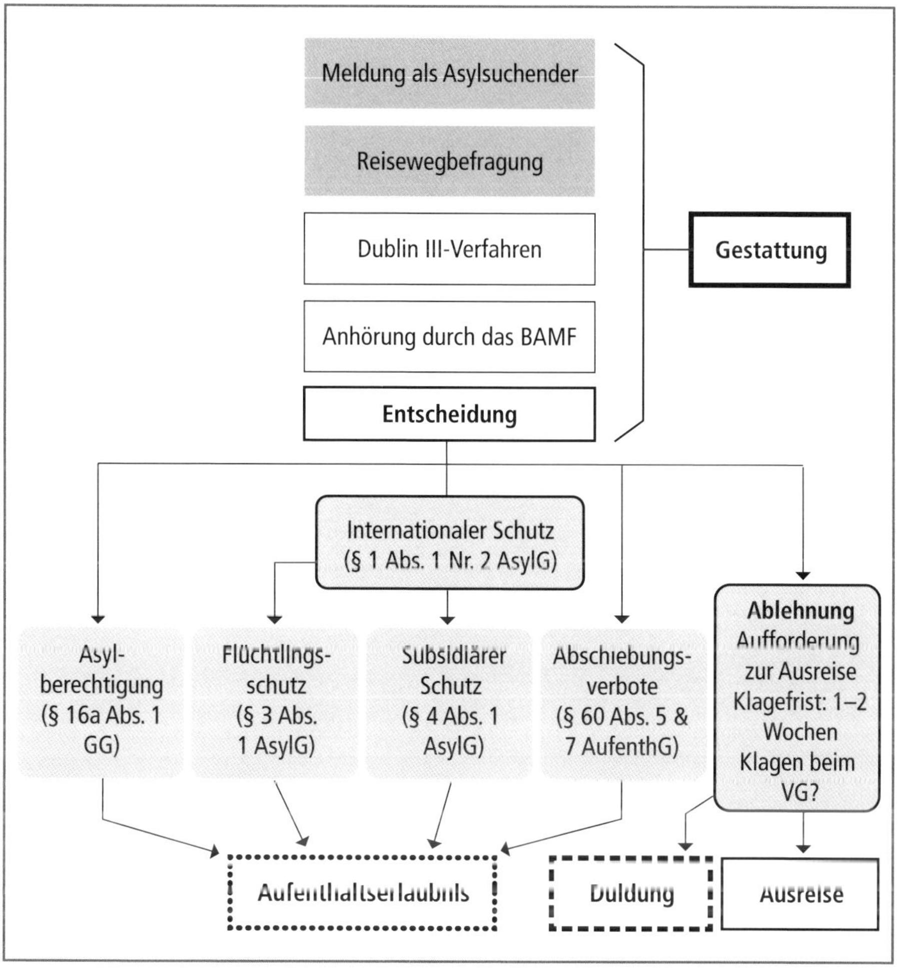

Abb. 3-1 Schema: Gestattung, Aufenthalt, Duldung

In der Praxis können Sie sich durch einen Blick in den Ausweis des Klienten Kenntnis über seinen rechtlichen Status verschaffen.

Diese drei Kategorien bergen jeweils verschiedene Möglichkeiten und rechtliche Konsequenzen in sich. An dieser Stelle sollen vor allem die familiären, wohnlichen und arbeitsbezogenen Konsequenzen der unterschiedlichen Staus behandelt werden.

Die Aufenthaltsgestattung

Zwischen Einreise und offizieller Aktenanlage beim BAMF bekommen Asylbewerber ein vorübergehendes Papier, den sogenannten Ankunftsnachweis. Da ab dem Asylbegehren der deutsche Staat dazu verpflichtet ist zu prüfen, ob Tatsachen vorliegen, die eine Ablehnung verhindern, gilt der Asylbewerber bis zum Bescheid des BAMF als potenziell schutzbedürftig.

Die Aufenthaltsgestattung ermöglicht noch keinen Familiennachzug, da der weitere Verbleib in Deutschland noch nicht geklärt ist. Asylbewerber sind verpflichtet, während ihrer ersten Monate in einer sogenannten Erstaufnahmeeinrichtung (EAE) zu wohnen, welches meist ein großes Sammellager mit einer Kapazität von mehreren hundert Plätzen ist.

Nach spätestens sechs Monaten erfolgt eine Zuweisung in eine staatliche Unterkunft und zugleich eine damit verbundene Wohnsitzauflage, die den Asylbewerber verpflichtet, dort zu wohnen. Solange er Sozialleistungen – in diesem Fall auf Grundlage des Asylbewerberleistungsgesetztes (AsylbLG) – erhält, bleibt die Wohnsitzauflage bestehen. In besonderen Härtefällen ist ein Auszug nach vorheriger Erlaubnis des zuständigen Regierungsbezirkes möglich. Die Wohnsitzauflage entfällt, wenn der Asylsuchende seinen eigenen Lebensunterhalt erwirtschaften kann. Asylbewerber haben jedoch zu Beginn keinen uneingeschränkten Zugang zum Arbeitsmarkt.

Rechtliche Folgen von Gestattung

- Aufenthaltstitel während des Asylverfahrens
- Familiennachzug: nicht möglich
- Familienzusammenführung: Innerhalb Deutschlands für Kernfamilie
- Residenzpflicht: auf Bezirk beschränkt
- Nach 6 Monaten erlischt die Residenzpflicht, aber nur außerhalb EAE
- Wohnen: Räumliche Beschränkung:
  - mind. 6 Wo, höchstens 6. Mo in EAE
  - Dann Wohnsitzauflage, die bei Bezug von Sozialleistungen greift
- Erwerbstätigkeit:
  - Arbeitsverbot für die ersten 3 Mo, dann Nachrangige Arb.Erl.:
  - Allg.ArbErl.: Nach 15 Monaten

Für die ersten 3 bis 6 Monate sowie während des Aufenthaltes in der EAE herrscht ein generelles Arbeitsverbot. Danach erhält der Bewerber eine eingeschränkte Arbeitserlaubnis. Diese ermöglicht ihm, einen Arbeitsplatz zu finden. Vor Annahme des Arbeitsangebotes ist jedoch eine Zustimmung der zuständigen Ausländerbehörde einzuholen, welche die Arbeitsbedingungen analysiert und eine Vorrangprüfung durchführt. Die Vorrangprüfung soll sicherstellen, dass es für die Arbeitsstelle nicht bevorrechtigte Arbeitnehmer wie z. B. Deutsche, EU-Bürger oder anerkannte Flüchtlinge gibt.

Nach 15 Monaten Aufenthalt in Deutschland fällt auch die Vorrangprüfung weg. Eine Arbeits- oder auch Ausbildungsaufnahme ist also für Gestattete unter gewissen Voraussetzungen möglich. (Dies gilt jedoch nicht für Personen aus sicheren Herkunftsstaaten!)

Im Fallbeispiel erzählt Ihnen Herr Aboubakar O. auf Nachfrage, dass er nicht genau wisse, wie es mit seinem aufenthaltsrechtlichen Status zurzeit aussehe. Er könne nur sagen, dass er noch immer auf sein Interview warte.

Wenn noch keine Anhörung im Asylverfahren erfolgte, kann das Asylverfahren noch nicht abgeschlossen sein. Deshalb wird er als Dokument die Aufenthaltsgestattung mit sich führen.

Die Aufenthaltserlaubnis

Es gibt verschiedene Erteilungsgründe für Aufenthaltstitel, z. B. Arbeit, Studium oder familiäre Gründe. Für Asylbewerber kommen jedoch vordergründig Aufenthaltstitel aus humanitären Gründen in Betracht.

Europäische Vorgaben und deutsche Rechtsprechung bieten verschiedene humanitäre Aufnahmegründe oder Abschiebungsverbote. Darunter fallen das deutsche Asyl nach Artikel 16 des Grundgesetzes oder ein Abschiebungsverbot bei konkreter, erheblicher individueller Gefährdung (beides deutsche Rechtsprechung) sowie der Flüchtlingsstatus bei politischer Verfolgung (nach der Genfer Flüchtlingskonvention) oder subsidiärer Schutz bei Bürgerkrieg, Todesstrafe sowie wahrscheinlicher Foltergefahr (EU-Vorgaben).

Rechtliche Folgen von Aufenthaltstiteln

- immer unterschiedlich, je nach Erteilungsgrund
- **Familiennachzug:** zumeist möglich, am leichtesten in den ersten 3 Monaten
- Teilweise **Familienasyl** möglich
- **Residenzpflicht:** erlischt
- **Wohnen:** Auflage bei Bezug von Sozialleistungen
- **Erwerbstätigkeit:** Allg.ArbErl. ab Erteilung
- **Bildung:** Anspruch auf Integrationskurs

Die europäischen Regelungen werden unter dem Begriff des *Internationalen Schutzes* zusammengefasst (siehe hierzu ▸ Abb. 3-1). Die unterschiedlichen Erteilungsvoraussetzungen sollten durch einen Rechtsanwalt für Asyl- und Ausländerrecht erörtert werden.

Die rechtlichen Folgen dieser Aufenthaltstitel variieren je nach Erteilungsgrund, können aber hier jedoch auf einige Gemeinsamkeiten reduziert werden. (Es sind hier die aus den o. g. Entscheidungen resultierenden Aufenthaltserlaubnisse zusammengefasst[1].)

1 Diese sind **§ 25 Abs. 1 AufenthG** (abgeleitet aus § 16a GG), **§ 25 Abs. 2; Satz 1, 1. Alternative** AufenthG (aus § 3 AsylG), **§ 25 Abs. 2, Satz 1, 2. Alternative** AufenthG (aus § 4 AsylG) und **§ 25 Abs. 3 AufenthG** (aus § 60 Abs. 5 und 7 AufenthG).

- Ein **Familiennachzug** ist oftmals möglich, wird zum Zeitpunkt der Abfassung dieses Beitrags jedoch politisch diskutiert. In der Regel ist der Nachzug in den ersten 3 Monaten nach Erteilung der Aufenthaltserlaubnis leichter, da gewisse Anforderungen wie genügend Wohnraum und eigene Lebensunterhaltssicherung entfallen. Auch kann sich aus den Schutzgründen des Bewerbers ein Aufenthaltsanspruch für andere Familienmitglieder ableiten.
- Ähnlich wie bei den Folgen der Aufenthaltsgestattung erlischt zwar die **Residenzpflicht**, die **Wohnsitznahme** kann jedoch bei Bezug von Sozialleistungen beschränkt werden. Sozialleistungen werden mit Erteilung des Aufenthaltes durch das Jobcenter übernommen, d.h. es entsteht Anspruch auf Hilfen nach dem SGB.
- Die **Arbeitserlaubnis** wird in diesen Fällen der Aufenthaltserlaubnis mit deren Erteilung uneingeschränkt erteilt, d.h. die Vorrangprüfung entfällt.
- Hinzu kommt, dass man mit dem nun gegebenen Bleiberecht den **Intergrationskurs mit Abschlusszertifikat** belegen kann.

Duldung – Aussetzung der Abschiebung

Stehen einer Abschiebung rechtliche oder tatsächliche Gründe im Weg, wird eine Duldung erteilt. Es ist wichtig zu verstehen, dass eine Duldung kein Recht zum Aufenthalt darstellt. Vielmehr besagt sie, dass ein Verbleib in Deutschland verweigert wurde und eine Ausreise nach Wegfall der Ausreisehindernisse erfolgen soll. Rechtliche Hindernisse sind u.a. das Recht auf Wahrung des Ehe- und Familienlebens, falls Familienangehörige in Deutschland aufenthaltsberechtigt sind, oder abschiebungsbedingte Gefahren für die körperliche Unversehrtheit.

Tatsächliche Hindernisse sind oftmals das Fehlen des zur Grenzüberschreitung nötigen legalen Reisedokumentes (Reisepass) oder die Unterbrechung von Verkehrswegen. Eine Abschiebung mit dem Flugzeug nach Damaskus ist z.B. nicht möglich, da der dortige Flughafen geschlossen ist. Es kann auch vorkommen, dass der Zielstaat eine Aufnahme verweigert. Ein weiteres Hindernis können gesundheitliche Gründe darstellen (siehe dazu ▸ Kapitel 2).

Es wird bei den Ausreisehindernissen ferner unterschieden zwischen jenen, die der Asylbewerber selbst zu verschulden hat und jenen, an denen er unverschuldet ist. Er ist gesetzlich dazu verpflichtet, Hindernisse, welche er selbst verschuldet (hat), aus dem Weg zu räumen. Diese Mitwirkungspflicht spielt vor allem bei der Klärung der eigenen Identität eine wichtige Rolle. Liegt – wie eben erklärt – kein gültiges Reisedokument vor, dann ist der Geduldete angehalten, ein solches Dokument vorzulegen, damit die Abschiebung durchgeführt werden kann. Kommt man dieser Pflicht nicht nach, so muss mit Sanktionen gerechnet werden.

Eine Duldung ist stets befristet. Sie erlischt regelmäßig dann, wenn eine Abschiebung durchgeführt werden kann, d.h., wenn die Hindernisse nicht mehr existieren. Eine Duldung kann für ein paar Tage oder Wochen bis hin zu maximal einem Jahr befristet werden, meist jedoch für nicht länger als 6 Monate.

Rechtliche Folgen einer Duldung

- Hindernisse verhindern die Ausreise
- stets befristet, höchstens für 1 Jahr
- **Familiennachzug:** nicht möglich
- **Familienzusammenführung:** Innerhalb Deutschlands nur für Kernfamilie
- **Residenzpflicht:** Nach 3 Monaten erlischt diese, außer bei Straftaten oder Abschiebung
- **Wohnen:** Wohnsitzauflage die bei Bezug von Sozialleistungen greift:
  - Auszug nur mit Genehmigung!
- **Erwerbstätigkeit:**
  - *Arbeitsverbot* für 3 Monate, dann *mit Vorrangprüfung*
  - Allg.ArbErl.: Nach 15 Monaten ohne Vorrangprüfung

Vorsicht: Arbeitsverbot möglich!

- **Passpflicht:** um mögliche Abschiebung durchführen zu können

Ein Familiennachzug ist nicht möglich, da ein Aufenthalt in Deutschland abgelehnt wurde und der Betroffene baldmöglichst ausreisen soll. Die Residenzpflicht erlischt nach 3 Monaten (oder nach den 6 Monaten in der EAE), die Wohnsitzauflage greift bei Sozialleistungsbezug. Wichtig ist, dass bei einer Duldung eine Wohnsitzauflage auch dann angeordnet werden kann, wenn z. B. der Mitwirkungspflicht zur Identitätsklärung nicht ausreichend nachgekommen wird oder konkrete aufenthaltsbeendende Maßnahmen bevorstehen. Ist dies nicht gegeben, kann auch bei Duldung ein Auszug aus den staatlichen Gemeinschaftsunterkünften erfolgen, wenn der eigene Lebensunterhalt (und der des Haushalts) bestritten werden kann. Hierzu ist jedoch eine Genehmigung des Regierungsbezirkes einzuholen. Eine Erwerbstätigkeit ist nach dem Arbeitsverbot der ersten 3 Monate (bzw. während des Aufenthaltes in der EAE) jedoch beschränkt möglich. D. h., wie beim Status der Gestattung muss in den ersten 15 Monaten jeweils die Erlaubnis der Ausländerbehörde eingeholt werden.

Wie bereits erwähnt müssen Personen mit einer Duldung mitwirken, selbst verschuldete Ausreisehindernisse zu beseitigen. Kommen sie dieser Aufforderung nicht nach, so kann als Sanktion u. a. ein generelles Arbeitsverbot verhängt, die Wohnsitzauflage vermerkt und teilweise der Leistungsbezug eingeschränkt werden.

Exkurs

Passbeschaffung

Regierungspolitiker klagen immer wieder, dass viele zur Ausreise verpflichtete Personen aufgrund fehlender Papiere und/oder falscher Angaben zur Identität nicht abgeschoben werden können. Nach deutschem Recht kann ein legaler Grenzübertritt (in diesem Fall eine Ausreise) nur mit gültigem Reisedokument geschehen. Dies sind entweder Reisepässe oder in Ausnahmen auch Sondergenehmigungen, die zur Ausreise berechtigen (sogenannte Laissez-Passer).

Um eine Ausreise nicht an fehlenden Reisedokumenten scheitern zu lassen, werden bei der Einreise durch die staatlichen Behörden alle Dokumente, die die Identität belegen, in Gewahrsam genommen. Soll dann eine Ausreise möglich gemacht werden, können diese für eine Beschaffung von Reisepässen benutzt werden.
Bei Personen, die ohne Papiere oder mit gefälschten Dokumenten einreisen, ist bis zum Vorliegen eines gültigen Reisedokuments ein legaler Grenzaustritt vorerst nicht möglich.
Die Furcht, aufgrund des Besitzes eines gültigen Reisepasses abgeschoben zu werden, ist eine bedeutende Thematik bei Asylbewerbern. Wenige kennen jedoch die genauen rechtlichen Bestimmungen. Das Wissen der Klienten um Folgen und Gefahren der Passbeschaffung beschränkt sich meist auf Hörensagen und Gerüchte und gründet in einer generellen Angst, bei vorliegendem Nationalpass sofort abgeschoben zu werden.
Zu diesem Gerücht tragen auch schlecht informierte Botschaftsmitarbeiter mit falschen Aussagen bei, wenn sie z. B. den Klienten mitteilen, Heimatpässe besser nicht zu beantragen, da sonst eine Abschiebung droht. Erfahrungen und Berichte über Sammelvorführungen vor Botschaftsabgeordneten, die Pässe ohne Überprüfung ausstellen, verbreiten sich schnell. Teilweise bekommen Klienten auch mit, wie nachts ein Mitbewohner abgeschoben wird. (Abschiebungen dürfen/müssen aufgrund von Gesetzesänderungen im Jahre 2015 nicht mehr angekündigt werden.) Viele Klienten lehnen es deshalb vehement ab, einen Reisepass zu beantragen.
Auch wenn für einige abgelehnte Asylbewerber diese Furcht berechtigt ist, gilt dies nicht für jeden Klienten. Oft fürchten sich auch Personen, die noch im Asylverfahren sind, obwohl diese vor Abschiebung bis zur Asylentscheidung geschützt sind. Alleine die Weitergabe dieser Information kann Klienten beruhigen. Primär können nur abgelehnte Asylbewerber mit gültigem Reisedokument abgeschoben werden. Aber auch hier gibt es Ausnahmen. Es gibt nicht wenige Fälle, in denen Geduldete auch mit Pass nicht abgeschoben werden können. Für einige Aufenthaltserlaubnisse, die aufgrund guter Integration erteilt werden, ist ein Pass auch Voraussetzung.
Die Angst vor Abschiebung sorgt bei vielen Klienten für Unruhe und verstärkt ihre Belastungen bzw. destabilisiert sie. Es lohnt es sich hier stets, die Umstände genauer zu erörtern und rechtliche Beratung in Anspruch zu nehmen, um Klienten ggf. diese Furcht nehmen bzw. sie reduzieren zu können.

Es ist wichtig zu erwähnen, dass diese Regelungen für Personen gelten, deren Heimatland nicht auf Deutschlands Liste der sicheren Herkunftsstaaten steht. Zu diesen gehören derzeit neben den Staaten der Europäischen Union, die sechs Westbalkanstaaten Bosnien-Herzegowina, Mazedonien, Serbien, Montenegro, Albanien und Kosovo sowie die beiden afrikanischen Staaten Ghana und Senegal. Die Hinzunahme anderer Staaten wird regelmäßig neu diskutiert.

Für Menschen aus diesen als sicher deklarierten Staaten sind beschleunigte Asylverfahren möglich, da davon ausgegangen werden kann, dass keine staatliche Verfolgung gegeben ist und im Asylverfahren somit lediglich die individuellen Abschiebeverbote zu berücksichtigen sind. Die Anerkennungsquote aus diesen Ländern ist äußerst gering. Eine Integration in die deutsche Gesellschaft ist für diese Personen rechtlich kaum möglich. So sind sie verpflichtet, für die Dauer ihres Asylverfahrens in den Erstaufnahmeeinrichtungen zu wohnen. Damit haben sie kein Recht auf eine Arbeitserlaubnis. Dies führt dazu, dass auch keine Ausbildung aufgenommen werden kann.

Diese kurze Einführung kann und will die rechtliche Thematik nicht erschöpfend behandeln. Sie kann jedoch eine Orientierung darstellen, um den rechtlichen

Rahmen und Hintergrund von Patienten im Praxisalltag verstehen und einordnen zu können.

Merke

Es ist ratsam, für alle rechtlichen Fragen Fachanwälte zu kontaktieren. Falls Patienten rechtlich noch nicht vertreten werden, kann man über die Bundesrechtsanwaltskammer die zuständige regionale Anwaltskammer erfahren oder sich der Anwaltssuche des deutschen Anwaltsvereins bedienen.

Manchmal gibt es Initiativen, die im begrenzten Rahmen auch rechtliche Beratung anbieten, wie z. B. die Rechtshilfe für Ausländer in München oder die in mehreren Städten Deutschlands angebotenen RefugeeLawClinics.

Es kann jedoch bereits helfen, Patienten über einige dieser Grundlagen selbst aufzuklären. Allein die Tatsache, dass man mit der Aufenthaltsgestattung nicht einfach nachts aus dem Zimmer zur Abschiebung abgeholt werden kann, ist einigen Bewerbern nicht bekannt. Die Weitergabe solchen Hintergrundwissens kann zur Beruhigung und Klarheit bei den Klienten führen.

3.2.3 Einsamkeit und Isolation

Fallbeispiel

Aboubakar O. hat in Deutschland kaum Kontakte zu anderen Menschen. Seine Mitbewohner wurden ihm zugeteilt, sind nicht aus seiner Kultur und bieten nur begrenzt Austausch an. Es gibt noch eine Sozialarbeiterin in der Unterkunft, mit der er manchmal spricht. Aber sie hat viel zu tun und nicht immer Zeit. Außerhalb der Unterkunft kann er manchmal Englisch sprechen, aber viele verstehen ihn nicht. Seine Freunde sind auf der gemeinsamen Flucht gestorben oder zurückgeblieben.

Mit Teilen seiner Familie hat er manchmal Kontakt, aber nicht oft. Außerdem setzen ihn die wenigen Telefonate mit ihnen unter Druck, da – jetzt, wo er es nach Europa geschafft hat – von ihm beruflich der Aufstieg und die finanzielle Unterstützung seiner Verwandten erwartet wird. Weil er weder Arbeit hat noch einen Deutschkurs besucht, gibt es für ihn kaum Möglichkeiten, neue Kontakte zu knüpfen. Auch zieht es ihn nicht mehr aus der Unterkunft hinaus, seit er mitbekommen hat, dass viele Dorfbewohner ihn meiden oder sogar Angst vor ihm haben.

Oft lassen Asylbewerber ihre Familie und Freunde zurück, haben sie gar bereits verloren oder verlieren diese während der Flucht. Die räumliche Trennung bzw. der Verlust schmerzt. Heimweh wird durch die unangenehmen Lebensbedingungen noch verstärkt. Die fehlenden oder verlorenen familiären Beziehungen werden vermisst und intensiv betrauert. Hinzu kommt, dass je nach Heimatgesellschaft (kollektivistisch, individualistisch etc.) solchen sozialen Netzwerken und Beziehungen eine noch höhere Bedeutung zugemessen wird als in westlichen Ländern, sodass das Ausmaß der Beziehungsverluste für Deutsche oft nur schwer verständlich ist. Viele Klienten sprechen immer wieder davon, dass ein Lebenssinn kaum aufrechtzuerhalten ist, weil sie »niemanden mehr haben«.

Viele Asylbewerber haben nicht nur mit dieser Trauer zu kämpfen, sondern in der Folge ihrer Ankunft in Deutschland auch Mühe, neue soziale Kontakte aufzubauen. Zum einen kann dies an den Gegebenheiten liegen (Wen kann ich wo treffen? Wie tauschen wir uns aus und über was?), zum anderen prägen vergangene Erlebnisse die Wahrnehmung und Offenheit der Klienten. Die Erfahrungen mit Schleppern (Missbrauch, Gewalt etc.) und die Ausbeutung in Transitländern erschweren es, erneut Vertrauen zu schenken bzw. aufzubauen und auf fremde Menschen zuzugehen. Hinzu kommen vor allem am Anfang mangelnde Sprachkenntnisse, sodass eine Verständigung oft nur mühsam möglich ist.

Teilweise ist eine Isolation auch von staatlicher Seite gegeben und sogar gewollt, da die Art der Unterbringung in Flüchtlingslagern die darin untergebrachten Bewohner isoliert. So werden z. B. Menschen aus sicheren Herkunftsstaaten in eigens dafür eingerichteten Unterkünften untergebracht, um eine schnelle Abschiebung gewährleisten zu können. Gerade dort sind Verzweiflung und Hoffnungslosigkeit geradezu greifbar.

Die Ankunft der Asylbewerber in Deutschland ist geprägt von der Situation in den Aufnahmeeinrichtungen. Dort leben auf recht engem Raum meist mehrere Hundert Menschen zusammen. Die Zimmer werden zu viert, sechst oder auch acht geteilt, oft kommen die Bewerber auch in einer Traglufthalle oder umgebauten Turnhalle unter. Geprägt ist diese Art der Unterbringung von Lärm, Enge, fehlender Rückzugsmöglichkeit und nicht selten einem Gefühl der Ausweg- und Hoffnungslosigkeit.

Der Eindruck, nicht dazuzugehören bzw. erst mal außerhalb der Gesellschaft »geparkt« zu werden, wird manchmal von unfreundlichen bis fremdenfeindlichen Empfängen am zugeteilten Wohnort noch verstärkt.

Je nach Lage der Unterbringung können Asylbewerber vor allem in größeren Städten an diversen flüchtlingsspezifischen Angeboten teilnehmen. Wenn sie in ländlicher Umgebung untergebracht sind, müssen sie dafür weite Strecken in Kauf nehmen. Soziale Gemeinschaften des eigenen Heimatlandes sind vor allem in den ländlichen Bereichen kaum zugänglich.

Auch die bereits angesprochene erzwungene Passivität durch die rechtlichen und behördlichen Rahmenbedingungen wirkt sich auf soziale Interaktionen im privaten Bereich aus. Da viele Flüchtlinge in Deutschland alleinstehend und ohne Familie leben, wirken Einsamkeit und Isolation zusätzlich destabilisierend und verstärken z. B. depressive Symptomatiken.

Auch hier ist das Erreichen einer Handlungsfähigkeit des Klienten das Ziel, die vor allem durch Aktivierung klienteneigener Ressourcen, aber auch durch externe Anreize unterstützt werden kann.

Insbesondere eine Tagesstrukturierung gibt Halt. Dabei helfen Schulangebote, Deutschkurse oder Arbeitsstellen. Die Vermittlung dazu sollte über entsprechende Anlaufstellen oder die Sozialberatung erfolgen. Neben dem sich daraus automatisch resultierenden Kontakt mit anderen Personen können zusätzlich kleine Ziele formulieren lassen, wie z. B. das Erreichen des nächste Sprachniveaus, des Schulabschlusses oder einer Festanstellung.

Bei medizinischen oder psychischen Problemen sind aufsuchende Angebote wie z. B. der Psychiatrische Dienst oder andere ambulante Hilfen eine große Unterstützung.

Besonders stabilisierend ist oft die Aufnahme früherer Hobbies und Beschäftigungen wie die Mitgliedschaft in einer Fußballmannschaft (oder auch nur regelmäßiges Training), die Verfügung über eine Fotokamera, ein Laptop zum Schreiben oder die Möglichkeit, wieder zu musizieren.

Besonders hilfreich gegen die Einsamkeit können ehrenamtliche Patenschaften sein. Ehrenamtliche Helfer agieren alltagsnaher und sind schneller ansprechbar als z. B. Therapeuten oder Ärzte und können durch gemeinsame Unternehmungen oder regelmäßige Treffen zur schrittweisen Beendigung der Einsamkeitsgefühle beitragen. Erwähnt seien hier noch einmal die Asylhelferkreise. Es gilt jedoch zu beachten, dass Ehrenamtliche in Vereinen oder Organisationen eingebunden sein sollten, in denen sie regelmäßige Inputs und Schulungen sowie Hilfe und Beratung bekommen können. Denn wie bereits beschrieben, stellt die Mischung und Menge der unterschiedlichen Anforderungen und Probleme selbst für professionell geschultes und ausgebildetes Personal eine große Herausforderung dar.

Fallbeispiel

Nach einigen Sitzungen hat Aboubakar O. es geschafft, einen anderen Mitbewohner seiner Unterkunft auf dessen Fußballtraining anzusprechen. Dieser hat ihn zu einem seiner Trainings mitgenommen. Der Trainer meint, dass er gerne öfter vorbeikommen könne. Er habe durchaus Potenzial.

Angespornt durch dieses positive Erlebnis will Aboubakar in der kommenden Woche nun auch noch einmal versuchen, mit der in der Unterkunft ansässigen Sozialarbeiterin bzgl. eines Deutschkurses zu reden. Manchmal kämen auch Frauen, die mit einzelnen Flüchtlingen Deutsch übten. Vielleicht wäre so etwas ja auch möglich.

Es sei hier noch daraufhin gewiesen, dass auch im therapeutischen Setting durch Klienten aufgrund des Fehlens sozialer Netzwerke und Freunden im Inland oftmals ein »Sog ins Private« (Ottomeyer 2003) erfolgen kann. So können unter Umständen »sehnsuchtsvolle Bindungen entstehen mit Hoffnungen, die bei Klarifizierung zu Enttäuschung und Rückzug führen können. […] Die Gratwanderung zwischen Herzlichkeit und professioneller Distanz ist schwierig, v. a. wenn die Hilfe im direkten Umfeld der Klienten angeboten wird, wie z. B. der Wohnung oder der Flüchtlingsunterkunft. Die Gefahr der offenen Verstrickung und der Über-Identifizierung mit traumatisierten Flüchtlingsklientel besteht vor allem bei AnfängerInnen […]. Wer sie nie erlebt hat, ist ungeeignet für diesen Job. Nur geht es darum, rechtzeitig gegenzusteuern und auch nicht wieder zu weit gegenzusteuern.« (Ottomeyer 2003)

Ottomeyer kommt zu dem Schluss, dass es hier keine »richtige Position« gäbe; nur die Notwendigkeit und Möglichkeit, in einem unterstützenden Team-Klima und in der Supervision die momentan dominierende Gegenübertragungstendenz und ihre Gefahren zu reflektieren.

Gerade deshalb ist die Einbindung der eingesetzten ehrenamtlichen Helfer in entsprechenden Strukturen und Vereine von wichtiger Bedeutung.

Es ist zudem ratsam, die verschiedenen Funktionen und Aufgabenbereiche der unterschiedlichen Helfer zu besprechen und zu klären, damit ein Konkurrenzdenken so wenig Nährboden wie möglich bekommt.

Merke

Einsamkeit und Isolation stellen ein großes Problem vieler Asylbewerber dar. Hilfreich sind eine Aktivierung der Ressourcen des Klienten durch Möglichkeiten zur Interessens- und Hobbyausübung, bildungs- und arbeitsbezogene Maßnahmen und nicht zuletzt alltagsnahe Unterstützung durch Helferkreise und Ehrenamtliche.
Eine ständige Reflexion der therapeutischen Beziehung, Erwartungshaltung und (Über-) Identifizierung mit Klienten ist dringend empfohlen!

3.2.4 Kommunikation

Sprache ist der Schlüssel zur Integration. Ohne Kommunikationsmöglichkeiten findet sich ein Ausländer in fremder Umgebung nur schwer zurecht und eine Kontaktaufnahme im Alltag ist nur bedingt möglich. Isolationsgefühle verstärken sich. Die Verstehbarkeit der Zusammenhänge ist stark beeinträchtigt und eine Handhabbarkeit kaum gegeben. Dem Spracherwerb kommt somit eine fundamentale Bedeutung zu. »Viele sind bei ihrer Ankunft der Sprache nicht mächtig und fühlen sich missverstanden, isoliert und unerwünscht, was durch die Unterbringung in Flüchtlingslagern verstärkt wird. Oft fühlen sich Betroffene regelrecht entwurzelt« (Liedl et al. 2013).

Sprachkurse werden seit einiger Zeit vermehrt angeboten, aber nicht alle Bewerber haben zu Kursen Zugang. Menschen aus sicheren Herkunftsländern sind davon bewusst ausgeschlossen. Für Jugendliche ergibt sich oft die Möglichkeit der Beschulung, aber spätestens mit dem 25. Lebensjahr erlischt diese Option. Über die zuständigen Behörden lässt sich erfahren, welche offiziellen Angebote in Betracht kommen können. Hat man keinerlei Anspruch auf Schule oder Deutschkurs, so ist der Spracherwerb allein von der Hilfsbereitschaft der Bevölkerung abhängig.

Viele Asylhelferkreise, Kirchen und Ehrenamtliche bieten kostenlose Hilfestellung an. Teilweise durch individuelle Nachhilfe oder Lernstunden oder durch Deutschkurse und Unterricht in Klassen. Meistens spielt für diese Kurse das Heimatland, ob sicher oder unsicher, oder das aktuelle Aufenthaltspapier keine Rolle.

Fallbeispiel

Aboubakar O. hat schweren Herzens akzeptiert, dass er in Deutschland nicht zur Schule gehen kann. Einen offiziellen Deutschkurs wird es für ihn nicht geben, aber eine Kirchengemeinde prüft gerade, ob sie für die Kosten eines Integrationskurses aufkommen kann. In der Zwischenzeit lernt er mit einer der Ehrenamtlichen in der Unterkunft zusammen. Leider reicht sein Deutsch für die offiziellen Briefe noch nicht aus. Auch ärztliche Schreiben versteht er nicht.

Für Erstkontakte und in fortlaufenden Behandlungen muss meistens auf Dolmetscher zurückgegriffen werden. Oft dolmetschen Verwandte oder Bekannte, selten besteht Zugang zu geschulten oder ausgebildeten Dolmetschern. In Städten kann es Vereine oder Zentren zur Ausbildung von Dolmetschern geben, über die diese auch angefragt werden können. In ländlichen Gegenden muss fast ausschließlich auf Familienmitglieder oder Bekannte oder jemanden, der zumindest auf Englisch übersetzen kann, zurückgegriffen werden. Doch gibt es immer häufiger Angebote wie Übersetzungs-Apps oder Lern-Apps, die für diese Zwecke eingesetzt werden können. Auch kann eine Erklärung durch bildliche Darstellungen helfen. Es gilt hier das bereits erwähnte Prinzip, für alternative Lösungen offen zu sein und diese gemeinsam mit dem Klienten zu erforschen.

An dieser Stelle sei darauf hingewiesen, dass selbst bei vorliegenden Sprachkenntnissen eine migrationsspezifische Sensibilisierung nötig ist. Körperliche Symptome werden z. B. je nach Kultur unterschiedlich ausgedrückt und es ist nötig, sich unterschiedlicher Organchiffren bewusst zu sein bzw. bildliche Ausdrucksweisen zu ergründen. So beschreibt z. B. Ali Kemal Gün einige Organchiffren aus der türkischen Kultur, etwa die Aussage »Ich habe meinen Kopf erkältet« als Ausdruck für »Ich bin verrückt geworden« und einige weitere (Gün 2007). Solche Organchiffren existieren in jeder Kultur und müssen somit kulturspezifisch erfragt und erlernt werden.

Der Übersetzung von ärztlichen Attesten und Befundberichten oder Untersuchungen kommt eine besondere Bedeutung zu, da Fehlinformationen oder auch Missverständnisse zu großer Verunsicherung führen können. Es ist zu empfehlen, auch Medikationen der Klienten zu überprüfen und deren Einnahmeregeln zu erörtern. Nicht selten nehmen Klienten aufgrund von Fehlkommunikation ganze Medikamentencocktails zu sich.

Ebenso kann es zur Verstehbarkeit beitragen, wenn behördliche Bescheide oder Briefe den Klienten zumindest zusammenfassend erklärt werden, um Unsicherheiten abzubauen.

Merke

Sprache ist der Schlüssel zur Kommunikation. Der Spracherwerb mag aufgrund rechtlicher Beschränkungen nicht immer möglich sein. Wer jedoch Offenheit und Sensibilität einbringt, kann andere Formen der Verständigung finden (Bilder, Apps usw.) und lernt interessante Konzepte und Erklärungsmuster kennen (z. B. Organchiffren).

Praktischer Tipp

Wenden Sie sich an das Helfernetzwerk, um offizielle oder ehrenamtliche Angebote zu finden. Wenn Sie keine Hilfe finden, gibt es im Internet immer öfter Zusammenfassungen und Materialien zum Download.
Für die Verständigung in der Praxis können neben Dolmetschern auch spezielle Wörterbücher (REFUGIO München bietet ein erstes Willkommenswörterbuch an, das dann selbstständig um neue Begriffe erweitert werden kann) oder auch digitale Alternativen hilfreich sein.
Verschiedene Hilfsorganisationen bieten zudem weitere Materialien zur Verständigung an, mit denen man sich schnell und unkompliziert einfache Begriffe aneignen oder sich auch sprachunabhängig mithilfe von Bildern, z. B. beim Arzt oder in der Schule, verständigen kann. Der Verein Bild und Sprache hat sich z. B. die bildgestützte Sprachförderung und Verbesserung der Kommunikation mit Menschen mit Verständigungsproblemen zum Ziel gesetzt und mehrere Materialien zum Download freigegeben (http://www.medi-bild.de/hauptseiten/Materialien.html).

3.2.5 Handlungsfähigkeit

An dieser Stelle sei noch einmal zusammengefasst: Gesundung hängt von verschiedensten Faktoren ab. Vor allem in der Arbeit mit psychisch kranken Asylbewerbern ergibt sich oft eine unübersichtliche multidimensionale Problemkonstellation. Deren Behandlung sollte eigentlich klar in der Sozialen Arbeit angesiedelt sein. Leider fehlen für diese Maßnahmen an vielen Orten die Kapazitäten, Ressourcen oder schlicht die Motivation, sodass der Behandler damit oft alleine gelassen wird.

Die Verzweiflung und Überforderung der Klienten berührt und muss immer wieder eingeordnet werden. Dabei kann jedoch auch über das Ziel hinausgeschossen und Klienten bevormundet oder gar entmündigt werden.

Ziel ist daher die schrittweise Hinführung der Klienten an eine selbstbewusste und selbstständige Einstellung zur Lebensbewältigung, in der sie (wieder) in die Lage versetzt werden, die Zusammenhänge der neuen Lebenswelt nachzuvollziehen und zu erkennen, wo und in welchem Rahmen sie selbst aktiv werden können, um ihr Leben zu beeinflussen. Darauf aufbauend kann dann auch ein verloren geglaubter Lebenssinn wiedergefunden werden.

Als einzelner Helfer und einziger Hoffnungsträger ist dies nur schwer möglich. Die interdisziplinäre Zusammenarbeit und Vernetzung mit entsprechenden Hilfesystemen ist nicht nur zu empfehlen, sondern notwendig.

3.3 Besonderheiten

Wie dargestellt muss bei der Arbeit mit Asylbewerbern, im Gegensatz zu deutschen Patienten, ein Bewusstsein der rechtlichen Rahmenbedingungen vorhanden sein. Viele Gebote und Verbote leiten sich aus dem aktuellen Aufenthaltsstatus ab. Daher ist es immer von Vorteil, den jeweiligen Status des Klienten zu betrachten, um in der Beratungsarbeit realistische und umsetzbare Strategien zu entwickeln, sowie

Lösungsansätze zu vermeiden, die an rechtlichen Beschränkungen scheitern und dadurch für zusätzliche Frustration sorgen. Da sich die Gesetzeslage kontinuierlich ändert, sollte die Beratung von Fachkräften in Anspruch genommen werden, um diesbezüglich auf dem neuesten Stand zu bleiben.

Die teils tiefgreifenden Problemlagen führen bei Klienten zur Verzweiflung, welche in Beratungssettings deutlich spürbar ist. Auf einige »Fallstricke« in der Beratung wurde bereits hingewiesen. Eine ständige Selbstreflexion der Auswirkungen des Leids und der Verzweiflung ist nötig, um eine professionelle Balance zwischen Empathie und Neutralität zu wahren. Eine kompetente Supervision ist unerlässlich – vor allem, wenn der Beratende bzw. Behandelnde in keine Organisation eingebunden ist. Themen wie Überidentifikation, narzisstischer Gewinn, Aktionismus etc. können durch Supervision erkannt und ein- bzw. aufgearbeitet werden.

Vor letzterem sei noch einmal gewarnt: Die Gefahr, sich blind in Aktionismus zu stürzen ist groß, zumal viele Probleme konkrete Lösungsmöglichkeiten im Umfeld der Klienten erforderlich machen. Wie bereits erwähnt geht es jedoch darum, mit den Klienten eigene Lösungsmöglichkeiten zu erarbeiten und ihre Handhabbarkeit zu erreichen. Dazu ist die Berücksichtigung der klienteneigenen Ressourcen und Erklärungsmodelle von essenzieller Bedeutung. Durch Zuhören und Aushalten kann den Klienten geholfen werden, ihre eigenen Stärken wahrzunehmen. Allein das Wissen, einen sicheren Ort zu haben, um Alltagsproblematiken besser verarbeiten können, sollte nicht unterschätzt werden.

Eine offene Bereitschaft, kulturelle Aspekte und migrationsspezifische Folgebelastungen ernst zu nehmen und in den Hilfeprozess mit einzubauen, ist eine erfolgsversprechende Grundlage. Die Grenzen des Klienten wahrzunehmen, zu respektieren und zu spiegeln, bedeutet, diesen als Menschen und weniger als Patienten zu erkennen. »Opfer von Gewalt haben ja stets einen Übergriff und eine Missachtung ihrer eigenen Grenzen erlebt. Es ist demgemäß eine der wertvollsten Taten, diesen Menschen ihre Grenzen immer wieder zu spiegeln und sie in ihren Grenzen zu respektieren. Wenn dies gelingt, dann muss auch der Sozialarbeiter weniger um seine eigenen Grenzen fürchten. Er mag dazu beitragen, diesen Menschen mit Empathie und gleichzeitiger Distanz zu begegnen« (Bauriedl nach Soyer 2004).

3.4 Kritische Einordnung

Asylbewerber und Flüchtlinge werden in Deutschland systematisch und (im Fall sicherer Herkunftsländer) teilweise bewusst aus der Mitte der Gesellschaft ausgeschlossen. Sie sind Hilfsbedürftige mit minimalen Rechten, die auf ihr eigenes Schicksal kaum Einfluss haben.

Ihnen eigene Gestaltungsräume zu ermöglichen, ist Ziel therapeutischer und beratender Tätigkeit. Doch muss festgehalten werden, dass dieses Ziel den Klienten häufig nur schwer zu vermitteln ist. Passivität oder Hoffnungslosigkeit sind aufseiten der Asylbewerber häufig anzutreffen und eine natürliche Reaktion auf die starren Rahmenbedingungen. Deshalb erfordert es viel Mut und Energie, dennoch neu anzufangen bzw. nicht aufzugeben. Eine entsprechende Motivation zu vermitteln, ist nicht immer möglich, besonders wenn keine konkrete Aussicht auf einen weiteren Verbleib in Deutschland besteht.

So sollte abgewogen werden, welche Inhalte im therapeutischen Setting thematisiert werden. Muss der Klient Deutschland z. B. in den nächsten vier Wochen verlassen, ist eine Konfrontation mit vergangenen traumatischen Ereignissen kontraindiziert. Vielmehr wäre das Ziel in diesem Fall eine konkrete Stabilisation.

Mehrfach wurde in diesem Beitrag empfohlen, dass Helfer sich den multidimensionalen Fallkonstellationen nicht alleine stellen, sondern sich interdisziplinäre Unterstützung suchen sollen. Judith Herman bringt es auf den Punkt: »No one can face trauma alone!« (Herman 1992) Dies gilt sowohl für den Klienten als auch für den Helfer. Dennoch ist klar, dass geeignete Unterstützung in Ballungsräumen einfacher zu finden ist als außerhalb. Häufig sind in ländlichen Räumen entsprechende Angebote vor Ort oder im näheren Umkreis nicht verfügbar. Es kann hier wiederum nur darauf hingewiesen werden, dass in diesem Fall gemeinsam mit dem Klienten alternative Lösungen gesucht werden sollten. »Wenn also die äußeren Bedingungen schlecht sind, bleibt als möglicher Ausweg, den Einzelnen zu stärken, die positiven Aspekte in seiner Situation aufzuspüren, Ressourcen zu finden, z. B. zu lernen (…) D. h. auf die Suche zu gehen nach ›unorthodoxen‹ Problemlösungen oder bislang unentdeckten Krisenbewältigungsstrategien« (Rassmann 1999).

Fortbildungen (z. B. der Psychotherapeutenkammern), Supervision, Asylhelferkreise oder entsprechende Facheinrichtungen in den nahegelegenen Ballungsräumen sind Möglichkeiten, benötigte Hilfe bzw. zumindest Beratung zu erhalten.

Für Klienten bleibt das Problem der mangelnden sozialen Netzwerke und Hilfsangebote außerhalb der Ballungsräume meist bestehen und ändert sich nur langsam. Jegliche Art des Engagements und der Unterstützung ist äußerst hilfreich. Zudem ist politische Einflussnahme auf lokale Politiker nötig, um Klienten zu ihren Rechten zu verhelfen.

Weiterführende Literatur

Landkreis Hersfeld-Rotenburg (Hrsg.) (2010). Integration/Migration. Arbeitshilfe für die Verwaltungspraxis (aktuelle Version als PDF verfügbar).

Heinhold H. (2015). Recht für Flüchtlinge. Ein Leitfaden durch das Asyl- und Ausländerrecht für die Praxis. Karlsruhe: von Loeper Verlag.

Bundesministerium für Gesundheit (Hrsg.) (2015). Ratgeber Gesundheit für Asylsuchende in Deutschland (als PDF erhältlich).

Zitierte Literatur

Albertstötter U. et al. (2000). Unterschiedliche Sichtweisen im interkulturellen Beratungsprozess. In: Friese P, Kluge I. (Hrsg.). Fremdheit in Beratung und Therapie. Fürth: Bundeskonferenz für Erziehungsberatung e. V.

Antonovsky, A., Franke, A. (1997). Salutogenese. Zur Entmystifizierung der Gesundheit. Tübingen: Dgvt-Verlag.

Abdallah-Steinkopff B., Soyer J. (2013). Traumatisierte Flüchtlinge – Kultursensible Psychotherapie im politischen Spannungsfeld. In: Feldmann, R., Seidler, G. (Hrsg.). Traum(a) Migration. Aktuelle Konzepte zur Therapie traumatisierter Flüchtlinge und Folteropfer. Gießen: Psychosozial-Verlag; 137–166.

Antonovsky A., Franke A. (1997). Salutogenese. Zur Entmystifizierung der Gesundheit. Tübingen: Dgvt-Verlag.

Bundesamt für Migration und Flüchtlinge (BAMF) (2016). Aktuelle Zahlen zu Asyl; Ausgabe 01/2016.

Gün, A. K. Interkulturelle Missverständnisse in der Psychotherapie: Gegenseitiges Verstehen zwischen einheimischen Therapeuten und türkeistämmigen Klienten. Freiburg: Lambertus 2007.

Herman J. (1992). Trauma and Recovery. New York: Basic Books.

Liedl A., Schäfer U., Knaevelsrud C. (2013). Psychoedukation bei posttraumatischen Störungen. Manual für Einzel- und Gruppensetting. 2. Auflage, Stuttgart: Schattauer.

Ottomeyer K. Erfahrungsberichte aus der psychosozialen Arbeit mit traumatisierten Flüchtlingen. In: Forster E., Bieringer I., Lamott F. (Hrsg.) (2003). Migration und Trauma. Beiträge zu einer reflexiven Flüchtlingsarbeit. Münster, Hamburg, London: LIT Verlag; 38–54.

Rassmann R. Sozialarbeit in REFUGIO. Versuch einer Positionsbestimmung: »Wer keinen Mut zum Träumen hat, hat keine Kraft zum Kämpfen« oder »Du hast keine Chance, aber nutze sie«. In: REFUGIO München (Hrsg.) (1999). Verfolgung, Flucht – und dann? Hilfe für gefolterte und traumatisierte Flüchtlinge. Frankfurt am Main: IKO Verlag; 67–77.

Soyer J. Soziale Arbeit mit traumatisierten Flüchtlingen. In: Fritz F., Groner F. (Hrsg.) (2004). Wartesaal Deutschland. Ein Handbuch für die Soziale Arbeit mit Flüchtlingen. Stuttgart: Lucius & Lucius; 90–113.

UNHCR (eds.). Refugees/Migrants Emergency Response – Mediterranean. http://data.unhcr.org/mediterranean/regional.php (Zugriffsdatum: 19.05.2016).

4 Psychodiagnostik

Nadine Stammel und Maria Böttche

4.1 Fallbeispiel

Herr F. ist ein 23-jähriger Flüchtling aus dem Iran. In seinem Heimatland sei er mehrmals verhaftet worden und habe dabei Gewalt am eigenen Körper erlebt. Ebenso habe er Scheinhinrichtungen und Gewalt an Mitgefangenen mitansehen müssen. Seit seiner Flucht nach Deutschland leide er unter Albträumen und Panikattacken. Aufgrund der nicht kontrollierbaren Angstzustände ziehe er sich immer mehr zurück und sei zunehmend depressiv geworden. Er habe den Eindruck, »verrückt« zu werden. Ein Sozialarbeiter aus seinem Wohnheim vermittelt ihm eine psychotherapeutische Behandlung. Als Herr F. im Rahmen der Eingangsdiagnostik zu vielen Symptomen befragt wird, die er von sich selbst kennt, ist er beruhigt, dass er nicht der einzige Mensch zu sein scheint, der an solchen Problemen leidet. Dies und die Versicherung seines Therapeuten, dass seine Symptome eine »normale Reaktion auf ein unnormales Ereignis« sind, tragen dazu bei, dass er sich bereits etwas entlastet fühlt und ermutigt wird, an der Verbesserung seiner Symptomatik zu arbeiten.

4.2 Hintergrund

Die psychologisch-klinische Diagnostik hat das Anliegen, anhand von wissenschaftlich fundierten und standardisierten Methoden (z. B. Fragebögen, klinische Interviews, Verhaltensbeobachtungen) systematisch Informationen zu gewinnen. In der Psychotherapie wird sie hauptsächlich eingesetzt, um psychische Störungen zu klassifizieren und praxisbezogene Entscheidungen zu treffen bzw. zu untermauern.

Im interkulturellen Kontext ist die Diagnostik mit einigen Besonderheiten und Herausforderungen verbunden, da die bestehenden Diagnoseinstrumente an westlichen Krankheitskonstrukten und -vorstellungen entwickelt und validiert sind. Dabei soll an dieser Stelle bereits festgehalten werden, dass es für eine kultur- und sprachsensible Diagnostik (mithilfe von Fragebögen oder klinischen Interviews) einen sprachlichen, inhaltlichen sowie psychometrischen Übersetzungs- und Adaptationsprozess der eingesetzten Diagnoseinstrumente bedarf (Glaesmer et al. 2012). Dieser ist bis dato nur marginal zur Anwendung gekommen, obwohl Leitlinien für Testübersetzungen (International Test Commission 2005) sowie verschiedene Arbeitsgruppen zu diesem Thema existieren (Glaesmer et al. 2012).

Die American Psychiatric Association (APA 2013) formuliert daher im Begleittext des DSM-5 kulturspezifische Aspekte für die klinische Diagnostik (»Outlines for Cultural Formulation«). Um diese erheben zu können, stellt die APA das »Cultural Formulation Interview« zur Verfügung, das dem Praktiker Hilfestellung geben soll, um Aussagen über den Einfluss der jeweiligen Kultur auf die Krankheitsentwicklung sowie -aufrechterhaltung treffen zu können. Dabei werden folgende Bereiche erfragt:

1. kulturelle Definition des Problems,
2. kulturelle Wahrnehmung bzgl. Grund und Kontext der Erkrankung sowie Unterstützung und kulturelle Identität,
3. kulturelle Faktoren bzgl. vergangener Bewältigungsmechanismen sowie
4. kulturelle Faktoren bzgl. aktuellem hilfesuchenden Verhalten.

Diese werden durch zusätzlich Fragen zum individuellen und kulturellen Erklärungsmodell der Störung, zum Funktionslevel, sozialen Netzwerk, Stressoren, Spiritualität/Religiosität/Traditionen, kulturelle Identität, Coping und Beziehungsgestaltung Patient-Therapeut sowie spezifisch für Kinder/Jugendliche, ältere Menschen, Migranten/Flüchtlinge und Pflegepersonal erweitert. Ergebnis ist ein Instrument, das mit besonderem Blick für den praktischen klinischen Gebrauch Informationen zum kulturellen Einfluss gibt. Diese Informationen können genutzt werden, um die Ergebnisse der standardisierten Testdiagnostik in einem adäquaten Gesamtkontext einordnen bzw. Aussagen über die Anwendbarkeit der genutzten Diagnoseinstrumente zur Erfassung der Psychopathologie machen zu können.

Die praktische Durchführung dieser standardisierten Testdiagnostik und mögliche Schwierigkeiten und Herangehensweisen werden nachfolgend beschrieben.

4.3 Praxisbezug

Zusätzlich zur klinischen Anamnese durch psychosoziales oder psychotherapeutisches Personal kann auch im interkulturellen Kontext eine standardisierte Testdiagnostik durchgeführt werden. Dies ist nicht nur im Rahmen von Therapieanträgen und Verlaufskontrollen, Stellungnahmen oder Gutachten sinnvoll, sondern auch um möglichst allgemein und breit Symptome zu erfragen, die eventuell bei freien klinischen Interviews aufgrund der Fokussierung auf andere Problembereiche übersehen werden können. Bei der Diagnostik im interkulturellen Setting sollten jedoch einige Besonderheiten beachtet werden.

4.3.1 Diagnoseinstrumente

Im Rahmen der standardisierten Diagnostik kann auf verschiedene Arten von Erhebungsinstrumenten zur Selbst- und Fremdbeurteilung zurückgegriffen werden, die sich je nach Standardisierungsgrad und Umfang unterscheiden.

Interviews

Um einen breiten *Überblick über die Symptomatik* der Patienten zu erhalten, ist der Einsatz von strukturierten/standardisierten Interviews empfehlenswert. Dabei können im »Baukastenprinzip« auch einzelne (Diagnose-)Bereiche herausgegriffen werden. Einige der Interviews liegen in verschiedenen Sprachen vor und können bei den jeweiligen Autoren angefragt werden bzw. sind im Internet verfügbar. Hierzu zählen u. a. die folgenden Interviews:

- Strukturiertes Klinisches Interview für DSM-IV (SKID; dt. Version: Wittchen, Zaudig u. Fydrich 1997). Erfasst die DSM-Kriterien. Bearbeitungszeit des SKID-I (Erfassung von Achse I Störungen): ca. 60 Minuten (ohne Dolmetscher).
- Composite International Diagnostic Interview, (CIDI; dt. Version: Wittchen & Semler 1991). Erfasst ICD- und DSM-Kriterien. Bearbeitungszeit: ca. 60–90 Minuten (ohne Dolmetscher).
- Mini-International Neuropsychiatric Interview (M. I. N. I.; Sheehan et al. 1998). Erfasst ICD- und DSM-Kriterien. Bearbeitungszeit: ca. 15 Minuten (ohne Dolmetscher).

Dabei ist jedoch zu beachten, dass die Interviews in den hier genannten deutschen Fassungen sowie für die meisten Sprachen nur für das veraltete DSM-IV vorliegen. Lediglich das SKID hat eine Anpassung an das DSM-5 erfahren und liegt bisher in englischer Sprache vor (First et al. 2015). Die Bearbeitungsdauer für das PTBS-Modul beträgt ca. 20 Minuten (ohne Dolmetscher).

Während die genannten Interviews die Diagnosebereiche des DSM bzw. ICD abdecken, ist an dieser Stelle zusätzlich die Clinician-Administered PTSD-Scale for DSM-5 (CAPS-5; dt. Version: Cwik u. Woud 2015) zu nennen, die als semistrukturiertes Interview ausschließlich die Symptome der PTBS erfasst und auf den Kriterien des DSM-5 basiert. Neben der reinen Diagnostik der PTBS können mittels des CAPS-5 der Schweregrad der PTBS-Symptome bestimmt und weitere störungsspezifische Aspekte (z. B. Beginn oder Dauer der Symptome) abgebildet werden. Der CAPS gilt als internationaler Goldstandard für die Diagnose der PTBS. Die Durchführungszeit beträgt ca. 45–60 Minuten (ohne Dolmetscher). Sein Einsatz empfiehlt sich insbesondere für *gutachterliche Zwecke*.

Fragebögen

Für *Therapieanträge oder Verlaufskontrollen* ist die Erhebung der Symptomatik mittels Symptomfragebögen oder -checklisten in der Regel ausreichend. Zu beachten ist hierbei jedoch, dass auf Grundlage von Fragebögen und Checklisten keine Diagnosen gestellt werden können, sondern es hierfür der zusätzlichen klinischen Einschätzung bedarf. Die Ergebnisse der Diagnostik mit Fragebögen/Checklisten sollen jedoch eine Hilfestellung bei der Diagnosestellung bzw. unter zeitökomischen Aspekten, Hinweise auf weitere Symptombereiche geben. Nachfolgend findet sich eine Auflistung von Fragebögen, die die häufigsten Traumafolgestörungen sowie allgemeine psychopathologische Konstrukte im Kontext geflüchteter Menschen abbilden und in verschiedenen Sprachen verfügbar sind.

Posttraumatische Belastungsstörung (PTBS) Zur Erhebung der PTBS-Symptome wird im Flüchtlingskontext häufig der *Harvard Trauma Questionnaire* (HTQ; Mollica et al. 1992, dt. Version: Maercker 1995, zitiert nach Maercker u. Karl 2003) eingesetzt, der speziell für Überlebende von Folter und Massengewalt entwickelt wurde. Die Traumaliste des HTQ beinhaltet Ereignisse, die häufig im Rahmen gewaltsamer Konflikte erlebt wurden, wie Mangel an Wasser und Nahrung oder erzwungene Isolation von Familienmitgliedern. Die Symptomliste orientiert sich an den PTBS-Kriterien des DSM-IV. Die Bearbeitungszeit beträgt ca. 10–15 Minuten (ohne Dolmetscher). Ein Fragebogen zur Erhebung der PTBS-Symptome nach den aktuellen DSM-5-Kriterien ist die *PTSD Checklist für DSM-5* (PCL-5; Weathers et al. 2013), die in deutscher Übersetzung vorliegt (Ehring, Knaevelsrud u. Schäfer, unveröffentlicht). Die Bearbeitungszeit beträgt ca. 5–10 Minuten (ohne Dolmetscher).

Angst und Depression Zur Erhebung von Angst- und Depressionssymptomen wird in Flüchtlingspopulationen vielfach die *Hopkins-Symptom-Checklist-25* (HSCL-25; Mollica, Wyshak, de Marneffe, Khuon u. Lavelle 1987) eingesetzt, die auch spezifisch für diese Population validiert wurde. Die HSCL-25 besteht aus insgesamt 25 Items, von denen 10 Angstsymptome und 15 Depressionssymptome erfassen. Die Bearbeitungszeit beträgt ca. 3–5 Minuten (ohne Dolmetscher).

Somatisierung Somatisierungssymptome können u. a. mit der Subskala Somatisierung der *Symptom-Checklist-90-Revised* (SCL-90-R; Derogatis 1994; dt. Version: Franke 2002) abgenommen werden. Die SCL-90-R ist ein weltweit sehr häufig eingesetztes Instrument, das auch im interkulturellen Kontext angewandt wird. Die Subskala Somatisierung beinhaltet 12 Items, die Bearbeitungszeit dementsprechend ca. 3 Minuten (ohne Dolmetscher).

Allgemeine Psychopathologie Für Aussagen über die momentane allgemeine psychiatrische Beeinträchtigung empfiehlt sich der Einsatz des *General-Health-Questionnaires* (GHQ; Goldberg u. Williams, 1988). Der GHQ wurde in verschiedenen Kulturen validiert und liegt in unterschiedlichen Längen vor. Der GHQ-12 ist mit 12 Items eine relativ kurzes und dennoch reliables Instrument (dt. Version: Linden et al. 1996). Bearbeitungszeit ca. 3 Minuten (ohne Dolmetscher).

4.3.2 Durchführung der Diagnostik

Die praktische Durchführung ist primär abhängig vom Alphabetisierungsgrad des Patienten. Ausreichend alphabetisierte Patienten können die Fragebögen eigenständig ausfüllen, sofern sie in der Sprache des Patienten vorliegen. Dies kann sowohl vor Ort als auch als Hausaufgabe realisiert werden. Dabei ist zu beachten, dass eine Mitgabe der Fragebögen voraussetzt, dass der Patient über deren Inhalt sowie deren Zweck aufgeklärt ist. Ebenso muss geklärt sein, ob das Ausfüllen der Fragebögen in einer geschützten Umgebung möglich ist. Wenn keine Privatsphäre gegeben ist (z. B. in Erstaufnahmeeinrichtungen, Unterbringung in Hostels, kein Rückzugsraum in der eigenen Wohnung), sollten die Fragebögen eher in der Praxis/Klinik ausgefüllt werden. Auch symptom- und asylbedingte Probleme können für das selbstständige Ausfüllen hinderlich sein, z. B. wenn der Patient über starke Konzentrationsschwierigkeiten und Vergessen klagt. Auch sollte bedacht werden, dass geflüchtete Personen im Asylprozess sehr viele Informationsblätter und Formulare bekommen und daher ein weiteres »Formular« eher negativ assoziiert wird.

Bei nicht-alphabetisierten Patienten sollten auch Fragebögen/Checklisten im Interview erhoben werden, d. h. der Diagnostiker/Kliniker liest jede Frage/jedes Item vor, ebenso die potenziellen Antwortmöglichkeiten. Werden dabei Sprachmittler eingesetzt, sind Besonderheiten und Regeln zu beachten (▸ Kapitel 4.4.2 und ▸ Kapitel 6).

Bei dieser Form des Erfragens ebenso wie bei der Anwendung der Interviews ist darauf zu achten, dass Patienten die Exploration möglicherweise assoziativ mit vergangenen Verhör- und Foltererfahrungen verbinden. Daher ist es wichtig, die Diagnostik so weit als möglich als Gespräch und möglichst wenig wie eine »Verhörsituation« zu gestalten. Dies gelingt am besten, wenn der Diagnostiker die Fragebögen gut kennt und bei Bedarf auch zwischen den Fragen hin- und herspringen kann. Die Patienten sollten mit ausreichendem Zeitabstand über den Inhalt und Ablauf der Sitzung informiert werden, sodass sie sich entsprechend darauf einstellen können (d. h. eine Ankündigung etwa eine Sitzung im Voraus wäre hier angemessen). Dabei sollte auch darauf hingewiesen werden, dass über ihre »potenziellen« traumatischen Erlebnisse und damit verbundene Beschwerden gesprochen wird, was zu kurzfristigen Belastungen führen kann. Zu Beginn des Interviews sollten die Patienten darauf aufmerksam gemacht werden, dass es nicht um eine ausführliche Schilderung von Erlebnissen und Beschwerden geht, sondern lediglich um das Einholen von Informationen

Fallbeispiel

»Ich möchte Ihnen bereits heute ankündigen, dass wir nächste Woche eine diagnostische Sitzung haben werden. Ich werde Ihnen nun bereits erklären, was das ist und warum wir dies machen bzw. wie das Ganze aussieht. Die Sitzung wird daraus bestehen, dass Sie zu unterschiedlichen psychischen Beschwerden sehr detailliert befragt werden. Diese Beschwerden können auf Sie zutreffen oder nicht. Für mich ist es wichtig, ganz genau zu wissen, wie es Ihnen geht, und um nichts zu übersehen, werden verschiedene Fragen gestellt. Diese Fragen begleiten Sie dann auch durch die gesamte Therapie. Denn um ganz genau zu wissen, ob und vor allem welche Beschwerden sich verändert haben, werde ich diese Fragen in regelmäßigen Abständen wiederholen. Am Ende der Therapie sehen wir dann, was sich verändert hat.

Ich werde Sie auch zu belastenden Erlebnissen befragen, die sie vielleicht erlebt haben. Dabei werden wir aber ganz oberflächlich bleiben, d. h., es geht nur darum, ob Sie ein spezifisches Ereignis erlebt haben. Es genügt also, wenn Sie mit Ja oder Nein antworten. Dann geht es darum, in Erfahrung zu bringen, wie stark Sie dieses Ereignis belastet. Auch hier ist es wichtig, dass Sie nur ganz kurz antworten, um Sie so wenig wie möglich zu belasten. Eine ausführliche Besprechung des Erlebten findet dann wieder hier in unserer Therapiesitzung statt. Ich möchte Ihnen dies aber jetzt schon sagen, damit Sie nicht den Eindruck haben, dass Sie ausgefragt werden.«

Zu Beginn des Interviews sollte der Patient darauf hingewiesen werden, dass er jederzeit das Interview unterbrechen bzw. beenden kann.

Fallbeispiel

»Wie schon in der letzten Sitzung angekündigt, möchte ich Ihnen heute einige Fragen zu Ihren Erlebnissen und Beschwerden stellen. Hierbei geht es nicht darum, ausführlich auf Erlebnisse oder Beschwerden einzugehen. Vielmehr möchte ich mir einen Eindruck über Ihr Befinden und Ihre Probleme verschaffen. Wir stellen allen Patienten, die bei uns in Behandlung sind, die gleichen Fragen. Sie können mich jederzeit unterbrechen, Rückfragen stellen oder eine Pause einlegen, wenn Sie das möchten. Ebenso können wir das Interview jederzeit abrechen, wenn Sie dies möchten. Bitte beachten Sie, dass es keine richtigen und falschen Antworten gibt. Es geht darum, dass ich ein genaues Bild davon bekomme, wie es Ihnen im Moment geht.«

Diagnostische Sitzungen sollten möglichst nicht mit dem Erfragen traumatischer Ereignisse beendet werden, da dies in der Regel sehr belastend für die Patienten ist. Hier ist es ratsam, mit weniger belastenden Informationen zu enden (z. B. Frage nach internalen Ressourcen, Lebensqualität). Ebenso sollte insgesamt genug Zeit eingeplant werden, um die Sitzung nicht abrupt beenden zu müssen und dem Patienten noch die Möglichkeit zu geben, sich zu sammeln und das Berichtete für sich »zu verpacken«.

Wenn eine Testdiagnostik durchgeführt wird, ist es für die Transparenz sehr wichtig, die Ergebnisse dem Patienten mitzuteilen und zu erklären, was diese genau bedeuten. Das Aushändigen der Testergebnisse oder sonstiger Therapiedokumente an den Patienten sollte nur auf deren ausdrücklichen Wunsch hin passieren. Dies sollte auch erklärt werden (in Bezug auf den Schutz des Patienten und seiner Daten). Vor allem bei geflüchteten Menschen mit prekären Wohnsituationen ist eine Privatsphäre kaum möglich und die Gefahr des Missbrauchs von sensiblen Daten erhöht.

Exkurs

Die meisten Diagnostikinstrumente basieren auf dem DSM, das 2013 in der 5. Auflage erschien (DSM-5; American Psychiatric Association 2013). Besonders bezüglich der diagnostischen Kriterien der PTBS gab es einige Änderungen, die eine Anpassung der bestehenden Diagnostikinstrumente notwendig machte. Bisher liegen die meisten standardisierten Interviews und Fragebögen noch nicht in anderen Sprachen (außer Englisch) in der aktualisierten Form vor. Auch die für das Jahr 2018 angekündigte Revision des ICD wird voraussichtlich Änderungen der diagnostischen Kriterien der PTBS mit sich bringen. Neben der Verschlankung der Kriterien der PTBS ist vorgesehen, eine komplexe Form der PTBS einzuführen (Maercker et al. 2013). Insgesamt werden sich die Kriterien für die Diagnose der PTBS in DSM-5 und ICD-11 wahrscheinlich weitaus stärker voneinander unterscheiden als bisher. Es ist anzunehmen, dass in den nächsten Jahren entsprechende neue diagnostische Instrumente entwickelt werden.

4.4 Besonderheiten

4.4.1 Besonderheiten bei der Exploration

Allgemein weist die Ausgestaltung psychischer Traumafolgestörungen, die Schilderung der Symptome, wie auch das subjektive Leiden der Patienten *kulturabhängige Variationen* auf. So werden z. B. im allgemeinen psychische Probleme von Personen außerhalb des euro-amerikanischen Kulturkreises eher somatisch ausgedrückt, was potenziell zu Fehldiagnosen führen kann (Machleidt 2003, siehe auch ▸ Kapitel 6.4.1). Zusätzlich zu diesen kulturabhängigen Variationen ist bei traumatisierten geflüchteten Menschen zu beachten, dass die Gedächtnisleistungen der Patienten aufgrund organischer Schäden (z. B. Schädel-Hirn-Trauma oder toxisch bedingt), eines chronisch erhöhten Arousals (z. B. bei Personen mit PTBS), oder einer dissoziativen Amnesie (in Bezug auf das erlebte Trauma) eingeschränkt sein können.

Diese Einschränkungen wirken sich auf die Durchführung sowie auf das Ergebnis der Diagnostik aus.

- So sollte bei Personen mit ausgeprägter dissoziativer Symptomatik vor Beginn der Diagnostik über Verhaltensweisen bei dissoziativem Erleben gesprochen werden (z. B. darf der Therapeut den Patienten anfassen oder triggert dies traumatisches Erleben), um hier als Therapeut adäquat reagieren zu können.
- Auch sollte geklärt werden, in welchem zeitlichen Rahmen eine Psychodiagnostik tragbar ist. Erfahrungen zeigen, dass eine ausgedehnte Diagnostik von ca. 1,5 Stunden Dauer durchaus auch bei traumatisierten Patienten realisierbar ist, jedoch sollte eine Sitzung abgebrochen bzw. nicht verlängert werden, wenn der Patient nicht in der Lage ist, Auskunft zu geben (z. B. durch häufiges Dissoziieren, starkem Bedürfnis über das Trauma zu sprechen und nicht auf die Fragen eingehen).
- Bezugnehmend auf den Inhalt und das Ergebnis der Diagnostik kann es bei traumatisierten Patienten zu inkohärenten Schilderungen bzw. Abweichungen bei wiederholter Befragung kommen (z. B. bezüglich Informationen zur Verfolgungsgeschichte). Dies ist typisch für Patienten mit einer PTBS da diese gekennzeichnet ist durch Amnesien bzgl. des Traumas aber auch durch einen fragmentierten Abruf traumatischer Erinnerungen. Auch können Konzentrations- sowie Aufmerksamkeitsstörungen die Exploration der Beschwerden beeinträchtigen. Ebenso kann es sein, dass Patienten tabuisierte Themen (z. B. das Berichten von sexualisierter Gewalt) aus Angst vor gesellschaftlichen Sanktionen, insbesondere zu Beginn der Therapie, nicht thematisieren und demnach in der Diagnostik auch nicht angeben.

4.4.2 Umgang mit sprachlichen Barrieren

Die Diagnostik wird oftmals aufgrund unzureichender deutscher Sprachkenntnisse erschwert (spezifisch dazu ▸ Kapitel 6.4.1). Allgemein sollten, auch beim Hinzuziehen eines Dolmetschers, möglichst nur *bereits übersetzte Interviews und Fragebögen* angewendet werden, da es bei Ad-hoc- bzw. freien Übersetzungen der

Items zu Verzerrungen (z. B. Dolmetscher nutzt bei unterschiedlichen Patienten unterschiedliche Worte für die Übersetzung; das zu übersetzende Wort existiert in der Zielsprache nicht; der Dolmetscher kennt den Fachterminus nicht bzw. nicht die adäquate Übersetzung) und dadurch zu Einbußen in der Validität der Diagnostik kommen kann. Besonders empfehlenswert sind Fragebögen, die bereits für andere Sprachen und Kulturen validiert wurden (▸ Kapitel 4.3.1). Auch die Nutzung von Fragebögen, die nur für westliche Kulturen validiert wurden, kann zu Verzerrungen der Ergebnisse führen.

Liegen Fragebögen nicht in der gewünschten Zielsprache vor, können sie auch selbstständig vor einer praktischen Anwendung übersetzt werden. Dieses Prozedere sollte jedoch wohlüberlegt sein, da es ein hohes Maß an Professionalisierung (aufseiten der Dolmetscher und des Therapeuten) erfordert sowie zeit- und kostenintensiv ist. Dabei sollte der Fragebogen zunächst in die Zielsprache übersetzt (z. B. Deutsch-Arabisch) und von einem anderen Übersetzer wieder in die Originalsprache rückübersetzt werden (Arabisch-Deutsch), ohne dass dieser die Originalversion gesehen hat. Diskrepanzen zwischen der Originalversion und der rückübersetzten Version werden dann von den beiden Übersetzern diskutiert und die übersetzte Version entsprechend angepasst. Es ist dabei hilfreich, wenn die Übersetzer über psychologisch-medizinische Grundkenntnisse verfügen. Das Prozedere lohnt sich allerdings nur, wenn ein Fragenbogen häufig in einer bestimmten Sprache verwendet wird. Weiterführende Hinweise zum cross-kulturellen Übersetzen von Fragebögen finden sich unter anderem bei Guillemin, Bombardier u. Beaton (1993).

4.4.3 Einsatz von visuellen Ratingskalen

Insbesondere für nicht-alphabetisierte Patienten ist es teilweise schwierig, mit den vorgegebenen Antwortkategorien (z. B. nie, oft, manchmal, meist, immer) zurechtzukommen. Für diese Patienten kann es hilfreich sein, die verbal geschilderten Antwortkategorien zusätzlich mithilfe visueller Ratingskalen (▸ Abb. 4-1) darzustellen. Diese können je nach vorgegebenen Antwortkategorien des jeweiligen Fragebogens selbst angefertigt werden. Hierfür eignen sich z. B. größer werdende Kreise oder andere geometrische Formen, mit deren Hilfe verschiedene Ausprägungsgrade dargestellt werden können. Dies ist allerdings nur bei Likert-skalierten Antwortkategorien möglich (d. h. mehrstufige Antwortmöglichkeiten, die äquidistant sind).

4.4.4 Umgang mit häufig auftretenden Problemen

Unterschiedliche Angaben bei klinischer Anamnese und standardisierter Diagnostik

Es kann vorkommen, dass Patienten im Rahmen der klinischen Anamnese durch den Therapeuten andere Angaben zu Symptomen machen als im Rahmen der Testdiagnostik. Dies sollte in freundlicher Weise angesprochen werden.

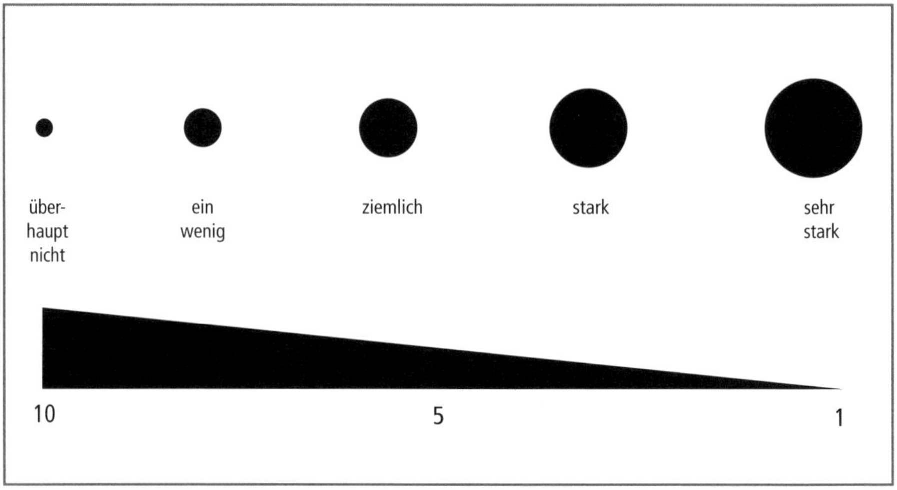

Abb. 4-1 Beispiele für visuelle Ratingskalen

Fallbeispiel

»Herr F., in unserem letzten Gespräch haben Sie mir gesagt, dass Sie ununterbrochen Kopfschmerzen haben. Im Fragebogen haben Sie angekreuzt, dass Sie nur manchmal unter Kopfschmerzen leiden. Jetzt möchte ich sichergehen, dass ich Sie richtig verstehe. Manchmal kommt es zu Übersetzungsfehlern oder ich habe Sie vielleicht falsch verstanden. Daher noch mal ganz konkret die Frage: Könnten Sie mir hier bitte genau sagen, wann und wie oft bei Ihnen die Kopfschmerzen auftreten?«

Patient berichtet sehr ausführlich

Es kann vorkommen, dass Patienten im Rahmen der Testdiagnostik sehr ausführliche Antworten geben. Hierbei ist es wichtig, den Patienten zu begrenzen, um die Diagnostik so kurz und wenig belastend wie möglich zu gestalten.

Es hat sich ebenfalls als hilfreich erwiesen, bereits vor Beginn des diagnostischen Interviews die Erlaubnis einzuholen den Patienten unterbrechen zu dürfen.

Fallbeispiel

»Herr F, es ist sehr gut und wichtig, dass Sie mir genauer über [das Erlebnis] erzählen möchten. Wie schon zu Anfang besprochen, geht es heute allerdings erstmal darum, mir einen Überblick über Ihre Erlebnisse und Beschwerden zu verschaffen. Damit dies nicht zu lange dauert und zu belastend für Sie wird, möchte ich Ihnen vorschlagen, dass wir in der nächsten Sitzung genauer über [das Erlebnis] sprechen. Wäre das für Sie so in Ordnung?«

»Ich möchte Sie in jedem Falle darin unterstützen, detaillierter [das Erlebnis] zu schildern. Dies benötigt jedoch mehr Zeit als die 1,5 Stunden, die wir jetzt zur Verfügung haben. Ich notiere mir hier das Ereignis und was Sie bereits geschildert haben, sodass ich es nicht vergesse und ich verspreche, dass wir zu gegebener Zeit hier wieder ansetzen. Dann aber, wenn der Rahmen passt und Sie besser darauf vorbereitet sind.«

Patient ist sehr belastet

Insbesondere durch die Schilderung der traumatischen Erlebnisse können Patienten kurzfristig belastet sein, wie auch in inhaltlichen Therapiesitzungen. Ist dies der Fall, sollte der Patient ausreichend stabilisiert sein, bevor die Sitzung beendet wird. Aus diesem Grund sollte am Ende der Diagnostiksitzung genug Zeit eingeplant werden. Als hilfreich hat sich erwiesen, den Patienten wieder gedanklich ins Hier-und-Jetzt zurückzuholen, z. B. mit der Frage, wie er genau nach Hause gehen wird oder was er nach der Sitzung noch machen wird. Es sollte aber auch direkt nachgefragt werden, ob der Patient sich zutraut, alleine nach Hause zu gehen oder ob er Unterstützung braucht.

Patient antwortet nur in Extremen

In einigen Fällen antworten Patienten durchweg in Extremen, d. h. sie berichten entweder durchgängig das Vorliegen gar keiner bzw. stark ausgeprägter Symptome. Dies sollte angesprochen und mögliche Verständnisprobleme geklärt werden. Dabei kann es sein, dass der Patient keine Symptomatik angegeben hat, dies jedoch mit der klinischen Anamnese nicht übereinstimmt (siehe erster Abschnitt dieses Unterkapitels). Ebenso besteht die Möglichkeit, dass nur sehr starke Belastungen angegeben wurden. In beiden Fällen sollte der Therapeut noch einmal nachfragen und detaillierter eruieren.

Fallbeispiel

»Herr F, heute möchte ich gern mit Ihnen das Ergebnis der Diagnostik auswerten. Dabei ist mir aufgefallen, dass Sie sehr stark belastet sind und in allen Bereichen sehr stark leiden. Das stelle ich mir sehr schlimm vor und ich bin sehr beeindruckt davon, dass Sie trotzdem alle Fragen beantwortet haben. Die Fragebögen fragen in den meisten Fällen nach den letzten 7 Tagen oder 14 Tagen. In diesem Zeitraum haben Sie die maximale Belastung angegeben. Ich würde nun gerne wissen, ob dies auch im letzten Monat/Jahr so war.«

4.5 Kritische Einordung

Die Diagnostik mithilfe von Diagnoseinstrumenten kann generell bei geflüchteten Menschen mit Traumafolgestörungen durchgeführt werden. Es liegen kultursensible Fragebögen vor, ebenso ist die praktische Durchführung bei dieser Population möglich.

Es ist sinnvoll, sowohl zu Beginn der Therapie als auch in deren Verlauf begleitend Daten in Bezug auf die Psychopathologie zu erheben. Zu Beginn ist dies oft hilfreich, um sich ein differenziertes Bild der Beschwerden machen zu können bzw. objektive Befunde für Stellungnahmen oder Gutachten zur Verfügung zu haben. Während der Therapie unterstützt die kontinuierliche Diagnostik das Sichtbarmachen der Therapiefortschritte für die Patienten. So kann ein Vergleich zwischen zwei Messzeitpunkten aufzeigen, wo und in welcher Form es Veränderungen gab. Dementsprechend kann auch der therapeutische Inhalt angepasst werden.

Kritisch anzumerken ist jedoch, dass es zum einen nur wenige übersetzte und adaptierte Diagnoseinstrumente gibt und diese für den Kliniker sehr schwer zu beschaffen sind. Diese Situation stellt die größte Herausforderung in der Psychodiagnostik dar und ist absehbar auch nicht zu lösen.

4.6 FAQ

Benötige ich für die Diagnostik eine zusätzliche Einverständniserklärung des Patienten?

Wenn sich der Patient in einer regulären Behandlung befindet, ist eine zusätzliche Einverständniserklärung (d. h. über die reguläre Einverständniserklärung zur Therapie) nicht notwendig, da die Diagnostik zum Gelingen der Therapie und zum therapeutischen Prozess dazugehört. Wenn die Daten (auch in anonymisierter Form) veröffentlicht werden sollen (z. B. als Falldarstellung, Wirksamkeit der Therapie), ist eine gesonderte Einverständniserklärung mit der Erklärung nach Zweck und Ziel (d. h. einer Veröffentlichung) sowie der Möglichkeit auf Ablehnung wichtig.

Darf ich, wenn der Patient die Frage nicht verstanden hat, zum besseren Verständnis Erklärungen abgeben?

Besteht der Verdacht, dass ein Patient die Frage nicht verstanden hat bzw. wenn dieser explizit nachfragt, sollte eine Erklärung abgegeben werden (z. B. werden häufig die Fragen zu Flashbacks bei der PTBS falsch verstanden; hier sollte erläutert werden, dass es sich dabei nicht um Träume oder Erinnerungen handelt). Diese Erklärung sollte der Diagnostiker immer gleich halten (d. h. über Patienten und wiederholten Messungen hinweg).

Wie kann ich die Ergebnisse der Diagnostik in eine Stellungnahme oder ein Gutachten einbauen?

Im Rahmen von Gutachten und Stellungnahmen ist es sinnvoll, einen kurzen Textabschnitt zu den verwendeten Fragebögen und den Testwerten des Patienten zu verfassen, damit das Testergebnis auch von Fachfremden eingeordnet werden kann. Hierbei kann auch ein Satz über das Antwortverhalten des Patienten eingefügt werden. Details zu Mindestanforderungen an Gutachten finden Sie in ▸ Kapitel 9.

Fallbeispiel

»Die HSCL gilt als Standardinstrument zur Erfassung der ängstlichen und depressiven Symptomatik. Herr F. zeigte hinsichtlich der Angstsymptomatik mit 1,9 und hinsichtlich der depressiven Symptomatik mit 2,2 Werte, die jeweils über dem kritischen Wert zur Identifizierung von ›klinisch signifikanter Belastung‹ (Cut off: > 1.75; Mollica et al. 1996) liegen. Diese Ergebnisse sprechen bei Herrn F. für das Vorliegen einer klinisch bedeutsamen psychischen Erkrankung.«

Zitierte Literatur

American Psychiatric Association. (2013). Diagnostic and Statistical Manual of Mental Disorders (5th ed.). Washington, DC: Author.

Cwik J. C., Woud M. L. (Producer). (2015). German Versions of the Clinician-Administered PTSD Scale for DSM-5 (CAPS-5).

Derogatis, L. (1994). SCL-90-R: Administration, scoring and procedure manual. Minneapolis, MN: National Computer Systems.

First M. B., Williams J. B. W., Karg, R. S., Spiters R. L. (2015). Structured Clinical Interview for DSM-5 Disorders – Clinician Version (SCID-5-CV). Arlington, VA: American Psychiatric Publishing.

Franke G. (2002). SCL-90-R. Die Symptom Checkliste von L. R. Derogatis. (Vol. 2. Auflage). Göttingen: Beltz Test.

Glaesmer H., Brähler E., von Lersner U. (2012). Kultursensible Diagnostik in Forschung und Praxis. Psychotherapeut; 57: 22–28.

Goldberg D. P., Williams P. (1988). Manual of the General Health Questionnaire. Windsor: NFER-Nelson.

Guillemin F., Bombardier C., Beaton D. (1993). Cross-cultural adaptation of health related quality of life measures: literature review and proposed guidelines. Journal of Clinical Epidemiology; 46 (12): 1417–1432.

International Test Commission (2005). International Guidelines on Test Adaptation. [www.intestcom.org] Online verfügbar: https://www.intestcom.org/files/guideline_test_adaptation.pdf (Zugriffsdatum: 29.05.2016).

Linden M., Maier W., Achberger M., Herr R., Helmchen H., Benkert O. (1996). Psychische Erkrankungen und ihre Behandlung in Allgemeinarztpraxen in Deutschland. Nervenarzt; 67: 205–215.

Machleidt W. (2003). Transkulturelle Aspekte psychischer Erkrankungen. In: Möller H. J., Laux G., Kampfhammer H. P. (Eds.). Psychiatrie & Psychotherapie (pp. 281–302). Heidelberg: Springer (Reprinted from: 2. Aufl.).

Maercker, A. (1995). Harvard Trauma Questionnaire – dt. Übersetzung (unveröffentlichtes Manuskript). Technische Universität Dresden. Zitiert nach Maercker A., Karl A. (2003). Lifespan-developmental differences in physiologic reactivity to loud tones in trauma victims: A pilot study. Psychological Reports; 93: 941–948. doi:10.2466/pr0.2003.93.3.941.

Maercker A., Brewin C. R., Bryant R. A., Cloitre M., van Ommeren M., Jones L. M., Reed G. M. (2013). Diagnosis and classification of disorders specifically associated with stress: Proposals for ICD-11. World Psychiatry; 12(3): 198–206. doi: 10.1002/wps.20057.

Mollica R. F., Caspi-Yavin Y., Bollini P., Truong T., Tor S., Lavelle J. (1992). The Harvard Trauma Questionnaire. Validating a cross-cultural instrument for measuring torture, trauma, and post-traumatic stress disorder in Indochinese refugees. Journal of Nervous and Mental Disease; 180(2): 111–116.

Mollica R. F., Wyshak G., de Marneffe D., Khuon F., Lavelle J. (1987). Indochinese versions of the Hopkins Symptom Checklist-25: A screening instrument for the psychiatric care of refugees. American Journal of Psychiatry; 144(4): 497–500.

Mollica R. F., Wyshak G., de Marneffe D., Tu B., Yang T., Khuon F., Coelho R., Lavelle J. (1996). Hopkins Symptom Checklist 24 (HSCL-25) Manual. Combodian, Laotian and Vietnamese versions. Torture; Suppl. 1: 21–33.

Sheehan D. V., Lecrubier Y., Sheehan K. H., Amorim P., Janavs J., Weiller E., Dunbar G. C. (1998). The Mini-International Neuropsychiatric Interview (M. I. N. I.): The development and validation of a structured diagnostic psychiatric interview for DSM-IV and ICD-10. J Clin Psychiatry; 59 Suppl 20, 22–33; quiz 34–57.

Weathers F. W., Litz B. T., Keane T. M., Palmieri P. A., Marx B. P., Schnurr P. P. (2013). The PTSD Checklist for DSM-5 (PCL-5). Verfügbar durch das National Center for PTSD http://www.ptsd.va.gov/professional/assessment/adult-sr/ptsd-checklist.asp (Zugriffsdatum: 29.05.2016).

Wittchen H. U., Semler G. (1991). Composite International Diagnostic Interview (dt. Bearbeitung). Weinheim: Beltz Test.

Wittchen H. U., Zaudig M., Fydrich T. (1997). Strukturiertes Klinisches Interview für DSM-IV. Göttingen: Hogrefe.

5 Psychotherapeutische Behandlung von Flüchtlingen

Alexandra Liedl und Barbara Abdallah-Steinkopff

Fallbeispiel

Frau U., eine 37-jährige Frau aus Nigeria, wurde in ihrem Heimatland von Anhängern einer terroristischen Organisation entführt und drei Wochen lang gefangen gehalten. Sie wurde mehrfach vergewaltigt (Folge: HIV-Infektion), schaffte es jedoch mit der Hilfe einer anderen Frau aus der Gefangenschaft zu fliehen. Durch die Unterstützung ihrer Familie konnte sie zusammen mit ihrem Ehemann und den drei Kindern (zwei Söhne, 10 Jahre und 7 Jahre, eine Tochter, 5 Jahre) Nigeria verlassen.
Die Familie wohnt in einem Raum in einer Gemeinschaftsunterkunft (GU). Frau U. wurde von der Sozialarbeiterin der GU für eine Psychotherapie in ihrer Praxis angemeldet, da sie in den Beratungsgesprächen davon berichtete, aufgrund von Albträumen nicht schlafen zu können, häufig in Tränen ausbreche und »alles nicht mehr aushalte«.

5.1 Hintergrund

Traumafolgestörungen wie die Posttraumatische Belastungsstörung (PTBS), Angststörungen, Depressionen und psychosomatisch bedingte körperliche Probleme sind häufig auftretende psychische Erkrankungen in der Kohorte der Flüchtlinge. Auch wenn die Indextraumatisierungen im Herkunftsland häufig ursächlich für die Entwicklung von Traumafolgestörungen bei Flüchtlingen sind, zeigen Studien ebenso, dass negative Postmigrationserfahrungen, wie unsicherer Aufenthaltsstatus oder langjährige Unterbringung in Gemeinschaftsunterkünften einen bedeutsamen Risikofaktor für die Ausprägung und Chronifizierung einer PTBS darstellen (Fazel et al. 2005). Somit erfordert das therapeutische Setting in der Kohorte der Flüchtlinge ein multimodales Behandlungskonzept, das neben psychotherapeutischen Interventionen ebenso sozial-arbeiterische Tätigkeiten, medizinische Versorgung sowie aufenthaltsrechtliche Beratung umfasst (siehe hierzu auch ▶ Kapitel 2 und ▶ Kapitel 3).

Grundsätzlich kann in der Arbeit mit Asylbewerbern auf die gleichen therapeutischen Komponenten und Techniken zurückgegriffen werden, die in den Leitlinien der jeweiligen psychischen Störungen deklariert sind. Spezifika in der Therapie sind zum einen die Postmigrationsstressoren sowie die kulturellen Hintergründe, die ein Abweichen vom »Standardvorgehen« notwendig und unabdingbar machen.

5.2 Praxisbezug

5.2.1 Das Drei-Säulen-Modell

Das Drei-Säulen-Modell (▶ Tabelle 5-1) soll veranschaulichen, welche Themen eine besondere Bedeutung bei der Behandlung von traumatisierten Flüchtlingen haben. Während des therapeutischen Prozesses spielen diese Aspekte sowohl im Rahmen der Anamnese und der diagnostischen Abklärung als auch bezogen auf das therapeutische Vorgehen eine wichtige Rolle. Als Ursachen einer Depression könnten z. B. entsprechend des Drei-Säulen-Konzepts unterschiedliche Faktoren eine Rolle spielen: als komorbide Störung im Rahmen einer PTBS, als Folge von Heimweh im Rahmen von Postmigrationsstressoren oder aufgrund der Belastungen durch schwierige Lebensbedingungen in der Flüchtlingsunterkunft. Die Vielzahl von möglichen Ursachen einer psychischen Störung erfordert daher neben einer differenzierten ätiologischen und diagnostischen Abklärung auch die Suche nach einer entsprechenden psychotherapeutischen Behandlung dieser Lebensthemen. Die flüchtlingsrelevanten Aspekte, insbesondere die migrations- und kulturspezifischen Besonderheiten, finden in der Regel weder im Studium der klinischen Psychologie noch im gängigen Curriculum der verschiedenen Ausbildungsinstitute besondere Beachtung. Es existiert z. B. kein ausgearbeitetes Konzept zur Behandlung von Heimweh, einer der häufigsten Ursachen für Depression bei Migranten.

Zu Therapiebeginn sollten in der sogenannten erweiterten Anamnese (▶ Tabelle 5-2) alle flüchtlingsspezifischen Bereiche berücksichtigt werden. Neben den gängigen Aspekten einer Anamnese sollten folgende Spezifika wie Prä- und Postmigrationsprozesse sowie kulturspezifische Krankheits- und Heilungsvorstellungen mit aufgenommen und erfragt werden; es haben sich dabei folgende Leitfäden im Rahmen der Anamnese bewährt:

Tab. 5-1 Das Drei-Säulen-Modell

Postmigrationsprozess	Belastender Alltag	Traumafolgen
Konzepte zur Migration	Belastende Wohnbedingungen	Klinische Psychologie
Identitätssuche zwischen beiden Kulturen	Keine sichere Zukunftsperspektive	Traumatherapie
Trauer/Heimweh	Strukturelle Diskriminierung	Kulturspezifische Ätiologiekonzepte
Verlust von sozialen Bezügen	Erfahrung von Rassismus	Kulturspezifische Erwartungen an Hilfe
Verlust von Ressourcen	Kaum Zugang zu Hilfsangeboten	Werteorientierung

Tab. 5-2 Erweiterte Anamnese der flüchtlingsspezifischen Bereiche

1.	Stand des Asylverfahrens
2.	Besonders belastende Lebensbedingungen
3.	Analyse des Migrationsprozesses
4.	Kulturspezifische Ätiologie- und Heilungsvorstellungen von psychischen Störungen
5.	Verständnis von Psychotherapie

1. Leitfaden für die Analyse des Migrationsprozesses (Gavranidou, Abdallah-Steinkopff 2008);
2. Fragebogen zu Postmigrationsstressoren (Silove et al. 1998);
3. Exploration der kulturspezifische Ätiologiemodelle (Interkulturelles Explorieren/Mod. Form des CFI von Mika, Abdallah-Steinkopff u. Gavranidou 2015).

Im Anschluss an die erweiterte Anamnese wird klar, welche weiteren Akteure aus dem multimodalen Therapiesetting eingeschlossen werden müssen. Da die erschwerten Lebensbedingungen von Asylbewerbern sowie aufenthaltsrechtliche Aspekte, die es als Teil des therapeutischen Geschehens auch vonseiten der Therapeuten zu akzeptieren gilt, meist gravierende Belastungen darstellen, können diese im Laufe des Therapieprozesses immer wieder Krisen verursachen und sind daher von Beginn an festzuhalten. Eine Vernetzung mit anderen Berufsgruppen wie Rechtsanwälten, Psychiatern und bestenfalls auch Sozialarbeitern (die in der Regel in Gemeinschaftsunterkünften arbeiten) ist aus diesem Grund zwingend erforderlich, um den Anliegen der Asylsuchenden gerecht zu werden (Gavranidou u. Abdallah-Steinkopff 2008).

5.2.2 Postmigrationsprozess: Kultursensibler Ansatz in der Psychotherapie

»Patienten und Therapeuten benötigen bei kulturell verschiedenen Hintergründen in der Regel weitaus mehr Zeit als gewöhnlich, um ungewöhnliche Symptome und ihre Entstehungsgeschichte zu verstehen, die individuelle Biografie bzw. die familiäre Migrationsgeschichte nachzuvollziehen, kulturelle Missverständnisse aufzuschlüsseln, ggf. Sprachbarrieren zu überwinden oder Angehörige in die Therapie einzubeziehen. Dies setzt Therapeuten angesichts der Betonung von zeitökonomischen Behandlungen, z. B. mithilfe der Verhaltenstherapie, teilweise unter starken Erfolgsdruck, sodass oftmals die Frage gestellt wird, ob es sich überhaupt noch um eine effektive Therapie handelt, wenn Therapeuten nicht schon zu Beginn das Ziel bzw. den genauen Weg dorthin kennen. Unsere Antwort lautet eindeutig Ja, denn nur ein zeitintensiveres Vorgehen zu Therapiebeginn kann der Vielschichtigkeit gerecht werden« (Kahraman u. Abdallah-Steinkopff 2010, S. 311).

Wie die jahrelange therapeutische Praxis bei REFUGIO München beweist, ermöglicht die Orientierung an interkulturellen übergeordneten Heilungselementen, wie z. B. Klärung im Sinne von Ordnen der Probleme und der Verständlichmachung von Zusammenhängen, Entlastung und Selbstfürsorge sowie Stärkung bestehender Ressourcen und Vermittlung von Orientierungshilfen, ein effektives und professionelles therapeutisches Vorgehen. Die Sensibilisierung für kulturspezifische Inhalte und Unterschiede ist notwendig, um zu entscheiden, ob diese für den Therapieprozess genutzt werden können oder ein sinnvoller Umgang damit zwischen Therapeut und Patient geklärt werden sollte, z. B. durch Hinzuziehung von Geistlichen (weiterführende Literatur zu kultursensibler Therapie: Abdallah-Steinkopff u. Soyer 2013).

Migration als Bruch in der Biografie

Da Flucht als unfreiwillige Migration verstanden werden kann, ist das Verlassen der Heimat bei geflüchteten Menschen mit Verlusterfahrungen, Unklarheit über den Verbleib von Zurückgebliebenen und weiteren unerledigten Prozessen verbunden. Viele Symptome, wie unstillbares Heimweh und Trauer um zurückgelassene Familienangehörige, von denen man nicht Abschied nehmen konnte und über deren Verbleib man nichts weiß, sind Folgen einer unfreiwilligen Migration. Eine sorgfältige Analyse des individuellen Migrationsprozesses ist neben anderen diagnostischen Schritten bei traumatisierten Flüchtlingen unerlässlich, um eine differenzierte Diagnosestellung zu gewährleisten. Erst die Berücksichtigung aller bestehenden Ursachen für die berichtete und beobachtete Symptomatik ermöglicht es, den Flüchtlingen angemessene psychosoziale Unterstützung zur Verfügung zu stellen. Die Hilfe bei der Suche nach verschollenen Angehörigen über internationale Suchdienste vermittelt durch Sozialarbeitern kann im Therapieprozess mehr zur Entlastung von Schuldgefühlen beitragen als ein Gespräch darüber.

Heimweh

Heimweh ist wie Zimt, bitter und süß.
(Griechisches Sprichwort)

Unter Heimweh leidet ein Großteil der Flüchtlinge, was negative Auswirkungen auf ihr psychisches Befinden und ihre Handlungsfähigkeit im Alltag hat. Heimweh als Thema in der Psychotherapie hat in der psychologischen Fachliteratur bisher kaum Beachtung gefunden. Stroebe, Schut und Nauta (2015) haben sich in ihrem Überblicksartikel eingehend mit unterschiedlichen Studien zum Erleben von Heimweh beschäftigt. Eine mögliche Erklärung für das mangelnde Forschungsinteresse an diesem Thema sei die Tatsache, dass Heimweh keine diagnostische Kategorie für eine psychische Störung sei. Die Ergebnisse mehrerer Studien verdeutlichen, dass sich das Empfinden von Heimweh zwischen folgenden Polen bewege: dem Vermissen des Heimatlandes als vertrautem Ort und der dort verbliebenen Familienangehörigen vs. der mangelnden Anpassung an die neue Umgebung im Exil mit einer fremden Kultur. In der therapeutischen Praxis nimmt die Klage über Heimweh einen beträchtlichen Raum ein. Ähnlich wie von den Autoren beschrieben äußern Flüchtlinge die beschriebenen Symptome auf den vier Ebenen (▸ Tabelle 5-3). Ihr Leiden ist gekennzeichnet durch das Vermissen ihrer Angehörigen und Freunde sowie der vertrauten Heimat. Sie ziehen sich zurück und nehmen kaum Kontakte mit ihrer neuen Umgebung auf. Zusätzliche Risikofaktoren wie die Folgen einer unfreiwilligen Migration, das Hinterlassen einer zerstörten Heimat und geliebten Angehörigen, die sich oft weiterhin in Gefahr befinden, sowie äußerst belastende Wohn- und Lebensbedingungen im Exil tragen bei Flüchtlingen mit großer Wahrscheinlichkeit zu einer gravierenden Verschärfung des Heimwehs bei. Die unsichere Zukunftsperspektive aufgrund eines schwebenden Asylverfahrens erschwert oder verhindert gar, sich auf die neue Umgebung, die andere Sprache und die fremde Kultur einzulassen – einem auch für viele Migranten ohne Fluchterfahrung schwierigen Prozess.

Psychotherapeutische Ansätze

»Transform the grief of separation to nostalgia« (Averill u. Sundararajan 2014) beschreibt sehr zutreffend die Tatsache, dass Heimweh in dosierter Form ein normales Empfinden bei Menschen sein kann, die fern von der Heimat sind. Als Belastung wird Heimweh von Betroffenen dann empfunden, wenn ihre alltägliche Handlungsfähigkeit durch massiven Leidensdruck dauerhaft eingeschränkt bleibt.

Psychotherapeutische Hilfe sollte auf beide Dimensionen, *Verlusterleben und Trauer sowie Probleme beim Einleben in die neue Umgebung*, fokussieren und entsprechende Interventionen anbieten (▸ Tabelle 5-3).

Was ist pathologisch und was nicht?

Viele Flüchtlinge bringen ein kulturspezifisches Verständnis für ihre Symptome mit und kennen das Konzept der Therapie als Heilungsangebot aus ihrer Heimat nicht. Als Ursache für ihre psychischen Probleme geben sie in der Regel nicht intrapsychische, sondern äußere Einflussfaktoren an, wie schwierige Lebensbedingungen, somatische Faktoren oder spirituelle Einflüsse. Spirituelle Erklärungen für Symptome, wie der Einfluss von Dschinns oder Ahnen sowie die Folgen des »bösen Blicks«, werden in der Psychotherapie oft erst dann thematisiert, nachdem eine vertrauensvolle therapeutische Beziehung entstanden ist. Mangelndes Verständnis für kulturbedingte Ätiologievorstellungen kann zu Fehldiagnosen verleiten. Das Stimmenhören oder das Gefühl, durch eine spirituelle Macht beeinflusst zu werde – bedingt durch diese kulturspezifischen Ätiologiemodelle – sind bei Flüchtlingen häufig beobachtbar und werden fälschlicherweise immer wieder als Zeichen paranoider oder schizophrener Störungen interpretiert.

Weitere Fehldiagnosen ergeben sich auch aufgrund kulturspezifischer Kommunikationsformen, die von Flüchtlingen gegenüber Respektspersonen gezeigt werden. Das Meiden des Blickkontakts sowie das Antworten im Sinne einer sozialen Erwünschtheit gelten in vielen Herkunftskulturen als wichtige Höflichkeitsformen. Nicht selten werden diese Verhaltensweisen jedoch in der psychotherapeutischen

Tab. 5-3 Häufig berichtete Symptomatik auf verschiedenen Ebenen (van Tilburg et al. 1996)

Emotional: Einsamkeitsgefühle, Trauer
Kognitiv: Wiederholte Beschäftigung mit der Heimat und Bezugspersonen
Sozial: Rückzug von Menschen in der neuen Umgebung, kein Interesse an der neuen Umgebung
Körperlich: Kopfschmerzen, Magen- und Darmbeschwerden, Gewichtverlust
Psychotherapeutisches Vorgehen **Kombiniertes Vorgehen (in Anlehnung an Thurber 2005) mit der Fokussierung auf beide Dimensionen (Verlusterleben/mangelnde Anpassung)**
Psychoedukation zu Heimweh als normales vs. belastendes Phänomen Bedeutung von Heimweh als Zeichen einer guten Verwurzelung in der eigenen Tradition/Kultur Information über Ursachen, Verlauf, Dauer, Symptomatik sowie hilfreiche Maßnahmen bei starkem Heimweh *Besondere Aspekte* Freundschaften in der neuen Umgebung vermitteln zwar einen gewissen Grad an Zugehörigkeitsgefühl, dienen jedoch nicht dazu, das Erleben von Heimweh zu kompensieren, sondern eher das Heimweh zu mildern. Skypen mit den Familienangehörigen kann manchmal das Heimweh mildern, aber auch unter Umständen massiv verstärken. **Interesse an Informationen über die Heimat, Familie und Kultur zeigen** **Vermittlung von Information über das neue Umfeld,** insbesondere zum besseren Verständnis für die fremde Kultur Information für Flüchtlinge zu Exilgruppen/religiösen Institutionen im näheren Umfeld **Strukturierung des Tagesablaufs** Aktivierung durch sportliche, handwerkliche und soziale Tätigkeiten **Vermittlung von sozialen Kontakten** Mit Landsleuten oder Menschen, die ebenfalls längere Migrationserfahrung haben. Mit Deutschen (z. B. ehrenamtlich Tätigen), die helfen können, die neue Umgebung besser kennenzulernen und zu verstehen. **Vermittlung spezifischer Strategien** Beschäftigung mit Heimweh eher zu stabilen Zeiten, Ablenkung mit Tätigkeiten im aktuellen Umfeld bei längerem Grübeln über Heimat und Familie. Klären, welche vertrauten Rituale und Gewohnheiten man in der neuen Umgebung aktivieren möchte, welche Gewohnheiten aus der neuen Umgebung interessant erscheinen. Gemeinsame Recherche mit den Flüchtlingen über Einkaufsmöglichkeiten von speziellen Nahrungsmitteln/Gewürzen, Literatur, Musik usw. und zu kulturellen/politischen Veranstaltungen. Mögliche Beiträge des Flüchtlings zu heimatbezogenen Themen explorieren.

Praxis als Ausdruck sozialer Unsicherheit fehlinterpretiert. Auch die Tatsache, dass das eigene Anliegen von vielen Flüchtlingen erst am Ende der Sitzung vorgebracht wird, ist Ausdruck von Respekt und sollte nicht als psychisches Phänomen der Vermeidung von problematischen Inhalten missverstanden werden.

Anschauliche Erklärung des Psychotherapiekonzepts für eine gute Compliance

Traumatisierte Flüchtlinge erwarten aufgrund ihrer kulturell geprägten Ätiologievorstellungen neben der Verbesserung ihrer Lebensbedingungen, die sie auch für ihre Symptomatik verantwortlich machen, eher eine medizinische oder spirituell ausgerichtete Heilungsmethode. Häufig suchen Flüchtlinge bei spirituellen Fragen parallel zur Therapie auch Geistliche aus den jeweiligen Religionen auf. Eine Klärung dieser flüchtlingsspezifischen Heilungserwartungen ist zu Behandlungsbeginn wichtig, um Enttäuschungen vorzubeugen.

Bewährte Praxis bei REFUGIO München ist seit Jahren die Psychotherapie als Heilungsmethode mithilfe von Metaphern zu veranschaulichen. Die Beschreibung des beruflichen Werdegangs von Therapeuten vermittelt den Patienten ein besseres Verständnis für dieses in ihrer Heimat meist unbekannte Berufsbild. Darüber hinaus sollte auch das Setting der Psychotherapie, die verschiedenen Rollen (Patient, Therapeut, Dolmetscher), die therapeutische Beziehung, die Schweigepflicht und die verschiedenen Heilungsmethoden, wie z. B. das Sprechen als Heilungsmethode, anschaulich erklärt werden. Entsprechend der Heilungsvorstellungen vieler Flüchtlinge ist es sinnvoll, die Wiedererlangung der eigenen Kraft und Stärke als Therapieziel hervorzuheben. Die Bearbeitung der Probleme sollte als Weg zu diesem Ziel dargestellt werden: »Ihre innere Kraft ist durch viele Probleme verschüttet und daher für Sie nicht zugänglich. Unsere gemeinsame Aufgabe besteht darin, für Ihre Probleme Lösungen zu finden, damit sich Ihre Kraft wieder entfalten kann.« Eine ausführliche Information zu Therapiebeginn ist unerlässlich für eine sichere und vertrauensvolle therapeutische Beziehung, auch wenn diese Erklärungen zuerst mehr Zeit in Anspruch nehmen und sich der Einsatz therapeutischer Interventionen, die für notwendig erachtet werden, dadurch verzögern (Kahraman u. Abdallah-Steinkopff 2010). Auch während des Therapieverlaufs bleibt die Notwendigkeit bestehen, das therapeutische Vorgehen für Menschen, die kein Wissen über Psychologie und Psychotherapie mitbringen, anschaulich zu kommentieren und zu erklären. Dabei spielt die Zusammenarbeit mit den Dolmetschern, die als Brücke zwischen den Kulturen fungieren, eine wichtige Rolle (▸ Kapitel 6).

Umgang mit kulturbedingten Missverständnissen

Die Interaktion zwischen Therapeut und Flüchtling ist ein Feld, in dem für beide Seiten ein erkenntnisreicher interkultureller Austausch gepflegt werden kann. Nach Borke, Döge und Kärtner (2011) besteht jedoch in Beratungs- und Therapiesituationen häufig die Gefahr, unvertraute Verhaltensweisen und Einstellungen als nicht normal und unrichtig abzulehnen, sie defizitär zu interpretieren oder sie im

Tab. 5-4 Interkulturelles Explorieren in sechs Schritten

1. Explorieren der ursprünglichen Krankheits- und Heilungsvorstellungen des Patienten durch Therapeuten
   Wie würde man die Symptome in der Heimat bezeichnen? Welche Ursachen würde man dafür vermuten? Wo und bei wem würde man Hilfe suchen? Welche Interventionen würden empfohlen?
2. Berücksichtigung des entsprechenden Entstehungskontextes für kulturspezifische Vorstellungen (Religion, gemeinschaftsorientierte Wertehaltung)
3. Ermittlung von kulturspezifischen Tabus
   Beispiel: In der Republik Kongo werden Schlafstörungen in einigen Regionen als Zeichen des Verhextseins interpretiert.
4. Anschauliches Erklären der psychologischen Krankheits- und Heilungsvorstellungen durch Therapeuten
5. Vermittlung des entsprechenden Entstehungskontextes (die in westlichen Gesellschaften vorherrschende individualistische Wertehaltung favorisiert Autonomiestreben und Selbstständigkeit)
6. Interkulturelle Gemeinsamkeiten im Heilungsprozess finden und für die Therapie nutzen
   Beispiel: Ressourcenaktvierung als übergeordnetes Heilungselement mit unterschiedlichen kulturell geprägten Inhalten. Beten vs. Nachgehen eines Hobbies.

schlimmsten Falle zu pathologisieren. Ausgehend von der Annahme, dass Wertvorstellungen und entsprechende Verhaltensweisen im jeweiligen kulturellen Kontext eine Funktion für das gesellschaftliche und existenzielle Überleben haben/hatten, sollten Motive für gezeigtes Verhalten zunächst eruiert werden. Als Kommunikationstechnik hat sich dabei das »Interkulturelle Pendeln« bewährt (Abdallah-Steinkopff 2015). Basierend auf der Haltung des professionellen Umgangs mit dem »Nichtwissen« (Anderson, Goolishian 1992) lässt sich interkulturelle Kompetenz nicht als umfassende kulturelle Kenntnis im ethnologischen Sinne verstehen, sondern als Haltung der anteilnehmenden Neugier, mit der Verhalten beobachtet wird und zugrundeliegende Motive und Wertvorstellungen für kulturspezifische Einstellungen gegenseitig exploriert und erklärt werden. Da das »Interkulturelle Pendeln« eher auf die Unterstützung im Rahmen eines Entscheidungsprozesses fokussiert, wie z. B. Veränderungen des Erziehungsverhaltens bei Flüchtlingseltern, eignet sich das »Interkulturelle Explorieren« eher für ein besseres gegenseitiges Verständnis von Krankheits- und Heilungsvorstellungen (▸ Tabelle 5-4).

Merke

Hilfreich im interkulturellen Kontext ist eine Haltung der anteilnehmenden Neugier, mit der Verhalten beobachtet wird und zugrundeliegende Motive und Wertvorstellungen für kulturspezifische Einstellungen gegenseitig exploriert und erklärt werden.

5.2.3 Belastender Alltag

Ressourcenorientiertes Vorgehen

Ressourcenaktivierung – nach Grawe und Grawe-Gerber (1999) von essenzieller Bedeutung für eine effektive Therapie – sollte bei der Behandlung schwersttraumatisierter Flüchtlinge eine ganz besondere Beachtung finden. Viele geflüchtete Menschen haben aufgrund der Erlebnisse im Heimatland und auf der Flucht sowie der aktuellen Lebenssituation im Exilland den Blick auf eigene Ressourcen und positive Erlebnisse z. T. völlig verloren. Mithilfe einer Ressourcen-Lebenslinie können Patienten darin unterstützt werden, auf die positiven Erfahrungen des Lebens zu blicken. Dafür werden Patienten eingeladen, positive Ereignisse und Erfahrungen ihres bisherigen Lebens in Form von Blumen auf eine Linie, die ihr Leben symbolisiert (z. B. ein am Boden liegendes Seil), zu legen. Im Anschluss sollten die auf diese Weise markierten Erfahrungen besprochen und auf Ressourcen, aus denen Patienten noch heute Kraft beziehen können, fokussiert werden.

Aktivitätenaufbau

Neben der Ressourcenaktivierung ist zu Beginn der Behandlung der Aktivitätenaufbau ebenso unabdingbar. Vor dem Hintergrund, dass Asylbewerber in der Regel in Gemeinschaftsunterkünften in Mehrbettzimmern leben und kaum eine Möglichkeit der Partizipation haben, ist der Aufbau einer Tagesstruktur besonders relevant, um einer depressiven Symptomatik entgegenzuwirken. Hier ist das Explorieren früherer Bewältigungsmechanismen von großer Bedeutung. Viele Patienten geben an, in der Natur (z. B. beim Spazierengehen; beim Betrachten von sich im Wind bewegenden Blättern) für kurze Momente entspannen zu können (»Hier kann ich auch mal schreien oder laut weinen«, »Hier sind keine Menschen, die mich beurteilen oder auf die ich gerade Rücksicht nehmen muss«).

Häufig ist es wegen aktueller Krisen in Deutschland (Aufenthaltsprozess, Wohnungssuche) oder im Herkunftsland (kein Kontakt mehr zur Familie, Beschuss des Heimatortes) nötig, Klienten zu stabilisieren. Auch das Aktivieren von Ressourcen begleitet die Therapie und sollte zu geplanten und ungeplanten Zeitpunkten aufgegriffen und thematisiert werden. Hierfür ist es ratsam, jeweils Zeit zu Beginn der Therapiesitzung einzuplanen. Aufgrund der Postmigrationsstressoren nimmt die Phase der Ressourcenaktivierung und Stabilisierung bei traumatisierten Flüchtlingen häufig mehr Raum ein als bei deutschen traumatisierten Patienten.

Merke

Der Therapeut sollte sich im Vorhinein Beispiele für potenzielle Ressourcen überlegen, die der Patient tatsächlich durchführen kann und die nicht zu Frustration aufgrund der eingeschränkten Rechte des Asylbewerbers führen (z. B. ist der Vorschlag, Reisen zu unternehmen, nicht möglich, ebenso der Vorschlag, sich einen sicheren Rückzugsort in der Unterkunft zu suchen oder einen Einkaufsbummel zu machen).

5.2.4 Traumafolgen

Psychoedukation

Zu Beginn der Behandlung steht neben einer fundierten kultur- und migrationsspezifischen Psychodiagnostik und Anamnese (▸ Kapitel 4) die Informationsvermittlung und Ressourcenarbeit im Vordergrund. Für Betroffene stellt die Information, dass die Symptome eine normale Reaktion auf abnormale Ereignisse darstellen und nicht Zeichen dafür sind, »verrückt« zu werden, eine enorme Entlastung dar. Zudem bietet die Psychoedukation neben der Informationsvermittlung bereits auch Hilfestellungen für den Alltag im Umgang mit Symptomen wie Albträume oder Schlafstörungen.

Die Psychoedukation richtet sich dabei, wie auch im herkömmlichen Setting, nach dem primären Störungsbild, das in der Therapie behandelt werden soll. Als hilfreiches Manual zur Psychoedukation bei traumatisierten Flüchtlingen empfehlen wir das Buch »Psychoedukation bei posttraumatischen Störungen« (Liedl, Schäfer und Knaevelsrud 2013), das im Behandlungszentrum für Folteropfer Berlin entwickelt wurde und sowohl im Gruppen- als auch Einzelsetting durchführbar ist. Hier werden in 15 Modulen und 2 Zusatzmodulen die Entstehung sowie die Folgen einer Traumatisierung erklärt (▸ Tabelle 5-5).

Psychoedukation kann bei (schwer) belasteten Menschen, schon kurz nach der Ankunft in Deutschland als Entlastung und zur Stabilisierung eingesetzt werden. Neben der Informationsvermittlung ist das Erklären und Einüben von Entspannungstechniken eine gute Methode der unmittelbaren Entlastung. Bewährt hat sich als Einstieg in Entspannungsverfahren die Progressive Muskelrelaxation. Diese eher aktive Form der Entspannung ist für Menschen, die bislang keinerlei Zugang zu derartigen Verfahren hatten, weniger schambesetzt. Auch imaginative Verfahren können eingesetzt werden; allerdings sollte bei dieser Technik ein Bild vorgegeben werden, z. B. ein kräftiger Baum. Damit kann die Gefahr, dass negative besetzte oder gar an das Trauma erinnernde Bilder aufkommen, stark minimiert werden. Regelmäßige Entspannungsübungen am Ende der Sitzung können den positiven Effekt für die Patienten deutlich erhöhen.

Traumafokussierte Therapie

Metaanalysen zur psychotherapeutischen Behandlung von posttraumatischen Belastungsstörungen bestätigen die signifikante Reduktion von PTBS-Symptomen sowie von Angst- und depressiven Symptomen bei Asylsuchenden und traumatisierten Geflüchteten (Lambert u. Alhassoon 2015; McFarlane u. Kaplan 2012; Slobodin u. de Jong 2014). Ansätze der traumafokussierten Therapien waren dabei denen der Stabilisierung überlegen (Nickerson et al. 2011; Palic u. Eklit 2011). Dies entspricht den bestehenden S3-Leitlinien zur Behandlung posttraumatischer Belastungsstörungen, die das Angebot einer trauma-adaptierten Psychotherapie für PTBS-Patienten empfehlen (Flatten et al. 2011).

Die Traumatherapie bei Flüchtlingen orientiert sich an den Modulen einer klassischen Traumabehandlung (z. B. Konfrontation, kognitives Umstrukturieren). Dabei sollten die kulturellen Hintergründe, die kognitiven Fähigkeiten sowie das Weltbild des Patienten berücksichtigt werden. Für viele Flüchtlinge ist es nicht nachvollziehbar, warum sie sich mit den traumatischen Erlebnissen auf intensive Weise erneut konfrontieren sollen. Daher ist eine gute Aufklärung auch zur Förderung der Compliance erforderlich (z. B. Vergleich mit körperlicher Wunde, Schrankmetapher). Die Schrankmetapher (nach Ehlers 1999) vergleicht den Gedächtniszustand nach traumatischen Erlebnissen mit einem Schrank, in den viele Dinge schnell und chaotisch hineingeworfen wurden. Es reicht daher bereits aus, wenn ein Teil nach vorne fällt, dass die Tür aufspringt und einiges herausfällt (damit können Intrusionen bzw. Flashbacks erklärt werden). Welche Schritte sind nun notwendig, damit die Dinge nicht mehr herausfallen? Der Schrank muss neu geordnet und einsortiert werden. Dafür müssen alle Gegenstände herausgeholt, angesehen, sortiert und zusammengefaltet in den Schrank zurückgelegt werden. Das passiert in der Traumakonfrontation. Zudem kann es hilfreich sein, den Schwerpunkt auch bei der

Tab. 5-5 Themenüberblick der Module nach Liedl et al. (2013)

Psychoedukation – ein erster Schritt auf dem Weg durchs Labyrinth
Sie können verändern und dürfen entscheiden – gemeinsam sind wir stärker
Trauma – auch tiefe Wunden können heilen
Posttraumatische Belastungsstörung I – eine normale Reaktion auf ein abnormes Ereignis
Posttraumatische Belastungsstörung II – nicht hilflos ausgeliefert
Dissoziationen – bleiben Sie im Hier und Jetzt
Vergessen – und Erinnerungshilfen
Schmerzen – und Entlastung
Depression – tauchen Sie wieder auf
Schlafstörungen – entspannen Sie sich
Angst – nur Mut
Aggressionen – gehen Sie es an
Lassen Sie sich helfen, helfen Sie sich selbst
Das Leben zurückerobern
Abschlusssitzung
Zusatzmodul: Trauer – geben Sie sich Zeit
Zusatzmodul: Integration – wagen Sie Neues

Exposition darauf zu richten, was Patienten in der Situation der Folter, grausamer Gewalt etc. hat überleben lassen. Die Perspektive sowohl des Opfers, dem Leid angetan wurde, als auch des Überlebenden, der sich während des traumatischen Ereignisses auf individuelle und der Situation angemessene Form Halt und Schutz gegeben hat, ist ein Weg, beiden Rollen eines Traumatisierten gerecht zu werden. Die Kreativität des Überlebens als wichtige Ressource ist den Betroffenen selbst häufig nicht bewusst und muss daher im therapeutischen Prozess exploriert und bewusstgemacht werden. Die Erkenntnis, dass man während des traumatischen Geschehens fähig war, sich entsprechend der Situation zu schützen, verhilft dazu, das Trauma nicht nur als Moment der völligen Hilflosigkeit zu erleben.

Fallbeispiel

Frau U. beschrieb die Gefangenschaft als das Erleben völligen Ausgeliefertseins. Sie habe sich wie »ein Tier gefühlt«. Auf die Frage, was sie damit meine, berichtete sie, dass sie weder Urin- noch Stuhlabgang kontrollieren konnte. Diese erlebte Hilflosigkeit sei für sie auch noch im Nachhinein extrem beschämend. Auf die Frage, was sie während der Gefangenschaft gemacht habe, um zumindest innerlich Halt zu finden, reagierte sie unwirsch. Unter solchen Umständen gäbe es nichts, was man machen könne.
In der folgenden Therapiesitzung wurde die Situation im Keller, in dem sie gefangen gehalten wurde, eingehend mit hinführenden Fragen, die mit Ja oder Nein beantwortet werden konnten, exploriert. Im Laufe der Exploration erinnerte sich Frau U. an folgende Situation, die sie völlig vergessen hatte: Sie habe immer in einer Ecke gekauert und auf die Schritte der Männer gewartet, die sie immer wieder verhört haben, um sie anschließend zu vergewaltigen. Angesichts ihrer großen Angst bei der Frage, wie lange diese Tortur noch andauern würde, sei ihr irgendwann der Gedanke gekommen, man würde sie möglicherweise in Ruhe lassen, wenn sie den Eindruck erwecke, verrückt geworden zu sein. Immer wenn sie die Schritte gehört habe, sei sie aufgestanden und habe so getan, als ob sie – von Beruf Lehrerin – vor ihrer Schulklasse stünde und einen Unterricht abhalte. Im Nachgespräch ging es nicht darum nachzuweisen, dass sie die Männer von ihrem vorgespielten Verrücktsein überzeugt habe. Von therapeutisch wichtigerer Bedeutung war es, ihr bewusstzumachen, dass sie trotz großer Angst und dem Erleben des Ausgeliefertseins in der Lage gewesen war, ihren Verstand zu nutzen mit dem Plan, die Männer auszutricksen.

Eine in der Praxis bewährte Konfrontationsmethode bei traumatisierten Flüchtlingen ist die Bildschirmtechnik (u. a. von Putnam 1989). Dabei sitzen Therapeut und Patient nebeneinander und blicken gemeinsamen auf einen imaginären Bildschirm, der zur besseren Vorstellung auf einem Flipchart aufgezeichnet werden kann. Der Dolmetscher sitzt leicht nach hinten versetzt neben dem Therapeuten. Der Patient wird dabei unterstützt, über das Erlebte in Form eines Films, den sich Therapeut und Patient gemeinsam auf dem Bildschirm ansehen, zu berichten. Dabei hält der Patient während der gesamten Konfrontation eine Fernbedienung in der Hand, mit der er zu jedem Zeitpunkt den Filmablauf kontrollieren kann. So ist es z. B. möglich den Film anzuhalten und ein Standbild zu erzeugen, vor- und zurückzuspulen, den Film in Schwarz-Weiß oder Farbe zu sehen, lauter und leiser zu stellen und vieles mehr. Es kann hilfreich sein, wenn der Therapeut Vorschläge einbringt, um eine adäquate Konfrontation zu gewährleisten (»Können wir uns den letzten Teil noch einmal genauer anschauen und in die Szene hineinzoomen?«, »Was hat die Person auf dem Boden in dieser Situation gedacht/gefühlt?«). Das genaue Vorgehen sollte dem Patienten im Vorfeld erläutert und anhand einer angenehmen Situation geübt werden.

Als weitere Methode ist die in ▸ Kapitel 5.3 dargestellte Lebenslinie zu nennen, die neben ressourcenorientieren Erfahrungen auch traumatische Lebensereignisse beinhalten kann. Dies ist v.a. bei komplex traumatisierten Menschen, die viele traumatische Ereignisse erlebt haben, eine gute Methode, um die Erlebnisse zu ordnen und in einen biografischen Bezug zu setzen (siehe dazu auch Narrative Expositionstherapie, NET, Schauer et al. 2011).

Zu beachten ist, dass (möglichst) stabile Lebensbedingungen bestehen, wenn eine Konfrontation begonnen wird (d.h. sie ist ungeeignet für Personen im Dublin-Verfahren, mit Abschiebebedrohung oder in Erstaufnahmeeinrichtungen), sodass diese in Gänze durchgeführt werden kann und währenddessen kein Abbruch aufgrund äußerlicher Faktoren stattfindet. Ebenso wichtig ist es, den Patienten in einer (möglichst) stabilen psychischen Verfassung aus der Stunde zu entlassen. Hierfür ist es notwendig, vor der Phase der Konfrontation, Techniken der Stabilisierung einzuführen. Besonders bewährt haben sich dafür Entspannungsübungen wie progressive Muskelrelaxation, bewusste Bauchatmung, imaginative Entspannungsverfahren.

5.2.5 Vorschlag für probatorische Inhalte

In ▸ Tabelle 5-6 werden Vorschläge für die Inhalte der probatorischen Sitzung gegeben. Die aufgeführten Punkte sollen als Orientierungshilfe dienen und haben keinen Anspruch auf Vollständigkeit. Die einzelnen Themeninhalte können je nach Bedürfnis des Patienten ausgeweitet oder verkürzt werden.

Tab. 5-6 Inhalte für probatorische Sitzungen

Sitzung	Inhalt
Erstgespräch	• Einführung des Dolmetschers als Sprachmittler (▸ Kapitel 6) • Regeln für die Arbeit mit Dolmetschern erklären (▸ Kapitel 6) • Was bedeuten die nachfolgenden probatorischen Sitzungen? Warum sammle ich Informationen als Therapeut? • Was bedeutet Psychotherapie (und welche Vorstellungen hat der Patient)? • Schriftliche Schweigepflichtentbindung: Patienten sollten über die Regelungen der Schweigepflicht ausdrücklich informiert werden (z.B. »Es gibt in Deutschland ein Gesetz für Ärzte, Therapeuten und Rechtsanwälte. Dies gilt bei uns auch für den Dolmetscher. All das, was Sie mir bzw. uns erzählen, dürfen wir niemandem weitersagen. Wenn Sie das möchten, benötigen wir eine schriftliche Bestätigung von Ihnen«). • Darstellung des Anliegens des Patienten allgemein

Tab. 5-6 Fortsetzung

Sitzung	Inhalt
1	Erweiterte Anamnese: • Erfragen der aktuellen Symptomatik (Wie sieht ein regulärer Tag aus?; Was ist ein guter/schlechter Tag?; Was macht Probleme?) • Erfragen der momentanen Lebenssituation (Aufenthaltsstatus, Wohnsituation, Familienverhältnisse, Deutschkurs, soziale Kontakte und Anbindungen, z. B. Kirchengemeinden) • Erfragen der Medikation, Abklären Vorbehandlung (Klinikaufenthalte, auch im Heimatland; eventuell Arztbriefe)
2	Weiterführung der erweiterten Anamnese: • Erfragen der prätraumatischen Lebenssituation (Lebensphasen beschreiben lassen)
3 4	• Ggf. Erfragen der traumatischen Erfahrungen (traumatische Erfahrungen im Herkunftsland sowie auf der Flucht) Hier ist es wichtig zu vermitteln, dass die traumatischen Erfahrungen nicht im Detail beschrieben, sondern nur kurz benannt werden sollen. Im Verlauf der Therapie wird darauf eingegangen, jetzt ist es nur wichtig, dass der Therapeut einen groben Überblick bekommt. Eventuell auch Abklären mithilfe eines Fragebogens, z. B. Trauma-Event-Liste (Life Events Checklist for DSM-5, LEC-5; Download der englischen Version unter: http://www.ptsd.va.gov/professional/assessment/te-measures/life_events_checklist.asp) • Ressourcen abfragen (Handlungsfähigkeit erfragen)
5	• Abfragen der Erklärungsmodelle des Patienten für Symptomatik (»Woher kommt es, dass ich diese Probleme jetzt habe?«); siehe auch: Modifizierte Form des Cultural Formulation; Interviews zur Exploration der kulturspezifischen Ätiologiemodelle (Mika et al. 2015)

5.3 Herausforderungen

Die therapeutische Arbeit mit Flüchtlingen ist mit verschiedenen Herausforderungen verbunden. In der nachfolgenden ▸ Tabelle 5-7 werden mögliche Herausforderungen geschildert und geeignete Lösungsansätze vorgeschlagen.

Tab. 5-7 Herausforderungen in der therapeutischen Arbeit mit Flüchtlingen

1. Interkulturelle Herausforderungen	
Vorstellung von Gesundheit und Krankheit sowie Erklärungs- und Bewältigungsstrategien	Kenntnis über kulturelles Krankheitskonzept Dolmetscher als »Kulturvermittler« Haltung der anteilnehmenden Neugier und des Nichtwissens: Patient als Experte seiner Kultur

Tab. 5-7 Herausforderungen in der therapeutischen Arbeit mit Flüchtlingen

Übertriebene Heilungserwartung und daraus resultierende passive Haltung, Non-Compliance	Informationsvermittlung: (therapeutisches) Erklärungsmodell für Belastung und damit einhergehend Bewältigungsstrategien Interkulturelles Explorieren
Verhaltensweisen gegenüber Autoritätspersonen	Dolmetscher als »Kulturvermittler« (▸ Kapitel 6) Haltung der anteilnehmenden Neugier und des Nichtwissens: Patient als Experte seiner Kultur
2. Herausforderungen aufgrund der aktuellen Lebenssituation	
Eingeschränkter Aktivitätenaufbau und Nutzen von Ressourcen aufgrund der Lebensumstände (asylrechtliche und finanzielle Situation): u. a. stark eingeschränkter Zugang zu Arbeit, Ausbildung	Auf machbare Aktivitäten und Ressourcen fokussieren wie Deutschkurs, Angebote von Ehrenamtlichen/Helferkreisen/Exil-Gemeinden, Sport, Spazierengehen
Schwierigkeiten, Entlastungs- und Entspannungsübungen im Alltag durchzuführen aufgrund Lebensbedingungen in Erstaufnahmeeinrichtung oder Gemeinschaftsunterkunft	Lebensumstände berücksichtigen und besprechen, wie und wo Übungen durchführbar sind, z. B. mithilfe von Oropax (Patienten mitgeben), an einem ruhigen Ort, wie Kirche, in der Natur
Anhaltendes Gefühl der Bedrohung, Anspannung und Unsicherheit aufgrund langanhaltendem Asylverfahren; Gefahr der chronischen Passivität	Anschauliche Information über das Asylverfahren (▸ Kapitel 2 und ▸ Kapitel 3) zur Vermeidung von Missverständnissen, die Ängste auslösen Information vermitteln, was hilfreich ist bzgl. Aufenthaltsstatus, z. B. Ausbildung; eventuell Einbeziehen von Sozialarbeitern in Unterkunft, Rechtsanwalt Fokus auf aktuelle Situation und Aktivitätsaufbau wie Besuchen eines Deutschkurses (werden in vielen Unterkünften von Ehrenamtlichen angeboten)
Gefühl des Bedrohtwerdens, empfundene Gefahr in Unterkunft (v. a. bei Frauen – sanitäre Anlagen werden häufig von Frauen und Männern genutzt)	Eventuell Antrag auf Umverteilung (in der Regel über Sozialdienst in den Unterkünften)
3. Herausforderungen in der traumafokussierten Therapie	
Assoziation der Exposition zur (erlebten) Asylanhörung	Um Kontrollerleben und Transparenz zu erhöhen, informieren über Vorgehen; mögliche Methode für Konfrontation: Bildschirmtechnik Wiederholten Gegenwartsbezug während des Gesprächs herstellen
Dissoziation	Einüben von anti-dissoziativen Techniken

Tab. 5-7 Herausforderungen in der therapeutischen Arbeit mit Flüchtlingen

Eingeschränkte Handlungsfähigkeit im Alltag aufgrund von häufiger Konfrontation mit Triggern, z. B. Ausweiskontrolle durch Polizei	Triggeranalyse und Konfrontation mit Trigger
4. Herausforderungen in der Diagnosestellung bei traumatisierten Kindern/Jugendlichen	
Die aktuelle Diagnostik wird der existierenden umfangreichen und komplexen Phänomenologie der Entwicklungsbezogenen Traumafolgestörungen nicht gerecht (van der Kolk 2005; van der Kolk et al. 2009). Dies bezieht sich nicht nur auf die mangelnde Alterssensitivität, die zumindest im DSM-5 Berücksichtigung findet, allerdings auch nur z.T. nach den Kriterien von Scheeringa, sondern auch auf eine alterssensitive Ereignisdefinition, die weder im ICD-10 noch im DSM-5 angemessen beschrieben wird, wie z.B. Vernachlässigung. Entwicklungsbezogene Verhaltensauffälligkeiten bei traumatisierten Kindern und Jugendlichen verhindern das Erkennen der grundlegenden Traumadynamik der Symptomatik und führen oft zu nicht zutreffenden Diagnosen (Hensel, 2013). Diagnosekriterien der Entwicklungsbezogenen Traumafolgestörungen nach van der Kolk et al. (2009) (nach Rosner und Steil 2012) dienten einem Diagnosevorschlag, der nicht in das DSM-5 aufgenommen wurde.	

A	**Ereigniskriterium: Traumatische Erfahrungen und Vernachlässigung**
A1	Multiple oder chronische interpersonelle Traumatisierung (direkt oder indirekt)
A2	Verlust protektiver Bezugspersonen als Folge von Veränderungen, wiederholte Trennungen von Bezugspersonen oder schwerer und überdauernder emotionaler Missbrauch
B	**Affektive und physiologische Dysregulation (mind. 2 Kriterien)**
B1	Unfähigkeit, extreme Gefühlszustände zu verändern, auszuhalten und sich selbstständig zu beruhigen (Furcht, Scham, Wut)
B2	Schwierigkeiten bei der Regulierung von Körperfunktionen und Sinneswahrnehmungen (Schlafen, Essen, Überempfindlichkeit für Berührung, Lärm etc.)
B3	Verringerte Bewusstheit/Dissoziation von Wahrnehmungen, Emotionen und körperlichen Zuständen
B4	Eingeschränkte Fähigkeit, eigene Emotionen und körperliche Zustände zu beschreiben
C	**Dysregulation von Aufmerksamkeit und Verhalten (mind. 3 Kriterien)**
C1	Übermäßige Beschäftigung mit Bedrohungen oder mangelnder Wahrnehmung einer solchen (fehlerhafte Einschätzung von Sicherheit und Gefahr)
C2	Eingeschränkte Fähigkeit zum Selbstschutz (risikosuchendes Verhalten)
C3	Unangemessene Methoden der Selbstberuhigung

Tab. 5-7 Herausforderungen in der therapeutischen Arbeit mit Flüchtlingen

C4	Habituelles oder reaktives selbstverletzendes Verhalten
C5	Unfähigkeit, zielbezogenes Verhalten zu entwickeln oder aufrechtzuerhalten
D	**Schwierigkeiten der Selbstregulation und Beziehungsgestaltung (mind. 3 Kriterien)**
D1	Intensive Beschäftigung hinsichtlich der Sicherheit von Bezugspersonen oder anderen geliebten Personen; Schwierigkeiten, Trennungen auszuhalten
D2	Negatives Selbstbild, insbesondere Hilflosigkeit, Wertlosigkeit, ein Gefühl der Beschädigung, mangelnde Selbstwirksamkeitserfahrungen
D3	Misstrauen, kein angemessenes reziprokes Verhalten gegenüber anderen
D4	Reaktive physische oder verbale Aggression
D5	Unangemessene Versuche, intime Beziehungen herzustellen; übermäßiges Zutrauen zu weitestgehend unbekannten Erwachsenen oder Gleichaltrigen
D6	Unfähigkeit zu angemessener Empathie
E	**Symptome aus dem posttraumatischen Spektrum**
	Mindestens ein Symptom aus zwei der Symptom-Cluster Posttraumatische Belastungsstörung
F	**Dauer von mind. 6 Monaten**
G	**Funktionelle Beeinträchtigung in mind. einem wichtigen Lebensbereich**

Weiterführende Literatur

Liedl A., Müller J., Knaevelsrud C. (2014). Trauma und Schmerz – Manual zur Behandlung traumatisierter Schmerzpatienten. Stuttgart: Schattauer.

Feldmann R.E., Seidler G.H. (2013). Traum(a) Migration – Aktuelle Konzepte zur Therapie traumatisierter Flüchtlinge und Folteropfer. Gießen: Psychosozial-Verlag.

Sack, M., Sachsse, U., Schellong, J. (2013). Komplexe Traumafolgestörungen, Diagnostik und Behandlung von Folgen schwerer Gewalt und Vernachlässigung. Stuttgart: Schattauer.

Zitierte Literatur

Abdallah-Steinkopff B. (2015). Kultursensible Elternberatung bei Flüchtlingsfamilien. Zeitschrift für systemische Therapie und Beratung; Jg. 33 (3): 109–117.

Abdallah-Steinkopff B., Soyer J. (2013). Traumatisierte Flüchtlinge – Kultursensible Psychotherapie im politischen Spannungsfeld. In: Feldmann R.E., Seidler, G.H. Traum(a) Migration – Aktuelle Konzepte zur Therapie traumatisierter Flüchtlinge und Folteropfer. Gießen: Psychosozial-Verlag.

Anderson H., Goolishian H. (1992). The client is the expert: A not-knowing approach to therapy. In: McNamee S., Gergen K. Social Construction and the Therapeutic Process. Newbury Park, CA: Sage.

Averill J. R., Sundararajan L. (2014). Experience of solitude: Issues of assessment, theory and culture. In: Coplan R., Bowker J. (Eds.), A handbook of solitude: Psychological perspectives on social isolation, social withdrawal and being alone. Hoboken, NJ: Wiley-Blackwell; 90–108.

Borke J., Döge P., Kärtner J. (2011). Kulturelle Vielfalt bei Kindern in den ersten drei Lebensjahren. München: Deutsches Jugendinstitut e. V. (DJI). http://www.weiterbildungsinitiative.de/uploads/media/WiFF_Expertise_Nr_16_Borke_Doege_Kaertner_Internet_PDF.pdf (Zugriffsdatum: 01.07.2016).

Ehlers A. (1999). Posttraumatische Belastungsstörung. Göttingen: Hogrefe.

Fazel M., Wheeler J., Danesh J. (2005). Prevalence of serious mental disorder in 7000 refugees resettled in western countries: a systematic review. Lancet; 365 (9467): 1309–1314.

Flatten G., Gast U., Hofmann A. et al. (2011). S3 – Leitlinie Posttraumatische Belastungsstörung. Trauma & Gewalt; 3: 202–210.

Gavranidou M., Abdallah-Steinkopff B. (2008). Psychotherapeutische Arbeit mit Migranten: Alles anders oder alles gleich? Gestalttherapie, Forum für Gestaltperspektiven; 22 (2): 93–106.

Grawe K., Grawe-Gerber M. (1999). Ressourcenaktivierung: Ein primäres Wirkprinzip der Psychotherapie. *Psychotherapeut*; *44*: 63–73.

Hensel, Th. (2013). Psychotherapie komplexer Traumafolgestörungen bei Kindern und Jugendlichen. Sack, M., Sachsse, U., Schellong, J. (2013). Komplexe Traumafolgestörungen, Diagnostik und Behandlung von Folgen schwerer Gewalt und Vernachlässigung. Stuttgart: Schattauer; 331-343.

Kahraman B., Abdallah-Steinkopff B. (2010). Same same but different. Kultursensible Verhaltenstherapie bei Migranten. Psychotherapie im Dialog 11 (4): 306–312.

Lambertt J. E., Alhassoon O. M. (2015). Trauma-focused therapy for refugees: meta-analytic findings. Journal of Counseling Psychology; 62 (1): 28–37.

Liedl A., Schäfer U., Knaevelsrud C. (2013). Psychoedukation bei posttraumatischen Störungen – Manual für Einzel- und Gruppensetting. 2. Aufl. Stuttgart: Schattauer.

McFarlane C. A., Kaplan I. (2012). Evidence-based psychological interventions for adult survivors of torture and trauma: a 30-year review. Transcultural Psychiatry; 49 (3–4): 539–567.

Mika J., Abdallah-Steinkopff B., Gavranidou M. (2015). Die Exploration der Krankheitskonzepte von Flüchtlingen bezüglich ihrer Posttraumatischen Belastungsstörung. Psychotherapeuten Journal; 2/2015: 134–145.

Nickerson A., Bryant R. A., Silove D., Steel Z. (2011). A critical review of psychological treatments of posttraumatic stress disorder in refugees. Clinical Psychology Review; 31 (3): 399–417.

Palic S., Elklit A. (2011). Psychosocial treatment of posttraumatic stress disorder in adult refugees: a systematic review of prospective treatment outcome studies and a critique. Journal of Affective Disorders; 131 (1–3): 8–23.

Putnam F. (1989). Diagnosis and Treatment of Multiple Personality Disorder. New York: Guilford Press.

Rosner, R., Steil, R. (2012). Ist es sinnvoll, eine neue Diagnose »traumabezogene Entwicklungsstörung« einzuführen? Landolt, M, Haensel, T. (2012). Traumatherapie mit Kindern und Jugendlichen. Hogrefe: Göttingen; 46-58.

Schauer M., Neuner F., Elbert T (2011). Narrative Exposure Therapy (NET). A Short-Term Intervention for Traumatic Stress Disorders. 2. Aufl. Cambridge, Mass.: Hogrefe & Huber Publ. (NET Manual; EA 2005).

Scheeringa, M. S. , Zeanah, C. H., Myers, L. und Putnam, F. W. (2003). New findings on alternative criteria for PTSD in preschool children. In: Journal of the American Academy of Child and Adolescent Psychiatry, Bd. 42, 561–570.

Silove D., Steel Z., McGorry P. D., Mohan P. (1998). Trauma exposure, postmigration stressors and symptoms of anxiety, depression and post-traumatic stress in Tamil asylum-seekers: comparison with refugees and immigrants. Acta Psychiatr Scand. 1998; 97: 175–181

Slobodin O., de Jong J. T. (2014). Mental health interventions for traumatized asylum seekers and refugees: What do we know about their efficacy? The International Journal of Social Psychiatry.; 61 (1): 17–26. http://dx.doi.org/10.1177/0020764014535752.

Stroebe, M., Schut H., Nauta M. (2015). Homesickness: A Systematic Review oft he Scientific Literature. Review of General Psychology; 19 (2): 157–171.

Thurber C. A. (2005). Multimodal homesickness prevention in boys spending 2 weeks at a residential summer camp. Journal of Consulting and Clinical Psychology; 73: 555–560. http://dx.doi.org/10.1037/0022-006X.73.3.555.

van der Kolk, B.A. (2005). Developmental trauma disorder. Towards a rational diagnosis for chronically traumatized children. Psychiatric Annals; 35:401-408.

van der Kolk, B.A., Pynoos, R.S., Ciccetti, C., Cloitre, M., DÁndrea, W., Ford, J.D. et al. (2009). Proposal to include a developmental trauma disorder daignosis or children and adolescents in DSM V. Unpublished manuscript. http://www.cathymalchiodi.com/dtd_nctsn.pdf (Zugriff 12.10.10).

van Tilburg M. A., Vingerhoets A. J., van Heck G. L. (1996). Homesickness: A review of the literature. Psychological Medicine; 26: 899–912. http://dx.doi.org/10.1017/S0033291700035248.

6 Zusammenarbeit mit Dolmetschern

Barbara Abdallah-Steinkopff

Neben der Darstellung der Rolle des Dolmetschers als Mittler zwischen Patient und Therapeut wird die Notwendigkeit betont, eindeutige Tätigkeitsbereiche und Aufgaben sowohl für den Dolmetscher als auch für den Therapeuten zu definieren. Ein weiterer wichtiger Faktor für eine effektive Zusammenarbeit ist die Kultursensibilität des Therapeuten. Am Beispiel therapierelevanter Themen werden kultursensible Aspekte veranschaulicht und die Bedeutung der Dolmetscher als Brücke zwischen Flüchtling und Therapeut hervorgehoben.

Fallbeispiel

Frau F., Kurdin aus der Türkei, war aufgrund der politischen Aktivitäten ihres Ehemanns Opfer von sexueller Gewalt und jahrelanger Verfolgung. Sie litt unter einer schweren PTBS und unter wiederkehrenden depressiven Episoden. Weil sie beide Sprachen, Curmanci und Türkisch, gut beherrschte, konnte eine türkische Dolmetscherin mitwirken, da zu dem Zeitpunkt der Behandlung keine Curmanci sprechenden Dolmetscher zur Verfügung standen.
Zu Behandlungsbeginn war es wichtig, die Rolle der Dolmetscherin zu klären, insbesondere bezüglich ihrer Haltung gegenüber dem türkisch-kurdischen Konflikt. Speziell nach Erfahrungen von Bürgerkriegen zwischen verschiedenen Ethnien wie im Falle von Frau F. ist die Abklärung von Misstrauen zwischen Dolmetscher und Flüchtling Voraussetzung für eine gute, vertrauensvolle Zusammenarbeit. Während des Therapieverlaufs beschrieb Frau F. ihre Gefühlszustände häufig mittels Organmetaphern (»mein Nabel ist verrutscht«) und umschrieb tabuisierte Themen, besonders die Erfahrungen sexueller Gewalt und das Aufkommen von Suizidgedanken, anstatt sie direkt zu thematisieren. Die wortnahe Übersetzung alleine wäre für die Therapeutin ohne das kulturelle Wissen der Dolmetscherin missverständlich gewesen.
Dolmetscher fungieren in ihrer Rolle als Sprach- und Kulturmittler daher als wichtige Brücke zwischen den Kulturen.

6.1 Einleitung

Dieses Kapitel gibt einen Einblick in die Zusammenarbeit mit Dolmetschern bei der Therapie mit traumatisierten Flüchtlingen. Der Begriff Dolmetscher hat sich in diesem Kontext in den letzten Jahren im Sprachgebrauch eingebürgert. Genau genommen handelt es sich jedoch um Sprachmittler ohne eine anerkannte Dolmetscherausbildung. Sie erhalten bei REFUGIO zu Tätigkeitsbeginn eine Einführung zu Struktur und Regeln der Zusammenarbeit und Supervision durch einen auswärtigen Supervisor. Der weitaus wichtigere Informationsaustausch findet dann in den regelmäßigen Nachbesprechungen zwischen den Therapeuten und Dolmetschern am Ende der Therapiesitzung statt. Ein Großteil der Therapiegespräche mit behandlungsbedürftigen Flüchtlingen muss gedolmetscht werden. Auch wenn

Flüchtlinge über deutsche Sprachkenntnisse verfügen, muss berücksichtigt werden, dass Mimik und Gestik in der Zweitsprache oft reduziert sind. Es fehlen den Therapeuten dadurch wichtige Hinweise für eine angemessene Beurteilung der affektiven Stimmung und damit auch für eine sinnvolle Diagnosestellung.

In der Literatur überwiegen die Einwände gegen eine psychotherapeutische Behandlung unter Mitwirkung von Dolmetschern. Haupteinwände sind, dass Informationen während des Übersetzens verloren gingen und die Gestaltung einer vertrauensvollen therapeutischen Beziehung durch Hinzuziehung von Dolmetschern erschwert oder unmöglich seien. Insbesondere wird dabei von psychodynamisch orientierten Therapeuten auf die Problematik von Übertragungsprozessen (Haenel 1997) innerhalb dieser triadischen Beziehung hingewiesen.

Aufgrund des speziellen Klientels ist eine Diskussion, ob Therapie vermittelt von Dolmetschern überhaupt möglich ist, müßig, da ein muttersprachliches Hilfsangebot für traumatisierte Flüchtlinge dringend geboten ist. »It already happens, so it is worth exploring and explaining« (Bot u. Wadensjö 2004, S. 356). In einer Studie von v. Samson und Nakajima 1997 gaben sowohl Therapeuten als auch Dolmetscher Probleme während des therapeutischen Prozesses an. Dolmetscher kritisierten konfrontative therapeutische Verfahren, schwer übertragbare Formulierungen der Therapeuten und mangelndes Eingehen der Therapeuten auf den kulturellen Kontext der Patienten. Therapeuten kritisierten vor allem, dass Dolmetscher nicht wortwörtlich übersetzen würden, sondern eher eigene Äußerungen mit ihren den Aussagen des Therapeuten verknüpfen würden. Als eine mögliche Ursache für diese Probleme sehen die beiden Autorinnen unterschiedliche Vorstellungen in der Erreichung bestimmter Ziele (z. B. rücksichtsvoller Umgang mit dem Patienten). Manche therapeutisch notwendigen Konfrontationen, die für den Klienten emotional belastend sind, kann der Dolmetscher als solche nicht erkennen und empfindet sie als Rücksichtslosigkeit vonseiten des Therapeuten (v. Samson u. Nakajima 1997). Eine weitere Ursache für Konflikte in der Dyade Dolmetscher – Therapeut ergibt sich nach v. Samson und Nakajima aus der Erwartung der Therapeuten, dass der Dolmetscher einerseits als »Brücke« zwischen den Kulturen fungieren, anderseits die Informationsübergabe während der Übersetzung objektiv und transparent, d. h. ohne eigene Färbung geschehen soll.

Als Bestätigung ihrer Hypothese schlussfolgern v. Samson und Nakajima, dass Dolmetscher jedoch wie alle anderen Menschen auch einer selektiven Wahrnehmung unterliegen, besonders dann, wenn sie vom Schicksal des Patienten emotional berührt sind. Wird dieser Aspekt nicht von Beratern berücksichtigt, käme es immer wieder zu Problemen. Verbesserungsvorschläge, die von den Autorinnen aus der Interpretation der Ergebnisse abgeleitet werden, sollen diesem Umstand gerecht werden. Im Gegensatz zum Artikel von Bot und Wadensjö (2004), die die sprachliche Übersetzungsfunktion der Dolmetscher detailliert und ausführlich beschreiben, liegt der Schwerpunkt dieses Artikels auf der interkulturellen Kompetenz der Dolmetscher. Die ausführliche Beschreibung kultursensibler Themen in der Psychotherapie mit Flüchtlingen soll dazu dienen, die Bedeutung der Dolmetscher als Brücke zwischen den Kulturen nachvollziehbar zu machen.

6.2 Die Rolle der Dolmetscher innerhalb der Triade

Ausschlusskriterium bei der Wahl von Dolmetschern sollte neben unzureichender Sprachkenntnisse ein ungewisser Aufenthalt sein, da eine zu hohe Betroffenheit mit der Problematik der Klienten mangelnde Distanz bei Dolmetschern zur Folge haben könnte.

Da sie über ein Wissen beider Kulturen verfügen, werden Dolmetscher gerne als kulturelle Brücke zwischen Patient und Therapeut bezeichnet. Besonders zu Behandlungsbeginn haben Dolmetscher aufgrund der gemeinsamen Sprache bessere und schnellere Möglichkeiten, Klienten hinsichtlich des Bildungsgrades, der sozialen und ethnischen Herkunft einzuschätzen. Die Sozialisation im gleichen kulturellen Kontext und entsprechend ähnliche Erfahrungen ermöglichen ein besseres Verständnis für die Patienten. Dolmetscher können sich daher leichter in das Befinden der Patienten einfühlen als Therapeuten, denen die Bilder zu den Aussagen des Patienten fehlen. Eine syrische Dolmetscherin, die wegen des Krieges aus Syrien geflüchtet ist, hat eher eine Vorstellung von der Welt einer syrischen Patientin, die Zerstörung von Dörfern und Städten durch den Krieg, aber auch von gesellschaftlichen Strukturen erlebt hat, als Therapeuten, die diese Zustände nur aus den Medien kennen. Ihre Kenntnis über das Land, seine politische Lage und Kultur eröffnet den Dolmetschern verständlicherweise leichter und eher den Zugang zu Patienten als den Therapeuten. Ob Sympathie oder Antipathie daraus erwächst, ist abhängig davon, welchen politischen, ethnischen oder religiösen Gruppen die Dolmetscher und die Patienten angehören und wie sie mit der möglicherweise abweichenden Zugehörigkeit umgehen.

Der unterschiedliche Grad an Verständnis und Kenntnis der Welt des Patienten verdeutlicht, dass die Verbindungen innerhalb der Triade Therapeut-Patient-Dolmetscher verschiedene Qualitäten haben können. Die Beziehung des Therapeuten zum Patienten ist neutraler, möglicherweise unbefangener oder distanzierter als die des Dolmetschers zum Patienten. Es kann sich daher innerhalb dieser Triade eine konkurrierende Situation zwischen Therapeut und Dolmetscher entwickeln. Die Gefahr besteht dann, wenn Therapeuten die vertrautere Beziehung zwischen Dolmetscher und Patient, besonders zu Beginn der Therapie, als Beweis eigener Inkompetenz werten und nicht als Ressource für den therapeutischen Prozess erkennen.

Dolmetscher sind in stärkerem Maße unterschiedlichen Erwartungen ausgesetzt als Therapeut und Patient. Patienten sehen in Dolmetschern Landsleute, die sie besser verstehen sollten. Sie erwarten großen Einsatz und Unterstützung von ihnen, wenn es darum geht, ihre Anliegen bei Behörden und Institutionen vorzubringen. Häufig überschätzen sie dabei die Einflussmöglichkeit der Dolmetscher auf Verwaltung und Behörden. Sie wünschen sich verständlicherweise oft ein freundschaftliches Verhältnis zu den Dolmetschern. Die Therapeuten dagegen erwarten von den Dolmetschern Neutralität im Umgang mit den Patienten. Freundschaftliche Beziehungen zwischen Dolmetschern und Patienten dagegen würden gegen dieses Neutralitätsprinzip verstoßen und sind daher unerwünscht. Von grundlegender Bedeutung für Therapeuten sind die professionellen Qualitäten der Dolmetscher, wie sprachliche und interkulturelle Kompetenz. Dolmetscher sind demzufolge professionellen Erwartungen der Therapeuten und moralischen Erwartungen ihrer Landsleute ausgesetzt. Stimmen die Erwartungen der Patienten und Therapeuten nicht überein, können sich daraus Konflikte für die Dolmetscher ergeben. Der Rückzug auf ihre Dolmetscherfunktion und die damit verbundene Wahrung der Neutralität, wie von den Institutionen erwartet, wird von Landsleuten oft als Unhöflichkeit und mangelnde Hilfsbereitschaft gewertet. Der Vorwurf einer mangelnden Solidarität mit ihren Landsleuten kann bei Dolmetschern Schuldgefühle auslösen und zu einem Loyalitätskonflikt führen.

Vor Gericht, in einer Beratung oder psychotherapeutischen Behandlung gelten Dolmetscher nicht als Teilnehmer des Gesprächs, sondern als Sprachrohr. Sie treten jedoch am häufigsten während des Gesprächsablaufs in Erscheinung, da sie für zwei Personen sprechen. Wie sich aus der Darstellung der Dolmetscherrolle innerhalb der triadischen Beziehung ersehen lässt, ist die Effektivität der Therapie nicht nur abhängig vom Therapeuten – seiner psychotherapeutischen Kompetenz und seiner Bereitschaft, kulturelle Aspekte bei seiner Behandlung zu berücksichtigen – und von der Therapiebereitschaft des Patienten. Der Dolmetscher kann in einer für Therapeut und Patient kaum identifizierbaren Art und Weise Einfluss auf den Dialog zwischen Therapeut und Patient nehmen und dadurch das therapeutische Geschehen mitbestimmen. Eine noch so gut geplante Therapie kann ohne die Kompetenz und Loyalität des Dolmetschers zu den Therapeuten nicht gelingen.

Um einen Bezugsrahmen für die weiteren Ausführungen bereitzustellen, wird das Modell einer triadischen Beziehung Therapeut-Dolmetscher-Patient vorgestellt, wie es sich in der Praxis als hilfreich erwiesen hat.

Die nachfolgenden Ausführungen über notwendige Faktoren für eine effektive Kooperation zwischen Therapeut und Dolmetscher können dann besser in Bezug zur angestrebten »idealen Triade« gesehen und verstanden werden.

6.3 Faktoren für eine wirksame Kooperation zwischen Therapeut und Dolmetscher

Kennzeichnend für eine effektive Triade während des therapeutischen Gesprächs ist eine eindeutige Rollenvereinbarung des Therapeuten und des Dolmetschers definiert durch vereinbarte Zuständigkeits- und Tätigkeitsbereiche. Der Therapeut ist Gesprächspartner für den Patienten. Er ist verantwortlich für den therapeutischen Verlauf und gestaltet eine vertrauensvolle, tragfähige Beziehung zum Patienten. Der Dolmetscher ist verantwortlich für eine wortnahe Übersetzung der Äußerungen von Therapeut und Patient. Notwendig für das Vertrauen seitens des Patienten ist auch die Gestaltung einer respektvollen Beziehung durch den Dolmetscher. Der Patient erkennt die unterschiedlichen Rollen – Therapeut und Dolmetscher – an. Die Bedeutung des Therapeuten als für die Triade und das therapeutische Geschehen verantwortlich kann zusätzlich durch die Sitzordnung hervorgehoben werden. Therapeut und Patient sitzen gegenüber, während der Dolmetscher etwas hinter dem Therapeuten versetzt sitzt. Diese Sitzordnung hat sich bewährt, da sie betont, dass der Therapeut der eigentliche Ansprechpartner im Gespräch ist. Die Zugehörigkeit des Dolmetschers zum Therapeuten wird dadurch erkennbar. Ein weiterer Vorteil für den Patienten besteht darin, dass seine Blickrichtung im Gegensatz zu einer Sitzordnung im Dreieck gleich bleibt. In Gruppensitzungen hingegen nehmen Dolmetscher und Therapeut nebeneinander und nicht versetzt Platz, da die Gruppenteilnehmer im Kreis sitzen. Die Wahl dieser Sitzordnung ist aus einer Versuchsanordnung entstanden, welche die Autorin gemeinsam mit einigen Flüchtlingen durchgeführt hat. Aus der unterschiedlichen Kombination der drei Stühle als Symbol für die Triade sollten Flüchtlinge ermitteln, welche Kombination am eindeutigsten die Zugehörigkeit der Dolmetscher zum Behandlungszentrum und die Gesprächsführung durch den Therapeuten darstellt. Die oben beschriebene Sitzordnung verdeutlichte für die Flüchtlinge am besten sowohl die Zugehörigkeit der Dolmetscher als Mitarbeiter vom Behandlungszentrum als auch die Zuständigkeit der Therapeuten für die Gesprächsführung. Die Sitzordnung ermöglicht trotz der Versetzung der Stühle den erforderlichen Blickkontakt zwischen Therapeut und Dolmetscher. Auf diese Weise können Therapeuten die für den Gesprächsverlauf aufschlussreichen nonverbalen Hinweise der Dolmetscher wahrnehmen und nutzen.

Während des therapeutischen Prozesses, insbesondere zu Behandlungsbeginn, können Konflikte die Interaktionen innerhalb der Triade stören und den Therapieprozess beeinträchtigen oder zum Abbruch bringen. Notwendig ist daher das rechtzeitige Erkennen und Berücksichtigen möglicher Konflikte. An den folgenden Fallbeispielen werden typische Interaktionsfaktoren beschrieben, die sich häufig störend auf die Zusammenarbeit zwischen Therapeuten und Dolmetschern bei der Behandlung traumatisierter Flüchtlinge auswirken können.

6.3.1 Gestörte Interaktion zwischen Therapeut und Dolmetscher

Wie bereits erwähnt kann der Wissensvorsprung des Dolmetschers über ethnische Hintergründe des Patienten dazu führen, dass der Therapeut sich aus dem interaktiven Geschehen ausgeschlossen fühlt. Folge kann eine gestörte Beziehung zwischen Dolmetscher und Therapeut sein. Dem Therapeuten gelingt es infolge des Konflikts nicht mehr, eine eigenständige Beziehung zum Patienten aufzubauen. Die Gesprächsführung bleibt unklar und wird größtenteils vom Dolmetscher übernommen. Aus Sicht des Patienten erscheint dann der Dolmetscher als die maßgebliche Person im therapeutischen Geschehen.

Politische, ethnische und religiöse Zugehörigkeit

Wenn Dolmetscher und Patient aus ehemaligen sich bekriegenden Gruppen stammen, muss in einem gemeinsamen Gespräch geklärt werden, ob eine Zusammenarbeit im Rahmen einer Therapie möglich ist. In den meisten Fällen stand einer weiteren Zusammenarbeit nichts im Wege, nur in wenigen Fällen mussten Dolmetscher ausgewechselt werden, weil ein zu großes Misstrauen seitens der Patienten gegenüber den Dolmetschern bestand. Da viele Flüchtlinge aus Diktaturen kommen, be-

gegnen sie den eigenen Landsleuten, die unterschiedlichen politischen Richtungen, Ethnien und Religionen angehören, zunächst äußerst misstrauisch. Zudem haben sie bedingt durch Krieg und Verfolgung traumatisierende Erfahrungen gemacht, die tabuisiert sind und verschwiegen werden müssen, um einer Verstoßung aus ihrer Gesellschaft zu entgehen. Daher muss immer wieder die Schweigepflicht der Dolmetscher gegenüber den Patienten betont werden.
Da die Exilgemeinden häufig klein sind, begegnen sich Patienten und Dolmetscher außerhalb der Therapie immer wieder z. B. zu festlichen Anlässen. Bewährt hat sich zu Therapiebeginn darüber zu sprechen, wie man sich in diesen Momenten verhalten soll (soll man sich grüßen, zeigen, dass man sich kennt oder besser meiden?).

Geschlecht der Dolmetscher

Sowohl bei Frauen als auch bei Männern, die unter den Folgen einer Vergewaltigung leiden, ist die Tatsache, ob eine Landsmännin oder ein Landsmann übersetzt, häufig von weitaus größerer Bedeutung als das Geschlecht der behandelnden Person.

Vergewaltigte Frauen aus verschiedenen Kulturen ziehen in der Regel eine Landsmännin als Dolmetscherin vor. Das Geschlecht der Therapeuten ist manchmal von Bedeutung, aber viel seltener als allgemein angenommen.

Eine mögliche Erklärung für die Bevorzugung einer Dolmetscherin aus der gleichen Kultur sowohl bei Patienten wie auch bei Patientinnen, wenn es um schambesetzte, tabuisierte Themen wie Vergewaltigung geht, könnte der Ehrbegriff in der jeweiligen Kultur sein. Vergewaltigung an sich ist als Angriff auf die Ehre eines Menschen zu sehen. Bei der Vergewaltigung einer Frau ist die Ehre des Paares betroffen: Die der Ehefrau als das entehrte Opfer und die des Mannes, der aus der Sicht einiger Kulturen als Beschützer »versagt« hat.

Umgang mit tabuisierten Themen

Im Umgang mit Themen, die Scham- und Schuldgefühle auslösen, besteht bei den Patienten die Tendenz zur Vermeidung, die als eines der Hauptkriterien für Posttraumatische Belastungsstörungen anerkannt ist. Aber auch Therapeut und Dolmetscher sind in unterschiedlichem Maße davon betroffen.

Bestimmte schambesetzte Begriffe wie Vergewaltigung werden umschrieben. So wurde von einer Bosnierin vor Gericht ausgesagt, dass sie für die serbischen Soldaten »Kaffee kochen« musste. Sie versuchte damit zu umschreiben, dass sie von ihnen vergewaltigt worden war.

Wenn Therapeuten tabuisierte Themen direkt ansprechen, kann es dazu kommen, dass Dolmetscher umschreibend übersetzen, da das direkte Ansprechen von Tabus in vielen Kulturen als unhöflich gilt.

Häufig ist es auch den Therapeuten unangenehm, heikle Themen anzusprechen. Eine mögliche Gefahr besteht dann darin, dass sie sich vage ausdrücken und indirekt die Aufgabe an die Dolmetscher delegieren, das Thema anzusprechen. Sie geben damit die Gesprächsführung aus der Hand. Der Dialog verlagert sich in diesem Fall auf die Dyade Dolmetscher-Patient. Dem Dolmetscher bleibt dann ein zu großer Handlungsspielraum. Er übernimmt die Verantwortung für den Verlauf des Gespräches, während der Therapeut sich überflüssig und übergangen fühlt.

Unklare Äußerungen des Patienten

Gespräche mit Flüchtlingen, die unter einer psychiatrischen Erkrankung wie Schizophrenie leiden, gestalten sich äußerst schwierig. Wegen einer vorhandenen Denkstörung können sie oft nicht dem Gesprächsfaden folgen und wechseln häufig die Themen. Mit dem klinischen Kontext unerfahrene Dolmetscher könnten befürchten, dass die Therapeuten die Unklarheit der übersetzten Information auf schlechte Sprachkenntnisse zurückführen. Sie bemühen sich daher, die Aussagen des Patienten durch eine entsprechende Übersetzung logischer und verständlicher zu machen. Den Therapeuten fehlen dadurch wichtige sprachliche Zeichen, um eine angemessene Diagnose zu stellen.

Loyalitätskonflikt

Loyalitätskonflikte für Dolmetscher bestehen dann, wenn Patienten sie darum bitten, bestimmte Äußerungen von ihnen nicht an die Therapeuten zu übersetzen. Meist befürchten sie sonst Nachteile. Wenn kein einheitliches Vorgehen für solche Situationen vorher besprochen wurde, bleibt sowohl für den Patienten als auch für den Therapeuten unklar, welche Information vom Dolmetscher weitergeleitet und welche durch ihn verheimlicht wurde.

Mangelndes Verständnis für therapeutische Maßnahmen

Die Exposition mit gegenwärtigen Auslösern wie die Konfrontation mit uniformierten Menschen, kann für traumatisierte Flüchtlinge sinnvoll sein, um den gegenwärtigen Alltag besser zu bewältigen. Wenn die Therapeutin und die Dolmetscherin unterschiedliche Haltungen gegenüber Opfern von Gewalt haben, kann es bei der Durchführung dieser Intervention zu Konflikten kommen. So kann die Dolmetscherin z. B. in ihrer Landsmännin eine schonungsbedürftige, durch die Folter zerstörte Frau sehen. Die Therapeutin hingegen versteht ihre Aufgabe darin, der Patientin durch den Aufbau von Bewältigungsstrategien für gegenwärtige angstauslösende Situationen das Gefühl von Kompetenz, im Sinne von Selbstwirksamkeit, zu vermitteln. Erst die Klärung der verschiedenen Haltungen gegenüber Folterüberlebenden sowie die eingehende Information über Sinn und Zweck bestimmter therapeutischer Verfahren, ermöglicht ein effektives Zusammenarbeiten.

Formulierungen der Therapeuten

Begriffe wie »Therapie«, »Psychologin«, »Depression« oder »Trauer« sind in viele Sprachen nicht direkt übersetzbar. Diese Begriffe setzen psychologische Kenntnisse voraus. Hinzu kommt der für die deutsche Sprache übliche Gebrauch von Substantiven als abstrakte Begriffe. Diese Form von Begrifflichkeit lässt sich nicht auf alle Sprachen übertragen. Solche Substantive müssen vom Dolmetscher mithilfe mehrerer Sätze umschrieben werden. Häufig vermuten Therapeuten dann, dass Dolmetscher Eigenes zu ihrer Aussage hinzugefügt haben. Würden Therapeuten sprachstrukturelle Besonderheiten berücksichtigen, dann käme es nicht zu diesen Verdächtigungen, die unnötigerweise die Beziehung zwischen Therapeut und Dolmetscher trüben. Daher ist es sinnvoll, Dolmetscher in Vorbesprechungen zur Verwendung bestimmter Begriffe, die in der Therapie gebräuchlich sind, zu befragen und sich eventuell auf eine bestimmte Umschreibung zu einigen.

Unterschiedliche Wertvorstellungen prägen den Umgang mit Lebensthemen. Es ist sinnvoll hierzu die Dolmetscher zu befragen, um Äußerungen von Patienten richtig einzuordnen. Missverständnisse bergen die Gefahr in sich, fremdes Verhalten allzu schnell zu pathologisieren.

Die Auswahl dieser Konfliktsituationen umfasst sicher nicht alle Probleme, die sich in der Zusammenarbeit mit Dolmetschern ergeben können. Grundlage für die Auswahl waren Ergebnisse der Studie von v. Samson und Nakajima sowie von Befragungen von Dolmetschern in REFUGIO-internen Schulungsmaßnahmen.

6.4 Gemeinsames Verständnis für kultursensible Themen

Die Analyse dieser typischen Konfliktsituationen weist auf eine gemeinsame Quelle für Interaktionsprobleme insbesondere zwischen Therapeut und Dolmetschern hin; auf das Aufeinandertreffen zweier Kulturen in der therapeutischen Beziehung zwischen Therapeut und Patient sowie das Vermitteln zwischen diesen Kulturen durch den Dolmetscher.

Langjährige Beobachtungen sowie der Austausch mit Therapeuten und Dolmetschern erhärten folgende Annahme: Wenn ein Therapeut kultursensible Aspekte in der Behandlung von traumatisierten Flüchtlingen vernachlässigt oder unberücksichtigt lässt, dann fühlt sich der Dolmetscher gegenüber seinen Landsleuten verpflichtet, diese fehlende Kultursensibilität auszugleichen. Dieser Versuch der Kompensation hat unweigerlich Auswirkungen auf die Qualität des Dolmetschens. Folge davon ist eine geringe Übereinstimmung zwischen den Äußerungen des Therapeuten und den anschließenden Übersetzungen des Dolmetschers. Als Beispiel könnte eine Dolmetscherin Aussagen der Therapeutin, die in der entsprechenden Kultur als unhöflich angesehen werden, so verändert übersetzen, dass es zu keinem Gesichtsverlust beim Patienten kommt. Sollen Äußerungen der Therapeutin jedoch möglichst wortnah durch die Dolmetscherin übersetzt werden, muss die Therapeutin kultursensible Aspekte beachten. Auf diese Weise verhindert sie, dass die Dolmetscherin in einen Loyalitätskonflikt gegenüber ihren Landsleuten gerät.

Eine zentrale Aufgabe in der Behandlung von Flüchtlingen und in der Zusammenarbeit mit Dolmetschern ist daher die Entwicklung eines gemeinsamen Verständnisses für kultursensible Aspekte in der Therapie. Verantwortlich für die Berücksichtigung kultureller Verschiedenheit sowie die Schaffung einer kultursensiblen Haltung sind die Therapeuten, Dolmetscher können ihnen dabei mit ihrem Kulturwissen behilflich sein.

6.4.1 Therapierelevante kultursensible Aspekte

In der Arbeit mit Flüchtlingen zeigen sich bei diversen Themen deutliche Unterschiede zwischen den häufig verbundenheitsorientierten Kulturen der Flüchtlinge und der individuumsorientierten deutschen Kultur. Im nebenstehenden Kasten sind verschiedene kultursensible Aspekte dargestellt, insbesondere jene, die für die Zusammenarbeit mit Dolmetschern relevant sind.

Kultursensible Themen in der Therapie
- Krankheitsverständnis
- Heilungserwartungen
- Einschätzung der Glaubhaftigkeit einer Aussage
- Kulturell geprägte Vorstellungen der eigenen Identität (*Selbstdefinitionen*)
- Verhalten gegenüber Autoritäten und Respektspersonen
- High/Low context-Kommunikation
- Sprachstruktur und spezielle Begriffe
- Leidensausdruck

Krankheitsverständnis

Ebner (2001) unterscheidet zwei relevante Begriffe, den Krankheitsbegriff und das Krankheitserleben. Krankheit wird in verschiedenen traditionellen Kulturen als unabhängig vom Menschen existierend angesehen (z. B. böser Blick, Dämonie). Sie durchdringt ihn von außen und beeinflusst ihn vollständig (Ebner 2001). Daher fehlt häufig ein Verständnis für chronische Erkrankungen. Auch das Krankheitserleben unterscheidet sich; in vielen Kulturen wird seelischer und körperlicher Schmerz ganzheitlich erlebt. Es existiert kein Leib-Seele-Dualismus. Daher wird seelisches Leid immer auch körperlich erlebt und präsentiert (Ebner 2001). Das Verwenden von Organmetaphern für die Beschreibung von affektiven Zuständen gewinnt dabei eine wichtige Bedeutung in der Therapeut-Patient-Beziehung. In türkischer Sprache kann das Erleben von Trauer über die Organmetapher »die Leber wird groß« ausgedrückt werden. Westafrikaner beschreiben manchmal den Zustand großer Belastung mit der Formulierung »ich spüre Würmer und Ameisen über meinen Körper krabbeln«.

Heilungserwartung

In Abhängigkeit vom traditionellen Krankheitsbegriff wird Hilfe eher in der Abwehr von negativen äußeren Einflüssen oder deren Schwächung erwartet, als in der Veränderung intrapsychischer Zustände. Gerade zu Beginn des Therapieprozesses erwarten Flüchtlinge eher vom Therapeuten getröstet zu werden und Handlungen verschrieben zu bekommen, die stärken sollen. Die Förderung von Einsicht in intrapsychische Zustände stimmt vor allem zu Beginn des Therapieprozesses nicht mit dem oben beschriebenen Krankheitsbegriff überein.

Glaubhaftigkeit der Aussage

Dolmetscher mit Migrationshintergrund können aufgrund ihrer Landeskenntnis viel rascher als deutsche Therapeuten die Glaubhaftigkeit der Aussage eines Geflüchteten erkennen, z. B. ob die Beschreibung des Fluchtweges oder von Zuständen in einer bestimmten Region des Herkunftslandes realistisch ist. Das Thema Glaubwürdigkeit spielt im Umgang mit Flüchtlingen je nach Berufsgruppe in unterschiedlicher Bedeutung eine Rolle. Gründe dafür werden ausführlich von Soyer (2004) beschrieben.

Definition des Selbst

Markus (1990) beschreibt unterschiedliche Konstruktionen des Selbst sowohl aus individualistischen als auch aus kollektivistischen Kulturen: »Einer der wesentlichen Unterschiede zwischen den Kulturen hinsichtlich der Definition des Selbst ist der Grad, mit welchem das Selbst als getrennt von den anderen oder als verbunden mit den anderen gesehen wird. Viele afrikanische, nah- und fernöstliche Kulturen postulieren eine fundamentale Verbundenheit zwischen Menschen untereinander [...] In westlichen Kulturen hingegen definiert sich das Selbst als verschieden, einzigartig und getrennt von den anderen« (Markus 1990, S. 598 f.). Für westliche, individualistische Kulturen ist das sogenannte independente Selbst charakteristisch, während in kollektivistischen Kulturen ein interdependentes, also ein Selbst vorherrscht, das sich über soziale Beziehungen definiert. Soziale Bezüge gewinnen in einer verbundenheitsorientierten Kultur, in der die Interessen des Einzelnen zugunsten der Gemeinschaft untergeordnet werden, eine tragende Bedeutung. Wenn das Überleben eines Individuums in einer Gesellschaft ausschließlich in der Verantwortung der Familie liegt, was auf viele Herkunftsländer der Flüchtlinge zutrifft, und nicht der Staat wie in westlichen Industriestaaten mithilfe von familienersetzenden Institutionen die Existenz des Einzelnen sichert, dann ist die Bezogenheit auf Familie und Gemeinschaft von existenzieller Bedeutung. Innerhalb dieser gesellschaftlichen Bedingungen spielt die Förderung sozialer Fähigkeiten eine weitaus größere Rolle in der Erziehung als das Streben nach Selbstverwirklichung. Begriffe wie Autonomie, Individualität und Selbstverwirklichung sind wesentliche Elemente des Menschenbildes der westlich orientierten Psychologie. Selbstständigkeit, ein grundlegender Begriff in pädagogischen und psychologischen Konzepten, lässt sich z. B. nicht adäquat in andere Sprachen übersetzen. Wie auch im Französischen und Englischen gibt es dafür häufig nur Begriffe für Unabhängigkeit oder Autonomie.

Flüchtlinge aus Minderheitsgesellschaften, wie z. B. Kurden aus der Türkei, beschreiben ihre Verfolgungsgeschichte aus dem kollektiven und nicht aus dem individuellen Erleben heraus. Der Einzelne berichtete dann oft nicht sein individuelles Schicksal, sondern verwendet in seinen Berichten häufig die Wir-Form.

Verhalten gegenüber einer Autoritätsperson

Die Interpretation nonverbaler Ausdrucksformen unterliegt einer kulturellen Prägung. Direkter Blickkontakt gilt in vielen afrikanischen und asiatischen Ländern als Zeichen von Indiskretion und Missachtung. Meiden des Blickkontakts kann daher in einigen Kulturen Ausdruck einer Respektsbekundung sein, in westeuropäischen Kulturen dagegen wird es als Zeichen für Unsicherheit und Verlogenheit gewertet.

Im sozialen Kontakt beeinflusst das Verständnis von geschlechtsspezifischen Rollen und hierarchischen Strukturen den Umgang miteinander. In afrikanischen und asiatischen Kulturen gilt es als unhöflich, Mitmenschen mit den eigenen Problemen zu behelligen. Dieses »Schonverhalten« kann manchmal dazu führen, dass zu Beginn einer Therapie für die behandelnde Person nicht gleich ersichtlich wird, unter welchem Problem der Patient eigentlich leidet. Das direkte, unumwundene Ansprechen des eigenen Anliegens und das Äußern der eigenen Meinung einer Autorität gegenüber sind in vielen Kulturen unüblich. Häufig empfinden westeuropäische Therapeuten die Kommunikation mit Flüchtlingen daher als kompliziert und verwirrend als würde »um den Brei herum« geredet werden.

High-context- und low-context-communication

Edward Hall (1980) nimmt an, dass in westlichen Kulturen sehr viel mehr direkte Kommunikation notwendig ist, da gemeinsame kulturelle Vorannahmen gering bzw. Freiheitsgrade hoch sind. Er hat dafür den Begriff *low context culture* geprägt. Diese Lebensbedingungen existieren vor allem in industrialisierten Ländern mit individualistischer Orientierung. Hingegen bezeichnet ein *high-context-culture-Stil* Kulturen, in denen Vorgaben des kulturellen Kontextes durch festgelegtes Rollenverhalten und moralische Codes hochgehalten werden. Die Kommunikation in kollektivistisch orientierten Kulturen bedient sich eher des indirekten Ausdrucks; verbal z. B. in Form von Anspielungen und nonverbal im Schweigen oder Blickkontakt meiden. Interessant an diesem Konzept ist die Tatsache, dass das beredte Schweigen wichtige Information liefert, jedoch für westliche Psychologen am Schwierigsten zu dechiffrieren ist (Kahraman 2006).

Ebenso ist das Meiden eines eindeutigen Nein in vielen Kulturen üblich, wie z. B. in der amharischen Sprache – für die Verneinung gibt es eine Umschreibung von graduell unterschiedliche Jas, um den Gesichtsverlust beim Gesprächspartner zu vermeiden. An diesen Beispielen wird deutlich, dass Dolmetscher auch als Kulturmittler fungieren müssen, um die Verständigung zwischen Therapeut und Patient zu unterstützen.

Der Begriff *Spiralförmige Problemdarstellung* wurde von Kahraman (2006) geprägt, um einen Kommunikationsstil zu beschreiben, der sehr häufig bei Menschen aus high-communication-culture-Gesellschaften zu beobachten ist. Immer wieder klagen Ärzte, Richter oder Psychotherapeuten, dass Flüchtlinge ihre Probleme nicht direkt und klar darstellen, sondern »um den Brei herumreden«. Nach Kahraman scheinen sich Migranten bei ihrer Problemdarstellung eher eines »einkreisend-annähernden« Stils zu bedienen. Ein »linear-problemfokussierter« Stil, mit dem man »auf den Punkt« kommt und problemrelevante Details zum besseren Verständnis bringt, gilt in einem direkten Kommunikationsstil, der in low-communication-culture-Gesellschaften bevorzugt wird, so auch in Deutschland, als weitaus zweckmäßiger und zeitsparender als der zirkuläre Stil. Erwähnenswert ist dieser Umstand, da sich das Aufeinanderprallen beider Stile oft negativ auf Beziehungen auswirkt. Flüchtlingen wird immer wieder – vor allem vor Gericht – unterstellt, dass sie nicht auf den Punkt kämen, da sie etwas zu verbergen hätten. Auch Ärzte klagen darüber, dass die Durchführung einer Anamnese bedingt durch den »mäandernden Erzählstil« der Flüchtlinge sehr zeitraubend und »enervierend« sei. Therapeuten haben den Eindruck, dass Flüchtlinge sich in »Nebensächlichkeiten verlieren« würden und das »dahinterliegende Problem nicht zur Sprache käme«. Kahraman merkt an, dass aus Sicht der Klienten aus dem zirkulären Stil folgender Vorteil erwächst: Er bietet den Flüchtlingen die Möglichkeit, sich einem problembehafteten, ggf. angst- oder schambesetzten Thema mit gebührender Vorsicht zu nähern und parallel die Reaktionen des Gegenübers zu überprüfen. Wird dann vom Therapeuten z. B. eine Einengung des Themas im Gespräch angestrebt, können Klienten dies als unerwünschte Versachlichung und Desinteresse empfinden. Eine weitere Erklärung könnte sein, dass Menschen aus anderen Kulturen auf andere Details bei der Schilderung von persönlichen Problemen Wert legen, wie z. B. bei sehr detaillierten Schilderungen, was andere über sie gesagt hatten. In kollektivistischen Kulturen ist die Meinung anderer äußerst wichtig für die eigene Identitätsbildung. In der individualistisch orientierten Kultur wird dies dagegen eher als Zeichen von Abhängigkeit und Unreife angesehen.

Sprachstruktur und Begriffe

Allein die unterschiedliche Positionierung von Subjekt, Objekt und Prädikat in verschiedenen Sprachen kann das Übersetzen schwierig machen. Der häufige Gebrauch von abstrakten Begriffen in der deutschen Sprache in Form von Substantiven lässt sich in vielen Sprachen nicht wortnah, sondern nur durch mehrere erläuternde Sätze übertragen. Auch der geringe Einsatz von Personalpronomina und geringerer Konjugation, z. B. in der tibetischen Sprache, kann zu Problemen beim Dolmetschen vom Deutschen in das Tibetische führen und Information von Therapeuten fur Patienten schwer verständlich machen. Auch bestimmte, für die deutsche Kultur verständliche Begriffe, wie z. B. Selbstverwirklichung, können einerseits nur umschrieben und an einem konkreten Beispiel erklärt werden, so wie bei der Übersetzung in das Amharische. Andererseits kann die Bedeutung dieses Begriffs in der eher kollektivistisch orientierten äthiopischen Kultur nicht verstanden werden. Laut eines äthiopischen Dolmetschers wirkt das Konzept der Selbstverwirklichung in seiner Kultur als Anmaßung. Man verstünde darunter, sich aus der Gemeinschaft herausheben zu wollen. Dies entspräche keinem wünschenswerten Lebensziel in seiner Kultur.

Leidensausdruck

Deutsche Therapeuten beklagen sich häufig darüber, dass Flüchtlinge ihr Leiden fast nur über die Beschreibung körpernaher Beschwerden zum Ausdruck bringen würden. Aus therapeutischer Sicht würden psychische Probleme nur auf somatischer Ebene ausgedrückt werden. Dadurch sei das Bewusstsein für psychische Veränderung gering. Man könne aus diesem Grund mit dieser Klientel gar nicht richtig psychotherapeutisch arbeiten. Dies deckt sich mit empirischen Befunden, wonach Diagnosen bei Patienten mit Migrationshintergrund häufiger als bei Deutschen uneindeutig sind (Schach 1989), in der Folgebehandlung korrigiert werden bzw. seltener eine psychotherapeutische Indikation erfordern (Kahraman 2006).

Kulturspezifische sprachliche Eigenheiten können, wie Kahraman am Beispiel türkischer Patienten beschreibt, sehr wohl differenziert eine Vielfalt von körperlichen und seelischen Zuständen beschreiben. Erst in der Zweitsprache kommt es zu einer Reduzierung dieser Vielfalt. In der türkischen Sprache gibt es eine Vielzahl von Schmerzbegriffen, die äußerst differenziert Leidenszustände auf körperlicher und psychischer Ebene in unterschiedlichen Intensitäten und Qualitäten benennen können. Bei der Übersetzung in die Zweitsprache jedoch reduziert sich diese Vielzahl an Bedeutungen von Leidenszuständen auf einen Begriff – das deutsche Wort »Schmerz«. Gleichzeitig kann für Therapeuten irreführend sein, wenn ein sehr häufig genutzter Begriff wie z. B. »nervös« im Albanischen eine Bandbreite an Leidenszuständen von sehr depressiv bis äußerst aggressiv beschreibt. Schwer verständlich für Therapeuten ist die Beschreibung von Schmerzzuständen über das »Fallen, Verrutschen, Überlaufen, Reißen etc. bestimmter Organe wie des Herzens oder der Leber« (Kahraman 2006, S. 40). Diese Darstellung der Störung des Gleichgewichts umschreibt im Sinne eines ganzheitlichen Verständnisses das eigene Befinden und kann sowohl als körperlicher als auch als seelischer Schmerzausdruck verstanden werden.

6.5 Der Dolmetscher als Brücke zwischen den Kulturen

Vorrangige Aufgabe von Dolmetschern in der Einzel- oder Gruppentherapie besteht darin, für eine möglichst wortnahe Übersetzung zu sorgen. Für das Gelingen einer Therapie bei Flüchtlingen reicht jedoch nicht nur eine gute Übersetzung, sondern Dolmetscher und Therapeut müssen gut harmonieren im Umgang mit kulturellen Eigenheiten der Patienten. Die therapeutische Beziehung eröffnet für Therapeuten und hilfesuchende Flüchtlinge die Chance, sich über ihre Kulturen auszutauschen und sich anzunähern. Dolmetscher können die Beziehungsgestaltung hilfreich begleiten, indem sie den Therapeuten ihr kulturelles Wissen zur Verfügung stellen. Diese Form der Zusammenarbeit zwischen Dolmetschern und Therapeuten gelingt nur dann, wenn Therapeuten bereit sind, ihr eigenes professionelles Vorgehen und Denken zu hinterfragen. Professionelles Vorgehen besteht in diesem Kontext in der Fähigkeit zu kooperieren, um Kompetenzen der Dolmetscher nutzen zu können. Trotz dieses Teamgedankens bleibt zu betonen, dass für einen kultursensiblen Umgang die Therapeuten und nicht die Dolmetscher verantwortlich sind.

6.6 Interkulturell kompetente Therapeuten als notwendige Voraussetzung

Für eine kultursensible Begleitung von Flüchtlingen benötigen Therapeuten interkulturelle Kompetenz. Grundvoraussetzung dafür ist es, die eigenen kulturellen Wertvorstellungen zu kennen und zu würdigen. Notwendig ist weiterhin die Bereitschaft, eigene kulturelle Werte nicht als universell gültig anzusehen und Wertvorstellungen aus anderen Kulturen als mögliche alternative Lebensformen vor dem Hintergrund des entsprechenden Lebenskontextes anzuerkennen.

Es geht für den Therapeuten nicht um eine Spezialisierung auf das Fremde, sondern um die Wahrnehmung der selbst errichteten Barrieren gegenüber dem Fremden. Dies setzt ein Bewusstsein von existierenden Gemeinsamkeiten, Ähnlichkeiten und möglichen Unterschieden voraus, nicht jedoch zwingend das Wissen über alle denkbaren Differenzen im Sinne eines kulturspezifischen Wissens. Die Akzeptanz von Uneindeutigkeiten, Irritationen und Widersprüchen ist ein wesentlicher Bestandteil interkultureller Kompetenz (Platzdasch 2006). Die Haltung der »anteilnehmenden Neugier« (Hegemann 2001, S. 122) impliziert das Akzeptieren der eigenen Unkenntnis seitens der Therapeuten und der Notwendigkeit des Nachfragens sowohl bei Klienten als auch bei Dolmetschern. Die Verfügbarkeit des bikulturellen Wissens der Dolmetscher ist abhängig von der Bereitschaft der Therapeuten, es zur eigenen Kompetenzerweiterung zu nutzen. Uneffektiv dagegen ist, wenn verunsicherte Therapeuten das Feld den Dolmetschern überlassen und sich dadurch aus der Verantwortung ziehen oder aus Angst vor Kompetenzverlust das kulturelle Wissen der Dolmetscher einfach negieren.

6.7 Besondere Belastungen für Dolmetscher

In der Studie von Teegen (2002) wurden Dolmetscher zu ihren Belastungen befragt, die sie in Therapien mit traumatisierten Flüchtlingen erleben. Neben der Belastung, sich äußerst traumatisierende Ereignisse anhören und übersetzen zu müssen, die Flüchtlinge während eines Krieges oder unter Haftbedingungen erleben mussten, wird ein besonderer Aspekt ihrer Tätigkeit als sehr beschwerlich benannt. Die Tatsache, neben der Tätigkeit des Übersetzens keinerlei weiteren Einfluss auf den Gesprächsverlauf zu haben, wird als äußerst schwierig und stressauslösend beschrieben. Dieser empirische Befund deckt sich mit Beobachtungen aus dem therapeutischen Alltag. Wenn Therapeuten in der Arbeit mit Flüchtlingen kultursensible Aspekte nicht berücksichtigen, geraten Dolmetscher gegenüber ihren Landsleuten in einen Loyalitätskonflikt. Um Äußerungen der Therapeuten für ihre Landsleute kulturell akzeptabler zu machen, fühlen sie sich gezwungen, diese therapeutische Inkompetenz durch modifizierte Übersetzungen auszugleichen. Die Übersetzungen geben dann nicht mehr den Wortlaut der Therapeuten wortnah wieder.

Um die Qualität der Übersetzungen zu sichern, sind Therapeuten in dieser Triade daher nicht nur für das Wohlergehen der Klienten, sondern auch für das der Dolmetscher verantwortlich. Bewährt hat sich der regelmäßige Austausch mit den Dolmetschern nach therapeutischen Sitzungen, um Missverständnisse zu besprechen. Der gegenseitige regelmäßige Informationsaustausch kann für eine verbesserte Kooperation zwischen Therapeuten und Dolmetschern genutzt werden.

Bewährtes Vorgehen

Ein ausführliches Vorgespräch zu Beginn der Zusammenarbeit zwischen Therapeut und Dolmetscher sollte folgende Aspekte beinhalten:

- Orientiert an dem Leitfaden sollten die Sitzordnung, die unterschiedlichen Rollen und Aufgaben besprochen werden.
- Therapeuten sollten Dolmetscher dazu ermutigen, sie im Nachgespräch auf kulturelle und sprachliche Besonderheiten hinzuweisen. Vielfach wird von Dolmetschern geäußert, dass sie selten danach gefragt werden und daher dazu keine Auskünfte von sich aus machen wollen.
- Ebenfalls sollten Dolmetscher im Nachgespräch die Möglichkeit erhalten, Fragen zu Therapiemethoden zu stellen und ihr eigenes Befinden mitzuteilen.
- Gegenüber Patienten ist die Schweigepflicht der Dolmetscher besonders hervorzuheben.
- Patienten sind häufig dankbar, Landsleute kennenzulernen. Sie fragen die Dolmetscher daher gerne nach ihren Kontaktdaten, um sich auch außerhalb der Therapie mit ihnen treffen zu können. Dolmetscher sehen sich aus Höflichkeit oft nicht in der Lage, dies abzulehnen. Therapeuten haben daher zu Beginn der Therapie die Patienten darüber aufzuklären, dass Dolmetscher während ihrer Dolmetschertätigkeit keine persönlichen Kontakte mit Patienten haben dürfen.

Merke

»Man kann nicht nicht kommunizieren.« Mit dieser Feststellung von Watzlawik (1969) lässt sich die Annahme untermauern, dass Dolmetscher in der Triade nicht nur als wertneutrales »Sprachrohr« gesehen werden können. In Mimik und Gestik sowie in der Art und Weise des Übersetzens kommt ihre emotionale Einstellung im therapeutischen Gespräch zum Ausdruck. Zur Vermeidung von Diskrepanzen zwischen der Haltung des Therapeuten und der des Dolmetschers ist ein gegenseitiger Meinungs- und Wissensaustausch in der Vor- und Nachbesprechung notwendig. Während der therapeutischen Sitzung dagegen ist eine eindeutige Rollen- und Tätigkeitsverteilung sinnvoll.

Therapeutische Gespräche unter Mitwirkung von Dolmetschern benötigen eine gute Vorbereitung aller beteiligter Personen, da dieses Setting für alle Beteiligten, vor allem für Patienten, eine ungewohnte Situation darstellt. »Mit einer Hand kann man nicht klatschen.« Mit diesem arabischen Sprichwort lässt sich Patienten gut veranschaulichen, dass sie ihrem Anliegen bei Therapeuten nur dann Gehör verschaffen können, wenn ihre Äußerungen durch Dolmetscher wortnah übersetzt werden können. Auch sie als Patienten müssen sich an Vereinbarungen halten. Es hat sich in der bisherigen Praxis bewährt, Patienten zu Behandlungsbeginn über Struktur und »Regeln« im Rahmen einer triadischen Zusammenarbeit ausführlich zu informieren.

6.8 Praktischer Leitfaden für den Ablauf einer therapeutischen Sitzung

Vor dem Gespräch

Der Therapeut informiert den Dolmetscher über das, was im Gespräch erreicht werden sollte.

Der Therapeut lässt sich vom Dolmetscher über kulturelle Aspekte (z. B. Umschreibungen), die für den Inhalt des Gespräches wichtig sein könnten, informieren.

Das Gespräch selbst

Für einen gesicherten Ablauf des therapeutischen Gesprächs ist eine rollenspezifische Zuteilung bestimmter Aufgaben und das Einhalten sprachlicher Regelungen erforderlich, die hier in Form von Merkzetteln aufgelistet sind.

Merkzettel für den Therapeuten

- Formulierung kurzer, prägnanter Sätze
- Vermeiden von Nebensätzen
- Vermeiden von abstrakten Substantiven
- Vermeiden typisch deutscher Redewendungen
- Achten auf 3 bis 4 Sätze als übersetzbare Einheiten
- Achten auf die Einhaltung der Gesprächsregelung
  - Ausreden lassen
  - Unterbrechung durch den Dolmetscher zulassen
- Aufklärung des Patienten über die Pflichten des Dolmetschers
  - Schweigepflicht
  - Auftrag, alles, was der Patient sagt, zu übersetzen
- Hinweis darauf, dass private Kontakte mit Patienten nicht erlaubt sind

Merkzettel für den Dolmetscher

- Sprachliche Regelung
- Wortnahe Übersetzung
- Verwendung der direkten Rede (Ich-Form), zum Schutz der Dolmetscher: Ausnahmen bei der Schilderung besonders traumatischer Szenen
- Unklare Äußerungen des Patienten wortnah übersetzen
- Rückmeldung von sprachlichen oder inhaltlichen Missverständnissen an den Therapeuten

- Redefluss sowohl des Therapeuten als auch des Patienten regulieren, um eine exakte Übersetzung zu gewährleisten
- Information über kulturelle Eigenheiten (Redewendungen, Metaphern, Einstellungen, Traditionen)

Merkzettel für den Patienten

- Achten auf die Einhaltung der Gesprächsregelung
- Ausreden lassen
- Unterbrechung durch den Dolmetscher zulassen

Nach dem Gespräch

- Therapeut und Dolmetscher beschreiben ihre Eindrücke über den Patienten und formulieren eventuell auch Hypothesen, die sich im Laufe des Gespräches ergeben hatten.
- Der Therapeut erläutert seine Vorgehensweise und therapeutische Methoden.
- Der Dolmetscher liefert Information über den kulturellen Hintergrund bestimmter Aspekte, die im Gespräch thematisiert worden waren.
- Lob und kritische Rückmeldung auf beiden Seiten sind notwendig für eine Sicherung der Effektivität der Therapie und eine Stabilisierung der Dyade Dolmetscher-Therapeut.
- Durch die Nachbesprechung wird zudem die Möglichkeit eines gemeinsamen Heimweges von Dolmetschern und Patienten umgangen.

Zitierte Literatur

Bei diesem Kapitel handelt es sich um eine überarbeitete Fassung des Artikels *Die Rolle des Dritten – Dolmetscher in der Einzel- und Gruppentherapie mit Flüchtlingen*, erschienen in der Zeitschrift *Gruppenpsychotherapie und Gruppendynamik*; 4.2006, 42. Jg.: 281–302.

Bot H., Wadensjö C. (2004). The Presence of a Third Patry: A Dialogical View on Interpreter-Assisted Treatment. In: Wilson J. P., Drozdek B. (Ed.). Broken Spirits. The Treatment of Traumatized Asylum Seekers, Refugees, War and Torture Victims. New York: Brunner-Routledge.

Ebner G. (2001): Grundlagen transkultureller Begutachtung. In: Hegemann Th., Salman R. (Hrsg.). Transkulturelle Psychiatrie. Köln: Psychiatrie Verlag; 232–251.

Haenel F. (1997). Spezielle Aspekte und Probleme in der Psychotherapie mit Folteropfern unter Beteiligung von Dolmetschern. Systema; 11 (2): 136–144.

Hall E. T. (1980). The silent language. Westport (CT): Greenwood Press.

Hegemann Th. (2001). Transkulturelle Kommunikation und Beratung. Die Kompetenz, über kulturelle Grenzen hinweg zu kommunizieren. In: Hegemann Th., Salman R. (Hrsg.). Transkulturelle Psychiatrie. Köln: Psychiatrie Verlag.

Kahraman B. (2006). Die Therapiebeziehung bei Kulturverschiedenheit. München: Unv. Dissertation.

Markus H. (1990). The Interpersonal Self. In: Pervin L. A. (Ed.). Handbook of Personality. New York/ London: The Guilford Press.

Platzdasch G. (2006). Migrantinnen in Deutschland. Status quo, neue Theorieansätze und Handlungsperspektiven für die Integration unter geschlechtsspezifischen Aspekten. Heidelberg: Unv. Diplomarbeit.

Schach E. (1989). Die EVaS-Studie: eine Erhebung über die ambulante medizinische Versorgung in der Bundesrepublik Deutschland (39.1). Köln: Deutscher Ärzte-Verlag.

Soyer J. (2004). Soziale Arbeit mit traumatisierten Flüchtlingen. In: Fritz F., Groner F. (Hrsg.): Wartesaal Deutschland. Ein Handbuch für die Soziale Arbeit mit Flüchtlingen. Stuttgart: Lucius & Lucius Verlagsgesellschaft.

Teegen F. (2002). Posttraumatische Belastungsstörungen bei Dolmetscher für Flüchtlinge. Verhaltenstherapie und Verhaltensmedizin; 23 (4): 419–436.

v. Samson K., Nakajima A. (1997). Der Dolmetscher in der psychosozialen Versorgung von Flüchtlingen und Folteropfern. München: Unv. Diplomarbeit.

Watzlawik P., Janet H., Jackson D. (1969). Menschliche Kommunikation. Formen, Störungen, Paradoxien. Bern: Hans Huber Verlag.

7 Kinder und Familien

Tanja Lüders

Fallbeispiel

Eine afghanische Familie wird von einem Deutsch sprechenden Bekannten in Ihre Praxis gebracht, da der 10-jährige Sohn sich schlecht in der Schule konzentrieren könne und immer wieder abwesend wirke. Laut den Eltern wache er in der Nacht schreiend auf und berichte von Albträumen. Die Eltern lassen den Bekannten übersetzten, dass sich der Sohn seit der Flucht verändert habe. Er sei sehr ängstlich geworden, würde schnell weinen und in der Nacht immer wieder einnässen. Der übersetzende Afghane berichtet Ihnen, dass die vierköpfige Familie Ahmadi, bestehend aus Mutter 31 Jahre, Vater 37 Jahre, Sohn 10 Jahre und einer Tochter 5 Jahre, seit fünf Monaten in Deutschland sei.
Der Vater gibt an, dass sie geflohen seien, da er als Lehrer aufgrund seiner Tätigkeit von den Taliban bedroht worden sei. Da er über einen längeren Zeitraum versteckt weiter unterrichtet habe, seien die Taliban eines Tages bei der Familie zu Hause aufgetaucht und hätten die Türe eingeschlagen. Die Familie sei mit den Kindern nach draußen gezerrt worden, wo der Vater vor den Augen der Kinder geschlagen worden sei. Im Zuge der Schilderung zeigt der Vater Narben am Kopf. Andere Talibankämpfer hätten seine Frau nach drinnen ins Haus gezogen. Er hätte sie nicht beschützen können. Seit diesem Tag ginge es seiner Frau sehr schlecht.
Die Familie sei auf dem Landweg nach Deutschland gekommen und würde jetzt in einer Gemeinschaftsunterkunft in zwei kleinen Zimmern leben, die nur über einen Gemeinschaftsgang zu erreichen seien. Der Bekannte erzählt Ihnen, dass die Gemeinschaftsunterkunft aktuell überbelegt sei, was immer wieder zu Problemen führen würde. Des Weiteren erfahren Sie, dass die Mutter noch keinen Deutschkurs besuche, da sie aufgrund eines fehlenden Kindergartenplatzes mit ihrer Tochter daheimbleiben müsse. Der Vater besucht einen Deutschkurs, der Sohn die Übergangsklasse 3 einer Grundschule. Bei der Mutter bestünde nach einer Untersuchung in der Erstaufnahmeeinrichtung der Verdacht auf PTBS. Die Familie habe noch keine Anhörung beim Bundesamt für Migration und Flüchtlinge gehabt und habe eine Gestattung. Ein Anwalt sei bis dato noch nicht eingeschalten worden.

7.1 Hintergrund

Im Jahr 2015 waren 31,1 % der Flüchtlinge Kinder unter 18 Jahren. 3,2 % davon unbegleitete minderjährige Flüchtlinge (siehe dazu ▸ Kapitel 8), 27,9 % der Kinder waren begleitet von ihren Eltern oder einem Elternteil nach Deutschland gekommen (Deutscher Bundestag 2016). Im Vergleich zu anderen immigrierenden Kindern verlaufen das Ankommen sowie die daran anschließenden Integrationsprozesse für Flüchtlingskinder in der Regel wesentlich komplizierter, da es stark von den sozialen Rahmenbedingungen abhängig ist. Neben dem plötzlichen und unvorbereiteten Eintritt in eine neue Gesellschaft mit ihren eigenen Regeln, Bräuchen und Anschauungen sowie einer fremden Sprache erleben Kinder vielschichtige Belastungen, wie z. B.:

- Fluchtauslösende Erlebnisse im Heimatland;
- teils monatelange Fluchterfahrungen;
- Begegnungen mit Gewalt, Krieg, Trauer und Verlust von Heimat und Bezugspersonen.

Da Kinder die Sprache in der Regel wesentlich schneller erlernen als ihre Eltern sind die Heranwachsenden in der Rolle als Übersetzer oft mit nicht altersgerechten Verantwortungsmomenten konfrontiert. Viele Familien werden auf der Flucht voneinander getrennt und kommen oftmals nicht zusammen im Zielland an. Das kann zu verschobenen Rollenverteilungen führen, die stark an den Familienstrukturen rütteln.

Laut aktuellen Zahlen des UNHCR hat sich dieser Trend zuletzt stark verändert. Demnach ist ein stetiger Anstieg von Frauen und Minderjährigen bei den Flüchtlingen zu verzeichnen. Im Januar 2016 bildeten diese beiden Gruppen sogar die Mehrheit der Menschen, die den Weg per Boot nach Griechenland auf sich nahmen. Zu Beginn des Jahres 2016 wurden 36 Prozent Minderjährige, 21 Prozent Frauen und 43 Prozent Männer gezählt. Laut der UNHCR-Statistik kommen besonders viele Kinder, Jugendliche und Frauen aus den krisengebeutelten Ländern des Nahen Ostens.

Aus Syrien und dem Irak kamen im Januar 2016 jeweils 40 Prozent Kinder und Jugendliche und jeweils mehr als 20 Prozent Frauen. Vergleichbar sehen die Zahlen von Schutzsuchenden aus Afghanistan aus: 35 Prozent Minderjährige und 18 Prozent Frauen (Galaktionow 2016).

Für die ansteigenden Zahlen mag es verschiedene Gründe geben. Zum einen kann dafür eine Variante des eigeninitiativen Familiennachzugs in Betracht kommen. Viele Angehörige, die auf einen offiziellen Familiennachzug warten, haben von den angekündigten Gesetzesverschärfungen gehört. Aus diesem Grund fürchten sie, dass dieser Weg möglicherweise bald keine Option mehr darstellt und machen sich selbst auf die Flucht nach Europa.

Zum anderen kamen im Winter 2016 mehr Frauen und Kinder den Weg nach Europa, da der existierende »Flüchtlingskorridor« die Fluchtrouten durch Europa weniger gefährlich machte (Arte 2016). Ebenso ist die Situation in den Flüchtlingslagern in benachbarten Ländern wie in Jordanien oder dem Libanon gleichermaßen hoffnungslos wie in den Herkunftsstaaten, was zu einem Aufbruch nach Europa führt.

Haben Flüchtlingsfamilien deutschen Boden erreicht, erwarten sie in der Regel sehr komplexe Lebensbedingungen, psychische Belastungen und eine Vielzahl an administrativen und rechtlichen Regelungen. In der psychosozialen Arbeit mit Flüchtlingen ist die Kooperation von Psychotherapeuten und Sozialberatern essenziell, da Flüchtlinge eine um ein Vielfaches komplexere Lebensrealität haben als andere Menschengruppen in Deutschland.

In der Sozialbetreuung und -beratung von Flüchtlingsfamilien geht es in großen Teilen darum, den Familien Möglichkeiten und Handlungsempfehlungen aufzuzeigen, wie sie sich in Deutschland eine elementare Lebensgrundlage schaffen können. Dazu zählen z. B. eine Tagesstruktur, Informationen zu Anlaufstellen und Unterstützung bei akuten Problemen. Viele Flüchtlingsfamilien erleben durch die Flucht einen Verlust aller sozialen Bezüge. Viele Eltern – und dadurch auch ihre Kinder – erfahren in den unterschiedlichsten Bereichen des alltäglichen Lebens Einschränkungen und Schwierigkeiten. Oftmals resultieren diese aus fehlenden oder nicht zugänglichen Informationen und Anlaufstellen. Deshalb ist es notwendig, die jeweiligen Ansprechpartner zu kennen und den Betroffenen einen Überblick darüber zu geben, wer für welche Probleme zuständig ist.

Der Flüchtlingsbereich ist vor allem durch ständige Gesetzesveränderungen einem stetigen Wandel unterzogen. Aus diesem Grund ist es für Sozialarbeiter in dem Bereich unerlässlich, mit großen Netzwerken zu arbeiten. Für geflüchtete Menschen, die das hiesige System nicht kennen und der Sprache nur in Grundzügen mächtig sind, ist es verständlicherweise sehr schwierig, einen Überblick zu bekommen. Flüchtlinge brauchen eine Orientierung im alltäglichen Leben, um in der Lage zu sein, ihre Rechte und Pflichten zu kennen und umsetzen zu können. Vor allem in den ersten Monaten in Deutschland brauchen viele Flüchtlinge Unterstützung im Umgang mit Behörden und Institutionen, um ein Selbstbewusstsein zu entwickeln. Dafür ist es unabdingbar, dass sie grundlegende Informationen über die ausländer- und asylrechtliche Gesetzgebung haben, um handlungsfähig zu sein und sich ggf. selbst Hilfe zu suchen (siehe hierzu auch ▸ Kapitel 3 – Soziale Arbeit).

Beratungsstellen für Flüchtlinge und Asylbewerber können zeitnah und gemeinsam mit den Familien Probleme und Unterstützungsbedarf erkennen und an Lösungsstrategien arbeiten, die die Lebenssituation verbessern und erleichtern. Aufgrund der sehr komplexen Lebensbedingungen der Flüchtlingsfamilien in Deutschland ist eine Vernetzung von unterschiedlichen Arbeitsbereichen zu empfehlen. Durch die Vielzahl von Gesetzen im Asyl- und Ausländerrecht gelten für Flüchtlinge viele Besonderheiten im sozialen Leben (siehe hierzu auch ▸ Kapitel 2 – Juristische Aspekte).

Merke

Um idealerweise eine Symptomreduktion, aber vor allem, um einen besseren Umgang mit den Symptomen und eine Reduktion des Leidensdrucks zu erreichen, ist es notwendig, einen geflüchteten Menschen dort »abzuholen«, wo er sich aktuell befindet.

Anhand des oben gewählten Beispiels soll in diesem Kapitel eine Übersicht an Problemkonstellationen gegeben und Arbeitshilfen angeführt werden. Ziel ist es, Ideen zu entwickeln, wie niedergelassene Psychotherapeuten sich der komplexen Lebenssituation von Flüchtlingskindern und ihren Eltern annähern können und wie man geeignete Unterstützung und Netzwerke heranziehen kann.

7.2 Praxisbezug

7.2.1 Wohnen

Bezüglich der Mindeststandards von Flüchtlingsunterkünften sieht das Asylverfahrensgesetz keine bundesweite Regelung vor. Auch in den einzelnen Bundesländern gibt es dazu keine einheitlichen Richtlinien und Umsetzungen.

»In manchen Ländern gibt es Regelungen, in manchen nicht. Auch die bestehenden Regelungen unterscheiden sich erheblich, sei es in ihrer Verbindlichkeit, sei es inhaltlich. Die Lebensbedingungen von Flüchtlingen sind also stark vom Wohlwollen der jeweils zuständigen staatlichen Stellen abhängig.« (Aumüller et al. 2015)

Gemäß dem Asylverfahrensgesetz besteht für die Bundesländer keine Verpflichtung, Asylsuchende in Gemeinschaftsunterkünften unterzubringen, es wird als reguläre Form der Unterbringung nahegelegt, jedoch geht aus dem Gesetzestext keine Verpflichtung hervor: »Ausländer, die einen Asylantrag gestellt haben und nicht oder nicht mehr verpflichtet sind, in einer Aufnahmeeinrichtung zu wohnen, sollen in der Regel in Gemeinschaftsunterkünften untergebracht werden. Hierbei sind sowohl das öffentliche Interesse als auch Belange des Ausländers zu berücksichtigen.« (§ 53 Abs. 1 AsylG)

Da viele soziale Rahmenbedingungen von der Wohnsituation abhängen, wird im Folgenden von einem Beispiel in einer Gemeinschaftsunterkunft ausgegangen. In Bayern ist die Unterbringungsquote in entsprechenden Unterkünften die höchste im Vergleich zu anderen Bundesländern (Wendel 2015).

Fallbeispiel

Herr Ahmadi berichtet Ihnen mithilfe eines Dolmetschers (im Folgenden wird davon ausgegangen, dass die Gespräche mithilfe eines Sprachmittlers stattfanden), dass die Nachbarn in ihrer Unterkunft oftmals so laut seien, dass sich ihr Sohn nicht auf seine Hausaufgaben und das Lernen konzentrieren könne. Auch nachts sei es oft sehr laut, was die Kinder zusätzlich vom Einschlafen abhalte. Außerdem gäbe es immer wieder Streit mit anderen Bewohnern, die Wohnsituation würde vor allem den Kindern und seiner Frau große Probleme machen. Herr Ahmadi weiß nicht weiter und bittet Sie um Hilfe.

Im Durchschnitt stehen einer Person in einer Gemeinschaftsunterkunft ca. sieben Quadratmeter pro Person zu. Vor allem Kinder und Familien sind von diesen beengten Wohnverhältnissen im Besonderen betroffen und belastet. Da Familien mit mehreren Kindern in der Regel mehr als ein Zimmer zugeteilt bekommen, ergibt sich hieraus meist die Schwierigkeit, dass diese nicht direkt miteinander verbunden, sondern getrennt über den Gang begehbar sind. In einer Vielzahl der Gemeinschaftsunterkünfte leben über 100, zum Teil sogar bis zu 800 Menschen auf engem Raum zusammen. Neben naheliegenden Herausforderungen, die das Leben mit so vielen Menschen birgt, führt die oftmals sehr schlechte Bauweise der Unterkünfte verstärkend dazu, dass Konflikte, Lärm und vielschichtige Belastungen auftreten.

In den meisten Unterkünften gibt es Sammelküchen und Gemeinschaftssanitärräume. Vor allem die Enge und die fehlende Privatsphäre erzeugen für traumatisierte Menschen massive psychosoziale Belastungen, denen sie oftmals über lange Zeiträume ausgesetzt sind. Gemäß der EU-Aufnahmerichtlinie 2013 (EU-Aufnahmerichtlinie 2013) zählen »Personen mit schweren körperlichen Erkrankungen, Personen mit psychischen Störungen, Personen, die Folter, Vergewaltigung oder sonstige schwere Formen psychischer, physischer oder sexueller Gewalt erlitten haben, wie z. B. Opfer der Verstümmelung weiblicher Genitalien« (EU-Aufnahmerichtlinie Art. 21 2013) zu den besonders schutzbedürftigen Flüchtlingen, die gesondert untergebracht werden sollen. Auch hier zeigt sich, dass es in Deutschland keine verpflichtenden Regelungen betreffend dieser Personengruppen gibt. Pro Asyl stellt in einer Studie die Unterbringungssituation in den verschiedenen Bundesländern dar (Wendel 2014). In etwa der Hälfte der Bundesländer wird die Situation dieser vulnerablen Flüchtlinge bei der Unterbringung nicht berücksichtigt. In den übrigen Bundesländern gibt es die Empfehlung, diese Personengruppe vorrangig – und meist nach Antragstellung – in Wohnungen unterzubringen.

Am Beispiel der Situation in Bayern lässt sich aufzeigen, dass es unterschiedliche Wege gibt, die Unterbringungsform längerfristig zu verändern. Die Maßnahmen können entsprechend auf andere Bundesländer übertragen werden. Wenn schwerwiegende (zumeist medizinische) Gründe für einen Wechsel der Unterkunft vorliegen, die durch Nachweise erbracht werden können, bieten sich drei Möglichkeiten:

- Die erste Option wäre, die Wohnsituation innerhalb der Gemeinschaftsunterkunft zu verändern. Dafür ist es erforderlich, sich zuerst an den zuständigen Sozialdienst oder direkt an den Unterkunftsverwalter zu wenden, um einen Umzug in ein anderes Zimmer zu erwirken. Manchmal können schon Zimmerwechsel innerhalb der Gemeinschaftsunterkunft zu Verbesserungen für die Bewohner führen.
- Des Weiteren wäre anzudenken, mithilfe des Sozialdienstes eine Umverteilung in eine andere Gemeinschaftsunterkunft im Regierungsbezirk zu beantragen. Dieser Antrag muss mit ärztlichen und/oder psychologischen Attesten begründet werden. Hilfreich bei der Stellung eines Umverteilungsantrags sind konkrete und nachprüfbare Gründe. Neben medizinischen Gründen und Behandlungs- und Linderungsmöglichkeiten können soziokulturelle Aspekte ins Gewicht fallen. Wenn Klienten mit psychischen Krankheiten von dem Vorhandensein einer Gemeinde von Landsleuten, von Verwandten oder anderen Umständen profitieren und sie sich dadurch aus einer isolierenden Situation herauslösen können, können Psychologen und Ärzte entsprechend formulierte Atteste schreiben.
- Die dritte Möglichkeit wäre, einen Antrag bei der zuständigen Regierung zu stellen, in eine Privatwohnung umziehen zu dürfen. Nach den gesetzlichen Regelungen sind Asylsuchende nach der Zuweisung in eine Kommune dazu verpflichtet, in einer Gemeinschaftsunterkunft zu wohnen (§ 53 Abs. 1 AsylG.). Es besteht jedoch die Möglichkeit, sich einen Auszug in eine private Wohnung (Antrag auf private Wohnsitznahme) genehmigen zu lassen, auch wenn man sich noch im Asylverfahren befindet (d. h. eine Aufenthaltsgestattung hat) und Anspruch auf Leistungen gemäß dem Asylbewerberleistungsgesetz bezieht. Dafür muss bei der zuständigen Stelle des Regierungsbezirks ein Antrag gestellt werden. Auch für den Antrag auf Auszug aus der Gemeinschaftsunterkunft müssen

in der Regel medizinische Gründe vorgebracht werden. Und auch hier können Stabilisierungs- und Linderungsmöglichkeiten der Symptome zu einer positiven Entscheidung durch die Regierungsmitarbeiter führen.

In allen drei Fällen ist es jedoch ratsam, mit einem Sozialdienst vor Ort zu kooperieren, da diese über Erfahrung in der Antragsstellung verfügen.

Wie zu Beginn angesprochen ist die bundesdeutsche Unterbringungssituation sehr unterschiedlich. Bisher werden Flüchtlinge in fünf Bundesländern als Zielgruppe in landeseigenen Integrationsmodellen angesprochen. Dazu gehören Brandenburg und Rheinland-Pfalz zusammen mit den Stadtstaaten Bremen, Hamburg und Berlin. In diesen fünf Ländern wird die Unterbringung von Flüchtlingen in Wohnungen anstatt in Gemeinschafsunterkünften bevorzugt (Aumüller et al. 2015).

7.2.2 Eingewöhnung in Deutschland und Freizeit

Fallbeispiel

Familie Ahmadi wünscht sich, die Unterkunft öfter zu verlassen und ihre neue Heimatstadt besser kennenzulernen. Die Eltern erzählen, dass sie sich in der Öffentlichkeit unsicher fühlen würden und sich durch die Sprachbarriere sehr eingeschränkt vorkämen. Sie berichten von der Eintönigkeit in der Gemeinschaftsunterkunft und davon, dass sie ihren Kindern gerne mehr Abwechslung anbieten würden.

Durch die Unterbringungssituation erleben sich viele Flüchtlinge als sehr isoliert und finden oftmals erst mit dem Erlernen der Sprache einen Austausch mit der heimischen Bevölkerung. Dazu kommt, dass sich viele der Familien in der ersten Zeit nicht trauen, ihre neue Umgebung kennenzulernen. Hier kann die Vermittlung von Ehrenamtlichen oder Paten einen großen Beitrag dazu leisten, dass sich Kinder und ihre Familien besser einleben und Kontakte knüpfen können. In den meisten Fällen ist es sehr schwierig, an der aktuellen Wohnsituation schnell etwas zu verändern, weshalb konkrete Ideen hilfreich sein können, die den Alltag in der Gemeinschaftsunterkunft erleichtern. Hierbei können Ehrenamtliche, die Familien mit nahegelegenen und kostenlosen Freizeitangeboten wie Parks, Spielplätze und Kinderangebote bekanntmachen oder Sportvereine vermitteln, Deutschunterricht organisieren und in die medizinische Versorgung im Umfeld einführen. Die Chance, Abwechslung außerhalb der Unterkunft zu erleben, kann das Leben in der Gemeinschaftsunterkunft besser aushaltbar machen und für Kinder angenehmer gestalten. Dadurch profitieren sowohl die Kinder als auch die Eltern, da die Eigeninitiative der Eltern verstärkt wird. In der Sozialberatung spielt es eine große Rolle, die Handlungsfähigkeit der Klienten herauszuarbeiten, diese zu aktivieren und umzusetzen (vgl. ▸ Kapitel 3). Hierbei ist die Vernetzung von Bedeutung, welche am Beispiel von ehrenamtlicher Unterstützung gut erkennbar ist.

Fallbeispiel

Familie Ahmadi wurde durch eine Ehrenamtlichenvermittlung eine ältere Frau zugeteilt, die selbst durch eine Vermittlungsorganisation professionell betreut wird. Die ehrenamtliche Helferin besucht die Familie zweimal wöchentlich, um Ausflüge zu machen, mit den Kindern zu spielen und um der Familie ihre neue Stadt zu zeigen. Dabei versucht sie, die Eltern bei der Freizeitgestaltung einzubinden und ihnen aufzuzeigen, welche kostengünstigen Möglichkeiten es gibt, um die Unterkunft häufiger verlassen zu können. Ebenso unterstützt sie die Familie bei Bedarf in schulischen Belangen. Familie Ahmadi ist sehr glücklich über diese Entwicklung und berichtet immer wieder von neuen Erlebnissen, die sie mit der Ehrenamtlichen gemacht haben.

Ehrenamtliche Unterstützung kann in vielerlei Hinsicht eine Bereicherung für Flüchtlingsfamilien darstellen. Hierfür empfiehlt es sich, Flüchtlingsräte, karitative Organisationen oder Freiwilligenzentren in den jeweiligen Bundesländern zu kontaktieren. Da Ehrenamtliche auch mit einer Vielzahl von Schwierigkeiten konfrontiert werden können, ist es wichtig, dass sie eine gute Anbindung in einem Asylhelferkreis oder durch eine professionelle Betreuung haben, um bei Problemen Unterstützung zu bekommen.

Merke

Es ist sehr zu empfehlen, Kinder – und manchmal auch ihre Eltern – für Sportangebote anzumelden. Oftmals sind Flüchtlingskinder von den Mitgliederbeiträgen in Sportvereinen befreit. Ebenso stehen in vielen Städten niederschwellige Sportangebote für Flüchtlinge bereit. Über diese Angebote informiert man sich am besten über das Internet oder bei Sportvereinen.

7.2.3 Betreuungsangebote

Fallbeispiel

Sie haben erfahren, dass nur der Vater einen Deutschkurs besucht, da die Mutter wegen der jüngeren Tochter daheimbleiben muss. Die Tochter sei bis jetzt noch nicht im Kindergarten, die Eltern scheinen sich nicht sicher zu sein, ob bereits eine Anmeldung erfolgt ist. Die Mutter möchte einen Deutschkurs besuchen und bittet Sie um Unterstützung bei der Suche nach einem Kindergarten und einem Sprachkurs.

Fehlende Betreuungsplätze sind in der Beratungspraxis ein häufig auftretendes Thema. Durch fehlende Betreuungsmöglichkeiten sind Eltern oftmals über Monate noch stärker isoliert, da es ihnen nicht möglich ist, externe Sprachkursangebote zu besuchen. Einen Rechtsanspruch auf einen Betreuungsplatz ab dem ersten Lebensjahr haben Flüchtlingskinder im gleichen Maße wie alle anderen Kinder in Deutschland (§ 24 Abs. 1 bis 3 SGB VIII in Verbindung mit § 6 Abs. 2 SGB VIII).

Viele Flüchtlingskinder haben Verlusterfahrungen, Krieg, Menschenrechtsverletzungen, Angst und Verzweiflung erlebt. Diese Erlebnisse über oftmals lange

Zeiträume hinweg prägen Kinder, welche dann umso mehr Unterstützung und Hilfe benötigen.

Durch den Besuch in einer Kindertagesstätte haben Flüchtlingskinder die Möglichkeit, eine gewisse Normalität zu erleben. Der geregelte Alltag mit anderen Kindern und Erziehern bietet vielfältige Chancen und Entlastungsmöglichkeiten. Neben einer geregelten Tagesstruktur, dem spielerischen Spracherwerb und dem Raum, sich zu entfalten, können die positiven Rahmenbedingungen auch dazu beitragen, dass Erlebnisse aus dem Heimatland und der Flucht verarbeitet werden können. Ein Besuch in einer Kita ermöglicht es zudem den Eltern, währenddessen an einem Sprachkurs teilzunehmen. Aus diesem Grund ist es ratsam, Kinder möglichst schnell für Kitas anzumelden, da es teils Monate dauern kann, bis es eine Platzzusage gibt.

Um Familien bei der Platzsuche für Kitas zu unterstützen, empfiehlt es sich, Elternberatungsstellen, Sozialbürgerhäuser, Jugendämter oder die zuständigen Fachbereiche der jeweiligen Stadtverwaltung zu kontaktieren, da die Anmeldeformalitäten in den verschiedenen Bundesländern stark variieren. In manchen Städten wurden inzwischen Online-Anmeldungen eingerichtet, deren differenzierte Fragen und Auswahlmöglichkeiten für Flüchtlinge zu anspruchsvoll sein können.

7.2.4 Sprachkurse

Schule

Fallbeispiel

Der Sohn von Familie Ahmadi besucht die 3. Übergangsklasse einer Grundschule. Die Eltern möchten von Ihnen wissen, ob das eine gute Klasse sei und ob mit ihrem Sohn alles in Ordnung sei.

Flüchtlingskinder unterliegen – wie alle Kinder in Deutschland – der Schulplicht. Sie werden aber zu Beginn in speziellen Klassen beschult, bevor sie nach einigen Monaten oder manchmal auch Jahren in reguläre Klassen wechseln können. Je nach Bundesland gibt es für diese Klassen unterschiedliche Namen: Internationale Vorbereitungsklassen, Willkommensklassen, Übergangsklassen oder Integrationsklassen. Alle Klassen haben jedoch eins gemein: Kinder, deren Muttersprache nicht der Unterrichtssprache entspricht, werden gezielt deutsche Sprachkenntnisse vermittelt. Durch verschiedene Förderungsangebote werden die Schüler auf den regulären Unterricht vorbereitet.

Fallbeispiel

Herr Ahmadi bittet Sie in einem Elterngespräch, dass Sie Kontakt mit der Klassenlehrerin aufnehmen, damit sein Sohn in eine leistungsstärkere Klasse wechseln kann. Er habe den Eindruck, dass sein Sohn in einer sehr schwachen Klasse sei und nicht genügend lernen würde.

Für viele Eltern stellen die beschriebenen Vorbereitungsklassen eine Sonderbehandlung dar, die von ihnen als abwertend erlebt werden. Oftmals bekommen auch die Kinder den Druck zu spüren, dass sie in bessere Klassen oder auf höhere Schulen wechseln sollten, da sich die Eltern hohe Bildungsabschlüsse für ihre Kinder wünschen. In solchen Fällen bedarf es gezielter Beratung, die den Eltern das Schulsystem erklären und den Vorteil von Spracherwerbsklassen näherbringen. Hierfür mag es hilfreich sein, die Eltern an Schulberatungsstellen zu vermitteln, die meist auch Infomaterial in verschiedenen Sprachen oder Sprechstunden mit Dolmetschern anbieten.

Da in vielen Städten zu wenig Betreuungsplätze zur Verfügung stehen, bekommen Flüchtlingskinder oft erst nach einiger Zeit einen Hortplatz oder einen Nachmittagsbetreuungsplatz zugeteilt. Daher ist es ratsam, so früh wie möglich mit schulischer Unterstützung zu beginnen. Aufgrund fehlender Sprachkenntnisse können viele Eltern ihren Kindern bei den Hausaufgaben und beim Lernen nicht behilflich sein, weshalb die Schüler sehr davon profitieren, wenn sie in Lerngruppen, ehrenamtlicher Hausaufgabenbetreuung oder durch individuelle Nachhilfe Unterstützung bei der Bewältigung des Lernstoffes bekommen. Auch hier bietet es sich an, ehrenamtliche Arbeitskreise, Kirchengemeinden oder Ehrenamtsvermittlungen zu kontaktieren.

7.3 Familie als System

Fallbeispiel

Herr Ahmadi erzählt in einem Elterngespräch, dass er sich Sorgen um seine Frau mache, da es ihr immer schlechter gehe. Er berichtet aus dem Familienalltag und bestätigt eine Vielzahl der Symptome, die bereits im Arztbericht aus der Erstaufnahmeeinrichtung erwähnt werden. Er zeigt sich besonders besorgt darüber, dass seine Frau mehr und mehr das Gefühl habe, verrückt zu sein. Sie wolle das Erlebte vergessen, schaffe es aber nicht. Auf Nachfrage bei der Frau antwortet diese stets, dass es ihr gut gehe und sie keine Probleme habe.

In der Praxis zeigt sich, dass oftmals nicht nur die Kinder Probleme haben, sondern auch die Eltern. Hilfe wird zunächst aber nur für die »kranken« Kinder gesucht, eigene Belastungen werden nicht thematisiert. Die Probleme der Eltern können meist erst nach einem Vertrauensaufbau zum behandelnden Therapeuten erzählt werden.

Zudem ist es für die Eltern einfacher, für die Kinder Hilfe zu suchen und zu finden. So wenden sie sich am ehesten an Sozialarbeiter in den Unterkünften oder an Lehrer, mit der Aussage, dass es dem Kind nicht gut gehe und es Hilfe brauche. In der Regel suchen die Eltern nach einem Arzt, der das Kind behandelt. Wenn das Gefühl besteht, dass Hilfebedarf in der Familie vorliegt, werden diese Probleme den Kindern zugesprochen. Sie sind es meist, mit denen »etwas nicht stimmt«. In vielen Kulturen dürfen nur Kinder schwach und krank sein, während Eltern gesund und stark sein müssen. So kommen viele Eltern mit dem Wunsch, Hilfe zu bekommen und sind davon überzeugt, dass sich ihre Symptome reduzieren, sobald es den Kindern besser geht. Somit werden die Kinder zu Symptomträgern der Eltern bzw. der Familie.

Fallbeispiel

Frau Ahmadi wird über Nacht ins Krankenhaus eingeliefert, da sie dissoziierte und einen Ohnmachtsanfall hatte. Bei einem Dolmetschergespräch mit dem behandelnden Psychotherapeuten in der Klinik gibt Frau Ahmadi immer wieder an, dass es ihr gut ginge und sie keine Probleme habe. Besonders betont sie, dass es ihren Kindern gut gehe und sie sich sehr um diese kümmere.
Im Bericht des Kollegen lesen Sie davon, dass die Patientin sehr schüchtern sei und auf den Kollegen sehr misstrauisch gewirkt habe. Auf Nachfrage berichtet sie von sehr wenigen Symptomen. Der Kollege äußerte daraufhin den Verdacht, dass die Mutter das Anamnesegespräch als Test ihrer Mutterrolle empfunden und sich kontrolliert gefühlt habe. Der Kollege empfiehlt eine Psychotherapie, die Frau Ahmadi auf Rückfrage ablehnt.

Merke

Nur sehr wenige Flüchtlingsfamilien verfügen über ein Konzept von Psychotherapie. In den meisten Fällen ist es gerade zu Beginn einer Behandlung sehr schwierig, den Eltern zu erklären, was in einer Psychotherapie geschieht und wie ein Psychotherapeut arbeitet. Hierzu braucht man interkulturelles und länderspezifisches Wissen, um in bestimmten Situationen Reaktionen und Erwartungen einordnen zu können (siehe hierzu ▸ Kapitel 5 und ▸ Kapitel 6).

Die beschriebene Problematik, dass viele Eltern lieber ihre Kinder für ein Unterstützungsangebot anmelden, ist ein häufiges Phänomen. In vielen Kulturen sind innerfamiliäre Zustände einzig und alleine Thema für Familienmitglieder oder auch für Ältestenräte oder andere Gremien innerhalb der Gemeinschaft. Es ist nicht Brauch, diese nach außen zu tragen und mit Fremden zu besprechen. Dabei spielt das Ansehen der Familie eine große Rolle, das vor allem durch Konflikte oder Probleme ruiniert werden kann. Aus diesem Grund sind viele Themenbereiche schambesetzt. Sensible Themen werden intern gelöst und nicht nach außen getragen. Da die Mehrheit der Flüchtlingsfamilien in Deutschland jedoch aus ihrem Großfamilienverband herausgelöst ist, verändern sich auch die Hilfsmöglichkeiten, da man für die Problemlösung nur noch seinen Partner und die Kinder hat. Für Familien, die aus dörflichen oder kleinstädtischen Regionen stammen und die in einem großen Verband von Familienmitgliedern gelebt haben, bedeutet der Wechsel in einen Alltag ohne die Hilfe der Verwandten eine sehr große Veränderung. Die Umstellung von der Großfamilie, die in vielerlei Hinsicht Unterstützung und Entlastung bietet, hin zur Kleinfamilie ist in den meisten Fällen – auch ohne traumatisierende Umstände – eine sehr einschneidende Erfahrung (Abdallah-Steinkopff 2015).

Viele Elternteile haben zu Beginn einer Psychotherapie große Bedenken, dass jemand aus der Community oder manchmal sogar der Partner erfahren könnte, wie schlecht es ihm/ihr geht. Bereits bei der ersten Kontaktaufnahme wird häufig ersichtlich, dass vor allem Eltern, aber auch Jugendliche, Angst davor haben, als »verrückt« zu gelten. Die Offenlegung der eigenen Gefühlswelt und die Beschreibung von Symptomen könnten einen Gesichtsverlust bedeuten oder ein Eingeständnis dafür sein, dass man verrückt sei.

Merke

In der Praxis zeigt sich, dass viele Flüchtlinge zunächst sehr skeptisch und sogar ängstlich auf Therapieangebote reagieren, weil sie nicht als »verrückt« gelten wollen. In diesen Fällen ist es oft sehr hilfreich, wenn der Therapeut einfach und verständlich erklärt, was normale Reaktionen auf unnormale Erlebnisse und Erfahrungen sein können und wie man mit der Zeit eine Symptomreduktion erreichen kann.

Mit dem Wissen um diesen kulturellen Kontext wird die Furcht der Mutter, als verrückt zu gelten, verständlich, denn »eine kranke Mutter« kann keine gute Mutter sein. Für sie stellt die Symptomabfrage einen Test ihrer Mutterqualitäten dar.

Merke

Um die Ängste der Flüchtlinge abzubauen, dass man in der Community oder innerhalb der Familie als krank oder inkompetent angesehen wird, ist es für den Therapeuten ratsam, sich Hintergrundwissen durch Dolmetscher anzueignen. Durch eine sorgfältige Vor- und Nachbereitung eines Gesprächs können viele kulturspezifische Aspekte angesprochen und eingeordnet werden. Dolmetscher sind hierfür eine sehr hilfreiche Informationsquelle (▸ Kapitel 6).

Fallbeispiel

Im Rahmen weiterer Gespräche erwähnen die Eltern immer wieder, dass sich die Kinder im Vergleich zum Leben in Afghanistan sehr verändert hätten. Sie würden weinen, wenn sie etwas verboten bekämen, verhielten sich stur und bockig und seien in vielen Situationen letztendlich diejenigen, die entscheiden würden. Herr Ahmadi äußert offensichtlich beschämt, dass er oft nicht wisse, was er tun solle. Er und seine Frau seien oftmals überfordert.

Die oben beschriebene Umstellung der Familienkonstellation und die veränderte Wohnsituation, die Unsicherheit und die Sprachbarrieren der Eltern führen bei vielen Familien zu einer neuen Rollenverteilung in der Familie. Ebenso werden neuankommende Kinder und Eltern in Deutschland mit ungewohnten Vorstellungen von Erziehung und Bestrafung konfrontiert. Diese Faktoren führen wiederum bei den Eltern zu großer Verunsicherung und darüber hinaus zu einer Hilflosigkeit, wie sie sich adäquat verhalten sollen.

Viele Eltern haben nach der Ankunft in Deutschland das Gefühl, dass ihre Kinder so viel Schreckliches erlebt haben, dass es ihnen jetzt in der neuen Umgebung uneingeschränkt gut gehen müsse. Immer wieder treten Situationen auf, in denen Eltern erzählen, dass sie ihren Kindern alle Wünsche von den Augen ablesen, dass sie Spielzeug, Süßigkeiten und ihre Freiheiten bekämen, damit sie endlich wieder glückliche Kinder sein könnten. Der Hunger, die Ausweglosigkeit, die Angst und die Strapazen einer Flucht führen bei den Eltern oftmals zu Schuldgefühlen und damit zugleich zu dem Gefühl, das erlebte Unglück wieder gut machen zu müssen.

Merke

Ein wichtiger Bestandteil des Netzwerkes in der Flüchtlingsarbeit können interkulturell erfahrene Erziehungsberatungsstellen oder Elterntrainings sein. Durch speziell entwickelte Konzepte, die die Lebensrealitäten der Herkunftsländer einschließen, lernen Eltern durch Fachpersonal, welchen Unterschied es machen kann, im Heimatland gute Eltern zu sein und in Deutschland. Ebenso wird auf Erwartungen von Schulen, Kindergärten und Institutionen an Eltern in Deutschland eingegangen. Es ist wichtig, die Beweggründe der Eltern für bestimmte Reaktionen und Verhaltensweisen genau anzuschauen, um dann mit ihnen daran arbeiten zu können.

Wenn sich Eltern hilflos wähnen und davon berichten, dass sie nicht mehr wüssten, wie sie reagieren sollen, ist es zudem ratsam, Handlungsoptionen und Alternativen zu Bestrafungen anzubieten. Viele Eltern berichten, dass die einzige Hilfe sei, die Kinder zu schlagen. Über Erziehungsberatungsstellen, das Jugendamt und andere Träger besteht zudem die Möglichkeit, ambulante Erziehungshilfen/-maßnahmen zu beantragen, um die Eltern zu entlasten und zu unterstützen.

Da Kinder in der Regel schneller eine neue Sprache erlernen als ihre Eltern, sind sie oft in der Situation, dass sie für Angehörige dolmetschen müssen. Viele Familien berichten, dass Kinder bei Rechtsanwälten, Ärzten oder anderen Behörden für die Eltern dolmetschen und damit in vielerlei Hinsicht Belastendes zu hören bekommen. Gerade in Bezug auf asylrechtliche Fragen und in medizinischen Kontexten geraten Kinder schnell in Situationen, die keineswegs kindgerecht sind und eine enorme Überforderung darstellen können. Etwa wenn Kinder beim Rechtsanwalt Erörterungen über konkrete Abschiebungsgründe der Familie oder Berichte über schwerwiegende Erkrankungen oder Verletzungen von Familienangehörigen übersetzen müssen.

Verschobene Rollenverteilungen können auch dazu führen, dass das Beziehungsgefüge innerhalb der Familie ins Schwanken kommt. Besonders dann, wenn ein Elternteil fehlt, weil es sich noch im Heimatland oder einem Drittstaat befindet. Gerade Söhne müssen häufig die Rolle des fehlenden Vaters einnehmen und ihn während der Abwesenheit innerhalb der Familie vertreten. Neben der Überforderung und Belastung der Kinder aufgrund der notwendigen Unterstützung der Eltern können Erwachsene in dieser Konstellation starke Minderwertigkeitsgefühle entwickeln. Eltern berichten häufig von dem starken Gefühl, dass sie ohne ihre Kinder keine elementaren Schritte in Deutschland bewältigen können, wie z. B. das Lesen von Briefen, die Erledigung von Telefonanrufen oder den Kontakt mit deutschen Personen. Dadurch kann es auch zu übermäßigem Erwartungsdruck auf die Kinder kommen. Viele Familien berichten zudem, dass sie unter anderem geflüchtet sind, um ihren Kindern ein besseres Leben zu ermöglichen, Chancen, die die Eltern in vielen Fällen nicht hatten. Auch diese Erwartung kann hohen Druck auf die Kinder übertragen. Im besten Falle – und bei entsprechender Unterstützung durch die Eltern und externe Stellen – kann es aber zu sehr günstigen Entwicklungen der Kinder kommen. Viele Kinder haben weniger Schwierigkeiten, sich in die neue Gesellschaft einzufinden, da sie häufig schneller Anschluss finden und vom hiesigen Bildungssystem, wie z. B. durch Schulbesuche und dementsprechende Abschlüsse, profitieren. Dadurch können Eltern eine starke Motivation entwickeln, es ihren Kindern gleichzutun und sich nochmal auf ein ganz neues Leben in der neuen Heimat einzulassen.

Weiterführende Literatur

Berthold, T. (2014). In erster Linie Kinder. Flüchtlingskinder in Deutschland. Deutsches Komitee für UNICEF e. V. Köln.

Bundespsychotherapeutenkammer (BPtK) (2016). Wie helfe ich meinem traumatisierten Kind? Berlin.

Zitierte Literatur

Abdallah-Steinkopff B. (2015). Kultursensible Elternberatung bei Flüchtlingsfamilien. In: Zeitschrift für systemische Therapie und Beratung. 3/2015: 109–117.

Arte (2016). Flucht nach Europa. Der Winter. Sendung vom 02.02 2016. http://www.arte.tv/guide/de/064506-000-A/flucht-nach-europa-der-winter (Zugriffsdatum: 19.05.2016).

Asylgesetz (AsylG) neugefasst durch B. v. 02.09.2008 BGBl. I S. 1798; zuletzt geändert durch Artikel 2 G. v. 11.03.2016 BGBl. I S. 394.

Aumüller J. et al. (2015). Die Aufnahme von Flüchtlingen in den Bundesländern und Kommunen. Behördliche Praxis und zivilgesellschaftliches Engagement. Stuttgart: Robert Bosch Stiftung.

Deutscher Bundestag (2016). Ergänzende Informationen zur Asylstatistik für das erste Quartal 2016. Drucksache 18/8038. Berlin.

Galaktionow B. »Tatsächlich sind sehr, sehr viele Frauen und Kinder unterwegs«. In: Süddeutsche Zeitung online vom 04.02.2016. http://www.sueddeutsche.de/politik/fluechtlinge-tatsaechlich-sind-sehr-sehr-viele-frauen-und-kinder-unterwegs-1.2848454 (Zugriffsdatum: 18.05.2016).

Richtlinie 2013/33/EU des Europäischen Parlaments und des Rates vom 26. Juni 2013 zur Festlegung von Normen für die Aufnahme von Personen, die internationalen Schutz beantragen.

Sozialgesetzbuch (SGB) Achtes Buch (VIII) Kinder- und Jugendhilfe (SGB VIII) neugefasst durch B. v. 11.09.2012 BGBl. I S. 2022; zuletzt geändert durch Artikel 1 G. v. 28.10.2015 BGBl. I S. 1802.

Wendel K. (2015). Unterbringung von Flüchtlingen in Deutschland. Vortrag auf dem Fachtag der Hochschule Kempten am 19. Juni 2015. http://www.hochschule-kempten.de/fileadmin/fh-kempten/BSTW/sw/Downloads/Wendel_Fluechtlingsunterbringung.pdf (Zugriffsdatum: 18.05.2016).

8 Unbegleitete minderjährige Flüchtlinge (UMF)

Birke Siebenbürger

8.1 Hintergrund

Fallbeispiel

Farshad, 17 Jahre alt, ist seit drei Monaten in Deutschland. Da er an massiven Schlafstörungen leidet, meldet sein Vormund ihn zur Psychotherapie an. Farshad wird von seinen Erinnerungen verfolgt und hat Angst im Dunkeln. Weiterhin leidet er unter Kopf- und Bauchschmerzen sowie Konzentrationsstörungen.
Farshad berichtet Folgendes: Er stammt aus einem Dorf in Afghanistan. Nachdem beide Elternteile krankheitsbedingt sterben, nimmt ein Onkel ihn und seine Geschwister auf. Als ein Cousin, der bei den Taliban ist, erfährt, dass Farshad zur Schule geht, droht er, ihn umzubringen. Eines Tages kommt der Cousin und schlägt sowohl Farshad als auch seinen Onkel zu Boden und verschleppt Farshad zu den Taliban. Etwa einen Monat wird er in einem dunklen Zimmer eingesperrt, bekommt wenig zu essen und zu trinken. Farshad gelingt es schließlich, von den Taliban zu fliehen. Sein Onkel beschließt, dass er das Land verlassen muss und organisiert die Flucht.
Farshad flieht in den Iran, versteckt im Kofferraum eines PKW. Auf einem überfüllten LKW geht es weiter in Richtung türkischer Grenze. Als der LKW von der Straße abkommt und umkippt, gibt es Verletzte und Tote. Zu Fuß überquert Farshad mit einer Gruppe die Berge. Als er nachts mit einem Schlauchboot auf eine griechische Insel übersetzen will, wird das Boot von Grenzschützern entdeckt, es fallen Schüsse. Das Boot sinkt und in Panik springen mehrere Erwachsene und Kinder schreiend ins Wasser. Die Grenzpolizei rettet alle Flüchtlinge und bringt sie ans Festland. Nach vier Monaten gelingt es Farshad, sich in der Hafenstadt Patras heimlich auf die Ladefläche eines LKW zu schleichen. Er versteckt sich zwischen Kisten und als die Fahrt nach vier Tagen schließlich endet, findet er sich in München wieder.

Farshad ist ein sogenannter unbegleiteter minderjähriger Flüchtling (im Folgenden mit UMF abgekürzt; zur Begriffserklärung »Flüchtling« siehe ► Kapitel 2). Bei UMF handelt es sich um Kinder und Jugendliche, die noch nicht volljährig sind und ohne Sorgeberechtigte nach Deutschland eingereist oder hier zurückgelassen worden sind. Manche haben sich allein auf die Flucht begeben, andere sind unterwegs von ihrer Familie getrennt worden. Nicht alle sind völlig allein in Deutschland, einige UMF haben Geschwister, Verwandte oder Bekannte in Deutschland. Diese Personengruppe hat internationalen Konventionen zufolge (z. B. UN-Kinderrechtskonvention und Haager Minderjährigen Schutzabkommen) sowie nach europäischen (z. B. EU-Aufnahmerichtlinie, EU-Qualifikationsrichtlinie) und nationalen Gesetzen (z. B. Sozialgesetzbuch VIII) Anspruch auf besonderen Schutz.

Der Bundesfachverband unbegleitete minderjährige Flüchtlinge (BumF) hat durch eine Befragung von Jugendämtern auf kommunaler und Landesebene die Zahl der Inobhutnahmen von UMF erhoben. Diese sind in den letzten Jahren stark gestiegen. Im Jahr 2009 waren es 3.015 Inobhutnahmen, 2013 bereits 5.605 und im Jahr 2014 verdoppelte sich die Zahl auf 10.404. Im Jahr 2014 waren die Hauptherkunftsländer Afghanistan, Eritrea, Somalia, Marokko und Syrien. Der Altersdurchschnitt lag bei 15,7 Jahren. 92 % der unbegleiteten Minderjährigen waren männlich (BumF 2015). Aktuellere Zahlen lagen bei Redaktionsschluss leider noch nicht vor.

Spezifische Fluchtgründe von unbegleiteten Minderjährigen sind die Zwangsrekrutierung als Kindersoldaten, die weibliche Genitalbeschneidung, familiäre Gewalt, Kinderzwangsarbeit oder Zwangsverheiratung. UMF erleben allerdings Traumata nicht nur im Heimatland, sondern vielfach auf der Flucht und nicht selten auch im Aufnahmeland. In vielen Fällen treffen UMF nicht (allein) die Entscheidung zur Flucht, sondern Familienangehörige bereiten diese vor. Die jungen Flüchtlinge sind oft viele Monate unterwegs, sind abhängig von Fluchthelfern, leiden unter großen Entbehrungen und oft lebensbedrohlichen Umständen. In Deutschland können die Bedingungen der Unterbringung, der unsichere Aufenthaltsstatus, (strukturelle) Diskriminierung und Rassismus traumatisierenden Charakter haben (Hargasser 2014).

Negativerlebnisse von UMF im Herkunftsland

In Studien wurden folgende möglichen negativen Erfahrungen von UMF im Herkunftsland identifiziert (Hargasser 2014):

- Tod von Familienangehörigen
- Bedrohung und Verfolgung
- direkte und indirekte Kriegserlebnisse
- Menschenhandel
- Leben im Verborgenen
- Erleben oder Zeuge sein von Gewalt
- Erfahrungen sexueller Gewalt
- Inhaftierung

8.2 Praxisbezug

UMF befinden sich im Spannungsfeld zwischen schützendem Jugendhilferecht und restriktivem Ausländerrecht. Einerseits gelten seit 2005 für UMF die gesetzlich vorgegebenen Standards der Kinder- und Jugendhilfe, die im Sozialgesetzbuch VIII verankert sind, andererseits dürfen sie sich z. B. aufgrund der Residenzpflicht in den ersten 3 Monaten nicht ohne Genehmigung der Ausländerbehörde frei in Deutschland bewegen. Im Folgenden werden die Lebensbedingungen von UMF skizziert, die sich in der Jugendhilfe befinden. Informationen zur aktuellen Gesetzeslage sowie weiterführende Publikationen, Fachbeiträge und Literaturempfehlungen sind auf der Website des Bundesfachverbandes UMF zu finden (www.b-umf.de).

8.2.1 Inobhutnahme

Werden UMF nach der (in der Regel illegalen) Einreise nach Deutschland von der Polizei aufgegriffen, informiert diese das örtlich zuständige Jugendamt, das eine Inobhutnahme in die Wege leitet (§ 42 SGB VIII). Andernfalls können sich UMF auch selbst beim Jugendamt melden. Die Jugendämter sind zuständig für das Wohl der Kinder und Jugendlichen und verantwortlich für Unterkunft, Betreuung und Gesundheitsversorgung. UMF sind entsprechend ihrem Entwicklungsstand an allen sie betreffenden Entscheidungen der Jugendhilfe zu beteiligen und in geeigneter Weise auf ihre Rechte im Verwaltungsverfahren sowie im Verfahren vor dem Familiengericht und dem Verwaltungsgericht hinzuweisen (§ 8 SGB VIII). Die Inobhutnahmen von UMF konzentrierten sich bislang auf die Großstädte Frankfurt, Hamburg, Berlin, Köln und München und einige Städte und Landkreise in Grenznähe. Um diese Kommunen zu entlasten, werden seit 1. November 2015 UMF zunächst »vorläufig« in Obhut genommen und – sofern keine Gründe dagegensprechen – innerhalb von 14 Tagen bundesweit verteilt.

Da die Jugendhilfe zwar bundesweit gesetzlich geregelt ist, die konkrete Ausgestaltung aber auf kommunaler Ebene erfolgt, unterscheiden sich die Aufnahme bedingungen für UMF nicht nur zwischen, sondern auch innerhalb der Bundeslander sehr stark (Müller 2014). Das Jugendamt bringt die neu angekommenen UMF nach Möglichkeit in einem Clearinghaus unter und veranlasst unverzüglich, d. h. innerhalb von drei Werktagen, beim Familiengericht einen Vormund. Nach der Alterseinschätzung (s. u.) erfolgt ein Clearingverfahren, das etwa 3–6 Monate dauert. Dazu gehört eine Gesundheitsuntersuchung, vor allem um ansteckende Krankheiten auszuschließen oder umgehend behandeln zu können. Des Weiteren werden Informationen über das bisherige Leben des UMF erfragt, z. B. familiäre Hintergründe, Bildungs- und Entwicklungsstand, bisherige Lebenserfahrungen, Fluchtgründe, Fluchtwege, Fluchterfahrungen und Rückkehroptionen (BAG LJÄ 2014).

Nachdem die Bedürfnisse und der Unterstützungsbedarf ermittelt worden sind, wird ein Bericht mit dem individuellen Jugendhilfebedarf erstellt. Dieser beinhaltet den erzieherischen Bedarf, eine aufenthaltsrechtliche Perspektive (z. B. Asylantrag, Familienzusammenführung, freiwillige Rückkehr), Schule/Ausbildung, medizinischen und/oder psychotherapeutischen Bedarf und den Vorschlag einer geeigneten Anschlussunterbringung (z. B. Pflegefamilie, teilbetreute oder vollbetreute Jugendhilfeeinrichtung) (BAG LJÄ 2014).

In halbjährlich stattfindenden Hilfeplangesprächen wird die Entwicklung des unbegleiteten Minderjährigen besprochen und die Optimierung der gewährten Unterstützung diskutiert zusammen mit dem Jugendlichen, einem Mitarbeiter des Sozialen Dienstes des Jugendamts, dem (Bezugs-)Betreuer der Jugendwohneinrichtung und dem Vormund. In München wird in besonders schwierigen Fällen manchmal der Therapeut eingeladen an dieser Runde teilzunehmen.

Die Bundesarbeitsgemeinschaft der Landesjugendämter gibt in der Hilfeplanung mit UMF folgende Ziele vor (BAG LJÄ 2014):

- Unterstützung bei der Sicherung des Aufenthaltes
- Integration in eine Regelschule
- Erwerb deutscher Sprachkenntnisse
- qualifizierter Schulabschluss trotz häufig geringer Vorbildung, unzureichender Deutschkenntnisse und eines Alters bei Einreise knapp vor dem Erreichen der Volljährigkeit
- gelingender Übergang von der Schule zu einer Ausbildung; berufliche Qualifizierung
- Integration in die deutsche Gesellschaft
- ggf. Unterstützung beim eventuellen Wunsch einer freiwilligen Rückkehr in das Herkunftsland oder Weiterwanderung in ein aufnahmebereites anderes Land
- Befähigung zum Umgang mit traumatischen Erfahrungen, der Trennung von der Familie, der Fluchtgeschichte und eventuell existierenden »Zwangskontexten«
- Verselbstständigung mit Kenntnissen über Beratungsangebote auch im Hinblick auf die ausländerrechtliche Situation
- Förderung der Kontakte zur Herkunftsfamilie
- Pflege der eigenen kulturellen und religiösen Identität
- ggf. Hilfe für die Persönlichkeitsentwicklung und zu einer eigenverantwortlichen Lebensführung

Die Jugendhilfe endet in der Regel mit der Volljährigkeit; bei weiterem Bedarf können bis zur Vollendung des 21. Lebensjahres Hilfen für junge Volljährige gewährt werden (§ 41 SGB VIII).

Fallbeispiel

Nach vier Monaten im Clearinghaus kann Farshad in eine Jugendhilfeeinrichtung umziehen. Allerdings ist vorübergehend nur ein Zimmer im Souterrain frei. Da ihn dieses Zimmer zu stark an seine Gefangenschaft bei den Taliban erinnert, telefoniert der Therapeut mit dem Vormund. Daraufhin kann er mit einem anderen Jugendlichen das Zimmer tauschen.

8.2.2 Alterseinschätzung

Für die Einschätzung als »minderjährig« gilt zunächst die Eigenangabe, da in den meisten Fällen keine gültigen Dokumente oder Ausweispapiere vorliegen. Während den ersten Tagen der Inobhutnahme erfolgt eine behördliche Alterseinschätzung. Seit Oktober 2015 ist gesetzlich festgelegt (§ 42 f. SGB VIII), dass eine qualifizierte Inaugenscheinnahme den Gesamteindruck würdigen soll; neben dem äußeren Erscheinungsbild sollen insbesondere die im Gespräch gewonnenen Informationen bewertet werden. Es ist jedoch allgemein anerkannt, dass es zurzeit keine Methode gibt, mit der das genaue Alter einer Person bestimmt werden kann (EASO 2013). In Konfliktfällen kann der Betroffene oder sein Vormund beim Jugendamt einen Antrag stellen, dass eine ärztliche Untersuchung zur Altersbestimmung durchgeführt wird. Die Untersuchung darf nur mit Einwilligung des Betroffenen und seines Vertreters erfolgen und nur nachdem umfassend über die Untersuchungsmethode sowie über die möglichen Folgen des Untersuchungsergebnisses aufgeklärt wurde. Ein Nichtbefolgen der Mitwirkungspflicht kann zur Verweigerung von Leistungen führen.

Bei einer Alterseinschätzung auf über 18 Jahre erfolgt die Entlassung aus der Jugendhilfe. Dagegen kann innerhalb eines Monats eine Klage beim Verwaltungsgericht eingereicht werden. Bei fehlerhaften Einschätzungen innerhalb der Minderjährigkeit ist das Familiengericht zuständig.

Fallbeispiel

Farshad ist nach der vorgelegten Tazkira, der afghanischen Geburtsurkunde, 15 Jahre alt; diese wird aber nicht anerkannt und sein Alter auf 17 Jahre geschätzt. (Da Tazkiras sehr leicht zu fälschen sind, werden diese allgemein in Deutschland nicht anerkannt.)

8.2.3 Vormundschaft

Auch wenn unmittelbar nach der Inobhutnahme die Bestellung des Vormunds veranlasst wurde, dauert es in der Praxis oft einige Wochen, bis ein Jugendlicher tatsächlich einen Vormund zugeteilt bekommt (Noske 2010). Es gibt Einzel- (ehrenamtliche Vormünder oder Berufsvormünder), Vereins- und Amtsvormünder. In der Wahrnehmung seiner Aufgaben unterliegt der Vormund der Aufsicht des Familiengerichts. Idealerweise nimmt der Vormund alle Aufgaben eines Personensorgeberechtigen wahr und ist somit gesetzlicher Vertreter, aber auch Hilfeplaner, (Mit-)Entwickler von Lebensperspektiven und erster Ansprechpartner im asyl- und ausländerrechtlichen Verfahren (BAG LJÄ 2014). In der Praxis spricht der bestellte Vormund mit der Jugendhilfeeinrichtung ab, welche Aufgabenfelder von den Betreuern übernommen werden können, z. B. tatsächliche Personensorge, Bildung, Gesundheit und Freizeitgestaltung. Da der gesetzlich geregelte Auftrag des Vormunds einen großen Interpretationsspielraum zulässt, unterscheidet sich die Arbeit von Vormund zu Vormund sehr (Noske 2010). Seit der Vormundschaftsreform im Jahr 2011 sollen Vormünder maximal 50 Mündel haben und mit diesen mindestens einmal im Monat Kontakt haben.

Fallbeispiel

Farshad hat einen engagierten Vereinsvormund, den er anfangs fast wöchentlich trifft. Nach und nach werden die Abstände der Treffen immer größer.

8.2.4 Gesundheitsversorgung

In der Jugendhilfe werden die Kosten (samt Zuzahlungen und Eigenbeteiligungen) der notwendigen medizinischen Versorgung einschließlich Psychotherapie übernommen (§ 40 SGB VIII). Das Jugendamt der Stadt München ist dazu übergegangen, die Beiträge für reguläre Krankenversicherungen zu übernehmen.

8.2.5 Aufenthaltssicherung

Zur Aufenthaltssicherung gibt es verschiedene Möglichkeiten, die im Folgenden kurz dargestellt werden. Manche Vormünder können eine aufenthaltsrechtliche Beratung leisten, ansonsten ist es ratsam, einen im Asyl- und Aufenthaltsrecht erfahrenen Rechtsanwalt zu konsultieren, auch wenn die Minderjährigen selbst für die Kosten aufkommen müssen.

Zunächst wird UMF in der Regel eine Duldung (Aussetzung der Abschiebung) ausgestellt. Kann ein UMF im Rückkehrstaat weder einem Personensorgeberechtigten noch einer geeigneten Aufnahmeeinrichtung übergeben werden, kann keine Abschiebung stattfinden (§ 58 Abs. 1a AufenthG). Dieses rechtliche Abschiebungshindernis kann bis zum Eintritt der Volljährigkeit ein effektiver Abschiebeschutz sein. Wenn eine Abschiebung 18 Monate aufgrund von rechtlichen oder tatsächlichen Ausreisehindernissen ausgesetzt wird, »soll« eine Aufenthaltserlaubnis erteilt werden (§ 25 Abs. 5 AufenthG).

Der Vormund kann einen Asylantrag bei einer Außenstelle des Bundesamts für Migration und Flüchtlinge (BAMF) stellen. (Die bisherige Verfahrensfähigkeit ab dem 16. Lebensjahr wurde durch das Asylverfahrensbeschleunigungsgesetz vom 24.10.2015 auf das 18. Lebensjahr hochgesetzt.) Zunächst wird gemäß der Dublin III-Verordnung geprüft, welcher Dublin-Staat (EU-Staaten, Island, Liechtenstein, Norwegen und die Schweiz) zuständig ist für die Prüfung des Asylantrags. Es ist an erster Stelle der Mitgliedsstaat, in dem sich ein Familienangehöriger (Mutter, Vater) oder eines der Geschwister rechtmäßig aufhält, oder an zweiter Stelle der Mitgliedsstaat, in dem sich ein Verwandter aufhält, der für den Minderjährigen sorgen könnte – vorausgesetzt jeweils, dass es dem Wohl des Minderjährigen dient. Andernfalls ist laut Art. 8 der Dublin III-Verordnung der Mitgliedsstaat zuständig, in dem sich der Asylsuchende gegenwärtig aufhält. Dies ist ein entscheidender Unterschied zum Dublin-Verfahren bei volljährigen Asylsuchenden (Müller 2014). Für unbegleitete Minderjährige sind Sonderbeauftragte des BAMF zuständig für die Anhörung, die dafür speziell geschult werden. Anstelle des Vormunds kann auch ein Beistand, z. B. ein Betreuer der Jugendhilfeeinrichtung oder Therapeut, bei der Anhörung anwesend sein (§ 14 VwVFG). Der Antragsteller gibt eine entsprechende Erklärung zu Protokoll und der Beistand muss sich bei Erscheinen ausweisen können. Wenn keine individuellen asylrelevanten Fluchtgründe vorgebracht werden können, ist es nicht ratsam einen Asylantrag zu stellen. Wenn der Asylantrag als »offensichtlich unbegründet« abgelehnt wird, werden dadurch andere mögliche Aufenthaltstitel obsolet (Müller 2014). Zudem ist ein Asylverfahren wegen der Anhörung, der unbestimmten Dauer des Verfahrens und des ungewissen Ausgangs in der Regel sehr belastend.

In den letzten Jahren stellte jeweils etwa die Hälfte der in Obhut genommenen UMF einen Asylantrag. Im Jahr 2015 wurden 14.439 Asylerstanträge beim Bundesamt für Migration und Flüchtlinge (BAMF) registriert. Etwa 85 % der Anträge kamen von UMF aus den Krisengebieten Afghanistan (33 %), Syrien (28 %), Eritrea (9 %), Irak (9 %) und Somalia (5 %). UMF aus Syrien, Eritrea und Irak erhielten eine Schutzquote von fast 100 %, bei Afghanen lag sie bei 88 %, bei Somaliern bei 93 % (Deutscher Bundestag 2016). Aktuelle Zahlen zu Asylerstanträgen und Schutzquoten werden jährlich als »Ergänzende Informationen zur Asylstatistik« auf Anfrage der Fraktion DIE LINKE von der Bundesregierung erstellt.

Alternativ zum Asylantrag kann bei der Ausländerbehörde ein Abschiebungshindernis bei einer erheblichen konkreten Gefahr für Leib, Leben oder Freiheit (§ 60 V und VII 1 AufenthG) geltend gemacht werden.

Integrationsbemühungen und Schulbesuch werden belohnt. Wenn UMF seit vier Jahren in Deutschland leben und erfolgreich die Schule besuchen, können sie vor Vollendung des 21. Lebensjahres eine Aufenthaltserlaubnis beantragen (§ 25a I AufenthG). Eine weitere Möglichkeit ist die Aufenthaltserlaubnis nach § 18a AufenthG, der u. a. einen erfolgreichen Berufsschul- oder Hochschulabschluss voraussetzt und die Bestreitung des Lebensunterhalts durch eine entsprechende qualifizierte Berufstätigkeit.

Wenn alle rechtlichen Mittel ausgeschöpft wurden, kann sich unter bestimmten Voraussetzungen die Härtefallkommission für die Erteilung einer Aufenthaltserlaubnis einsetzen (§ 23a AufenthG).

Fallbeispiel

Farshads Vormund stellt einen Asylantrag und begleitet ihn zur Anhörung. Sie legen einen Befundbericht des Therapeuten vor. Seitdem wartet er auf die Antwort vom BAMF.

8.2.6 Familienzusammenführung

Viele Jugendliche sind mit dem Wunsch oder dem »Auftrag« nach Europa gekommen, die Familie nachzuholen. Dies ist leider selten möglich. Nur Minderjährige, die als Flüchtlinge anerkannt worden sind, haben einen Rechtsanspruch, dass ihre Eltern nachziehen können (§ 36 AufenthG). Bis zum 16.03.2018 gilt die Regelung, dass bei UMF mit subsidiären Schutz (gemäß § 4 AsylG) der Familiennachzug für zwei Jahre ausgesetzt wird. Falls die Eltern nicht mehr leben, ist der Nachzug von Geschwistern oder anderen Verwandten in der Regel nicht möglich. In der Praxis dauert das Asylverfahren sehr lange, sodass bei Erteilung des Flüchtlingsstatus meistens schon die Volljährigkeit eingetreten ist. Unterstützung bei Fragen zum Thema Familienzusammenführung können u. a. erfahrene Rechtsanwälte, der Suchdienst des Deutschen Roten Kreuzes oder UNHCR geben.

8.2.7 Schule, Ausbildung, Arbeit

UMF sind in der Regel sehr motiviert, die deutsche Sprache zu lernen, einen Schulabschluss zu erwerben, eine Ausbildung zu absolvieren oder sogar ein Studium zu ergreifen. Schwierig ist es für sie, wenn sie durch die Situation in ihrem Herkunftsland kaum oder gar nicht die Schule besucht haben, wenn sie aufgrund von psychischen Belastungen Lern- und Konzentrationsstörungen haben oder wenn sie schnell Geld verdienen wollen/sollen, um die Angehörigen im Heimatland zu unterstützen.

Die schulische Versorgung differiert aufgrund des Föderalismus in Deutschland. In den Städten, in denen viele UMF aufgenommen wurden, gibt es in der Regel eine spezialisierte Infrastruktur (z. B. der Schulanaloge Unterricht für junge Flüchtlinge (SchlaU) in München, www.schlau-schule.de), wo UMF innerhalb von 2 oder 3 Jahren einen Schulabschluss erwerben können. Anderenorts fehlen oft noch adäquate Beschulungsmöglichkeiten, sodass UMF faktisch von der Schule ausgeschlossen sein können.

UMF aus sogenannten »sicheren Herkunftsländern« (derzeit sind dies: Albanien, Bosnien-Herzegowina, Ghana, Kosovo, Mazedonien, Montenegro, Senegal und Serbien), die nach dem 31.08.2015 einen Asylantrag gestellt haben, ist während des Asylverfahrens grundsätzlich eine Erwerbstätigkeit verboten. Ansonsten braucht es für jede nichtselbstständige Arbeit, sei es ein Arbeitsverhältnis, eine betriebliche Ausbildung, ein Praktikum usw., eine Beschäftigungserlaubnis von der Ausländerbehörde. Hospitationen sind immer möglich und nicht genehmigungspflichtig. Solange UMF in einer Jugendhilfeeinrichtung untergebracht sind, müssen sie 75 % Prozent ihres Einkommens an das Jugendamt abtreten.

Aktuelle und ausführliche Informationen zu den Themen Bildung und Arbeit finden sich nach Aufenthaltstitel gegliedert im Leitfaden für Flüchtlinge des Flüchtlingsrats Niedersachsen (http://www.nds-fluerat.org/leitfaden/), sowie auf den Seiten des Informationsverbundes Asyl & Migration (www.asyl.net) und GGUA Flüchtlingshilfe e. V. – Projekt Q (www.einwanderer.net).

Fallbeispiel

Farshad hat zuerst einen Deutschkurs besucht und geht nun in eine Berufsschulklasse speziell für UMF. Es fällt ihm schwer, sich zu konzentrieren. Sein Betreuer hat ihm einen ehrenamtlichen Helfer vermittelt, der ihm zweimal wöchentlich Nachhilfe gibt.

8.3 Besonderheiten

8.3.1 Leben in der stationären Jugendhilfe

Der Alltag der UMF in der Jugendhilfe gestaltet sich regional und lokal sehr unterschiedlich, da die Jugendhilfe dezentral organisiert ist und von einer Vielzahl von freien Trägern mit verschiedenen pädagogischen Konzepten umgesetzt wird. Es gibt z. B. keine einheitlichen Vorgaben bezüglich des Auszahlungsprozederes des Taschengeldes, des Internetzugangs oder der Vergabe von Einzelzimmern. Wenn UMF ihre Unterbringungsbedingungen vergleichen, entsteht oft großer Unmut, sodass es klärender Gespräche bedarf. Besonders die Regeln in Einrichtungen, die ursprünglich für deutsche Kinder und Jugendliche gegründet wurden, werden den Bedürfnissen von UMF oft nicht gerecht.

Fallbeispiel

Ein 14-jähriger Freund von Farshad ist mit deutschen Kindern in einem Kinderheim untergebracht. Er berichtet, dass ihm in den ersten Wochen sein Handy abgenommen wurde, sodass es schwierig war, mit seinem Bruder Kontakt zu halten, der als Volljähriger in einer Gemeinschaftsunterkunft lebt.

Das Verhältnis der UMF untereinander

Die Personengruppe der UMF ist sehr heterogen. Unter den Jugendlichen gibt es oft eine Hierarchie der Herkunftsländer, der Volksgruppen und Religionen. Das kann in Ressentiments, Diskriminierung oder auch rassistischen Auseinandersetzungen münden. Dazu kommen die Unterschiede von Land- und Stadtbevölkerung, der jeweilige Bildungsstand sowie arme und reiche Herkunftsfamilien. Das Zusammentreffen der verschiedenen Kulturen ist eine große Herausforderung im Alltag der Jugendhilfeeinrichtungen. Die unterschiedlichen Kommunikationsformen, Werte und Maßstäbe können in enttäuschten Erwartungen bei allen Beteiligten resultieren. Jedoch empfiehlt es sich, bei Konflikten zwischen Jugendlichen verschiedener Nationalitäten genau hinzuschauen und sie nicht vorschnell auf Kulturdifferenzen zurückzuführen. Viele Konflikte könnten in jeder WG vorkommen – oft geht es ums Kochen, Putzdienste, Besuch, Lärm, etc. Manchmal handelt es sich auch um Machtkämpfe zwischen »alten« und »neuen« Bewohnern (Weiss et al. 2001).

Das Verhältnis zu Betreuern und Vormündern

Die Rolle eines Betreuers oder Vormunds ist für viele UMF unklar, weil das Konzept der Jugendhilfe in vielen Herkunftsländern unbekannt ist. Einige Jugendliche kennen vor allem körperliche Züchtigung als Sanktionsmittel. Die Erfahrung, dass Betreuer nicht zuschlagen, kann irritieren und gelegentlich besonders heftige Reaktionen provozieren (Weiss et al. 2001).

Die Jugendlichen testen in Auseinandersetzungen, wie authentisch die Zuneigung der Betreuer, deren Engagement für die Jugendlichen oder ihr Bemühen um Gleichbehandlung sind. Das sind letztlich Machtkämpfe, wie sie zwischen Jugendlichen und Betreuern auf der ganzen Welt üblich sind, als Abgrenzungs- und Ablösungsprozesse. In diesem Machtkampf kann es vorkommen, dass Jugendliche ihre Vergangenheit benutzen, um Betreuer oder Vormund in die Defensive zu drängen. Sie »sollen gefälligst etwas wiedergutmachen, was den betroffenen Jugendlichen durch ihr Schicksal vorenthalten wurde.« (Weiss et al. 2001) Genauso kann der Vorwurf der Ausländerfeindlichkeit verwendet werden: »Du kannst mich nicht leiden, weil ich schwarz bin.«

UMF stehen in einem Abhängigkeitsverhältnis zu ihren Betreuern und dem Vormund. Viele von diesen werden zu wichtigen Kontakt- und Vertrauenspersonen, es gibt aber auch – das muss man so hart sagen – diskriminierend oder rassistisch agierende Fachkräfte. Für die Jugendlichen repräsentieren diese Personen die Institutionen der deutschen Gesellschaft; sie machen sie daher für Missstände verantwortlich. Allerdings identifizieren sich Betreuer und Vormünder häufig auch mit diesen Institutionen (oder mit »Deutschland«) und vertreten deren interne Logik z. T. aktiv gegenüber den Jugendlichen: »Das ist halt so!« (Weiss et al. 2001).

Fallbeispiel

Farshad kocht ungern und bereitet deshalb in einem großen Topf Essen für drei Tage zu. Nachdem die Betreuer neue, kleinere Töpfe gekauft haben, entsorgen sie diesen alten Topf. Als er sich darüber beschwert, meint daraufhin die Betreuerin: »Du kannst froh sein, dass du überhaupt einen Topf hast!«.

8.3.2 Kontakt zur Familie

Wenn Familienangehörige im Heimatland oder auf der Flucht vermisst sind, kann dies extrem belastend für die UMF sein. Wenn die Minderjährigen die Wiederherstellung des Kontakts wünschen, kann der Suchdienst des Deutschen Roten Kreuzes kontaktiert werden (www.drk-suchdienst.org), der die relevanten Daten aufnimmt und Rotkreuz-/Rothalbmondorganisationen im entsprechenden Land kontaktiert, die vor Ort nach vermissten Personen suchen. Das Internationale Rote Kreuz bietet Webseiten zur Angehörigensuche (www.familylinks.icrc.org).

Vielen UMF leiden unter Heimweh und der Trennung von ihrer Familie. Ein regelmäßiger Kontakt zur Familie via Telefon oder Internet wird von den meisten Jugendhilfeeinrichtungen unterstützt. Dies kann aber auch belastend für die jungen Menschen sein, z. B. wenn die Familie sie mit Wünschen oder Forderungen nach Geld unter Druck setzt. Manche UMF haben Schuldgefühle gegenüber ihrer zurückgelassenen Familie, weil sie weiterhin Gewalt, Verfolgung und Elend ausgesetzt sind.

Fallbeispiel

Farshad kann oft das Essen nicht genießen, weil er weiß, dass seine Familienangehörigen in Afghanistan nicht genug zu essen haben. Die Familie versteht nicht, warum er nur wenig Geld schickt. Der Therapeut übt mit ihm ein mögliches Gespräch ein.

8.3.3 UMF in der Psychotherapie

UMF werden meistens von ihrem Vormund oder in Absprache mit ihm von einem Betreuer zur Psychotherapie angemeldet. Bei der Anmeldung ist es sinnvoll, weniger nach den vergangenen Erlebnissen des Jugendlichen zu fragen, sondern vor allem nach der akuten Symptomatik, um die Behandlungsbedürftigkeit einschätzen zu können. Bei vielen UMFs stabilisiert sich das anfangs schlechte psychische Befinden nach einer Zeit des Ankommens.

Die Bedeutung von Konzepten wie »Therapie«, »Freiwilligkeit« und »Schweigepflicht« sind in der Regel unbekannt und sollten mit dem Dolmetscher im Erstgespräch gut erklärt werden. Da viele UMF in der Vergangenheit Enttäuschungen und Vertrauensbrüche erlebt haben, ist es wichtig, den Datenschutz strikt zu handhaben und jede Kontaktaufnahme zu Betreuern, Vormund, Rechtsanwalt etc. mit den Jugendlichen zu besprechen. Es dauert oft mehrere Sitzungen und braucht oft wiederholte Erklärungen, bis ein junger Flüchtling Vertrauen zum Therapeuten fasst und versteht, was in der Therapie geleistet werden kann und was nicht.

Der alltägliche Umgang mit Mitbewohnern, Betreuern, Vormund und ehrenamtlichen Helfern kann für UMF eine große Ressource, aber auch Quelle von Konflikten, Ängsten und Sorgen sein, die viel Zeit und Raum in der Therapie und Sozialberatung einnehmen können. Die Jugendlichen vertrauen ihre Anliegen mal einzelnen, mal mehreren Personen in ihrem Hilfesystem an – ohne Rücksicht auf die jeweilige »Zuständigkeit«. In Rücksprache mit dem Jugendlichen ist es deshalb sinnvoll, sich mit den relevanten Akteuren zu vernetzen.

Viele Konflikte entstehen auch bei vermeintlich bereits gut Deutsch sprechenden UMF durch sprachliche Missverständnisse und Fehlinterpretationen. In der Kommunikation kommen kulturelle Aspekte hinzu. Während deutsche Erwachsene eher auf der Inhaltsebene kommunizieren, reden die Jugendlichem eher auf der Beziehungsebene (Weiss et al. 2001). Umso wichtiger ist es, vor allem in der Anfangszeit ausreichend oft qualifizierte Dolmetscher hinzuzuziehen.

Fallbeispiel

Weil Farshad im Gespräch mit seinem Vormund den Blick gesenkt hält (als Zeichen des Respekts), vermutet dieser, er habe etwas zu verbergen.

Anfangs haben UMF oft nur wenige Stunden Deutschunterricht. Bei der Frage nach dem Tagesablauf werden Zeiten erzwungener Untätigkeit ersichtlich. Mit den Betreuern kann geklärt werden, ob diese nicht mit (möglichst kostenfreier) Freizeitgestaltung (Nachhilfe, Sport, Musik etc.) gefüllt werden können, eventuell auch mit Unterstützung von ehrenamtlichen Helfern.

Da unter den Jugendlichen manchmal falsche Gerüchte kursieren oder Wissensdefizite vorliegen bezüglich der hier geltenden Regeln, des Bildungssystems, der Kinder- und Jugendhilfe und des Asylrechts, sollten sie entsprechende Beratung und Unterstützung erhalten – sofern dies nicht bereits von den Betreuern oder dem Vormund geleistet wird. Informationsmaterial und Beratung sind bei (Asyl-/Migrations-)Beratungsstellen, den Flüchtlingsräten (www.fluechtlingsrat.de) oder beim Bundesfachverband UMF (www.b-umf.de) erhältlich. Letzterer hat einen Wegweiser in kindgerechter Sprache herausgegeben, der über die wichtigsten Rechte von UMF informiert. Eine weitere Möglichkeit ist z. B. die App für Smartphones »Ankommen« vom BAMF (www.ankommenapp.de).

Als Überlebensstrategie legen sich manche Jugendliche einen anderen Namen, Geburtsdatum, Fluchtgrund oder Reiseweg zu. Wenn die neuen Informationen aufenthaltsrechtliche Relevanz haben, ist es sinnvoll, den UMF an einen Rechtsanwalt zu verweisen.

Problematisch wird es, wenn die Jugendlichen tiefe Grundüberzeugungen haben, die mit Normen und Werten in Deutschland kollidieren. Zum Beispiel wenn junge

Männer die Ansicht vertreten, dass Gewalt ein Mittel zur Konfliktlösung ist, dass Frauen den Männern zu dienen haben oder dass Homosexuelle generell »Schweine« sind. Solche Fälle verlangen es, sich souverän und klar von einer solchen Haltung zu distanzieren und die hierzulande gültigen Normen und Umgangsformen zu erklären.

8.4 Kritische Einordung

Jungen Flüchtlingen mit einer respektvollen, emphatischen und wertschätzenden Haltung zu begegnen, ist die Grundvoraussetzung für ein gelingendes Miteinander. Wichtig ist dabei der Fokus weg von UMF als Opfern hin zu ihren Fähigkeiten als aktiv Handelnde, die erfolgreiche Bewältigungsstrategien haben, belastbar und anpassungsfähig sind. Die Arbeit mit UMF kann sehr bereichernd sein, besonders wenn man miterlebt, wie schnell sich die meisten jungen Menschen in Deutschland einleben und entwickeln.

Weiterführende Literatur

Dima, Z. (2015). Überlebensgeschichten. Kindersoldatinnen und -soldaten als Flüchtlinge in Deutschland: Eine Studie zur sequentiellen Traumatisierung. Weinheim: Juventa Verlag.

Noske, B. (2011). Zum »unbegleiteten minderjährigen Flüchtling« werden – Über die Untrennbarkeit des Begriffs vom deutschen Kontext. Sozial Extra, Nr. 9/10: 23–26.

Zitierte Literatur

Bundesarbeitsgemeinschaft Landesjugendämter (BAG LJÄ) (2014). Handlungsempfehlungen zum Umgang mit unbegleiteten minderjährigen Flüchtlingen. Inobhutnahme, Clearingverfahren und Einleitung von Anschlussmaßnahmen. Mainz. http://www.b-umf.de/images/baglj_handlungsempfehlungen_umf_2014.pdf (Zugriffsdatum: 27.05.2016).

Bundesfachverband unbegleitete minderjährige Flüchtlinge e. V. (BumF) (2015). Inobhutnahmen von unbegleiteten Minderjährigen im Jahr 2014. Berlin. http://www.b-umf.de/images/inobhutnahmen-2015-web.pdf (Zugriffsdatum: 27.05.2016).

Deutscher Bundestag (2016). Antwort der Bundesregierung auf die Kleine Anfrage der Abgeordneten Ulla Jelpke, Frank Tempel, Sevim Dağdelen, weiterer Abgeordneter und der Fraktion DIE LINKE. Ergänzende Informationen zur Asylstatistik für das Jahr 2015. Drucksache 18/7248. Berlin. http://dip21.bundestag.de/dip21/btd/18/072/1807248.pdf (Zugriffsdatum: 27.05.2016).

European Asylum Support Office (EASO) (2013). Praxis der Altersbestimmung in Europa. Valletta (Malta). https://www.easo.europa.eu/sites/default/files/public/2013.9603_DE_V4.pdf (Zugriffsdatum: 27.05.2016).

Hargasser B. (2014). Unbegleitete minderjährige Flüchtlinge. Sequentielle Traumatisierungsprozesse und die Aufgaben der Jugendhilfe. Frankfurt am Main: Brandes & Apsel.

Müller A. (2014). Unbegleitete Minderjährige in Deutschland. Bundesamt für Migration und Flüchtlinge. Nürnberg. http://www.bamf.de/SharedDocs/Anlagen/DE/Publikationen/EMN/Studien/wp60-emn-minderjaehrige-in-deutschland.pdf?__blob=publicationFile (Zugriffsdatum: 27.05.2016).

Noske B. (2010). Herausforderungen und Chancen. Vormundschaften für unbegleitete minderjährige Flüchtlinge in Deutschland. Bundesfachverband für unbegleitete minderjährige Flüchtlinge. Berlin. http://www.b-umf.de/images/vormundschaftsstudie_2010.pdf (Zugriffsdatum: 27.05.2016).

Weiss K., Enderlein O., Rieker P. (2001). Junge Flüchtlinge in multikultureller Gesellschaft. Opladen: Leske + Budrich.

9 Begutachtung

Gisela Scheef-Maier und Ferdinand Haenel

9.1 Einleitung

Menschen verlassen ihre Heimat nicht ohne Grund, sondern wenn ihre Lebensumstände nicht mehr lebenswert oder ihre seelische oder körperliche Gesundheit sowie ihr Überleben oder das ihrer Nächsten bedroht sind. Geflüchtete Menschen waren i. d. R. vor und auch während ihrer Flucht erheblichen, potenziell traumatischen Belastungen – und damit Gesundheitsrisiken – ausgesetzt, wie schwierigsten Sozialisations- und Lebensbedingungen, Krieg, Diskriminierung, Verfolgung oder gar Folter. Diesen Belastungen folgen meist weitere Stressoren im Aufnahmeland im Kontext von Migration/Integration und oft länger anhaltender unsicherer Aufenthaltskonstellationen. Insgesamt ist bei Geflüchteten von einer allgemein hohen Belastungsrate und einem beträchtlichen Anteil von Menschen mit behandlungsbedürftigen psychoreaktiven Störungsbildern auszugehen (vgl. hierzu u. a. Gaebel et al. 2006).

Die Asylgesetzgebung setzt demgegenüber enge Kriterien bezüglich der Asylgewährung.

Nach Artikel 16a GG oder § 60.1 AufenthG ist Asyl dann zu gewähren, wenn die Rückkehr ins Heimatland zu einer Verfolgung führen würde, wobei die Beweislast beim Asylsuchenden liegt. Das Vorliegen von staatlicher Gewalteinwirkung, wie z. B. Folter in der Vergangenheit und daraus resultierenden psychischen und/oder physischen Folgen, kann eine solche Annahme stützen. In der Regel können Asylsuchende jedoch keine schriftlichen Belege über erlittene staatliche Gewalt vorlegen, denn Folter findet meist im Verborgenen statt. Sie sind deshalb gefordert, gegenüber dem Bundesamt für Migration und Flüchtlinge (BAMF) diesen Beweis durch mündlichen Vortrag zu erbringen. In diesem Kontext kann ein ärztliches oder psychologisches Gutachten oder eine sachkundige Stellungnahme diesen Vortrag ggf. wirksam unterstützen. Neben Hinweisen zur Erhellung der Gefährdungslage kann die Feststellung einer psychischen Erkrankung und deren Schweregrad als Folge staatlicher oder parastaatlicher Gewalt zudem die Grundlage für subsidiären Schutz bilden.

Neben der Gewährung von Asyl nach § 60.1 AufenthG oder nach der Genfer Flüchtlingskonvention ist eine Rückführung ins Heimatland nicht zulässig, wenn sogenannte gewichtige inlandsbezogene oder zielstaatenbezogene Abschiebehindernisse vorliegen.

Inlandsbezogene Abschiebehindernisse stellen insbesondere Krankheiten dar, die den Vorgang der Abschiebung vom Wohnort ins Herkunftsland unmöglich machen. Sie bilden den rechtlichen Hintergrund der oft gestellten Frage nach der Reisefähigkeit von abgelehnten Asylbewerbern (Haenel 2016). Zielstaatenbezogene

Abschiebehindernisse sind dann gegeben, wenn die Gefahr besteht, dass sich eine bestehende Erkrankung nach einer Abschiebung in beträchtlicher Weise im Herkunftsland verschlimmern würde und damit ein erhebliches Risiko für die Gesundheit bzw. Leib und Leben verbunden wäre. Auch hier können ärztliche oder psychologische Gutachten oder Stellungnahmen in Form einer sachkundigen Prognose den Entscheidungsprozess des Gerichts oder des Bundesamtes für Migration und Flüchtlingen unterstützen.

Eine anhaltend unsichere Aufenthaltssituation beeinträchtigt den Gesundheitszustand von Geflüchteten erheblich und führt bei einer bereits bestehenden traumareaktiven Erkrankung oft zu einer weiteren Verschlechterung des Gesundheitszustandes bis hin zu irreversiblen Chronifizierungen. Ärztliche oder psychologische Psychotherapeuten, die mit der Behandlung von Geflüchteten betraut sind, stehen bei vielen Patienten vor dem Problem, dass die Voraussetzungen für eine effiziente Behandlung, nämlich stabile Rahmenbedingungen (also u. a. eine sichere Aufenthaltssituation), nicht gegeben sind. Die Behandlungen müssen sich teilweise auf Stabilisierungsmaßnahmen beschränken, weil eine indizierte traumafokussierte Bearbeitung angesichts von eventuell sehr unsicheren Rahmenbedingungen nicht möglich ist.

Unterstützung in Bezug auf die Aufenthaltssicherung in Form einer qualifizierten Stellungnahme oder eines Gutachtens stellt somit ein zentrales Anliegen traumatisierter Flüchtlinge dar. Der ärztliche oder psychologische Behandler steht hierbei vor der Herausforderung, grundlegende psychotherapeutische Beziehungsaspekte und eine am Patientenwohl orientierte Haltung mit den Anforderungen an eine kritische und objektive Positionierung als Sachverständiger in Einklang zu bringen.

Die Herausforderungen an den Sachverständigen in diesem Arbeitsfeld sind komplex und erfordern spezielle professionelle Kenntnisse und Erfahrungen.

Nicht gänzlich unerwartet zeigte sich bei einer Untersuchung von Glocker et al., dass die Qualität von Stellungnahmen und Gutachten in aufenthaltsrechtlichen Verfahren nicht selten zu wünschen übrig lassen (Glocker et al. 2012).

Um den besonderen Aufgaben eines Sachverständigen im Kontext von Asylrecht, kultureller und sozioökonomischer Besonderheiten sowie potenzieller traumareaktiver Spezifika Rechnung zu tragen, wurden bereits 2001 erste Richtlinien zu den inhaltlichen Anforderungen an Stellungnahmen von der Bundesweiten Arbeitsgemeinschaft der Psychosozialen Zentren für Flüchtlinge und Folteropfer veröffentlicht (BAfF 2001). In 2003 gab die Bundesärztekammer auf der Grundlage des Istanbul-Protokolls (Frewer et al. 2009) und den Vorschlägen der Arbeitsgruppe (Gierlichs et al. 2001 u. 2012) »Standards zur Begutachtung psychisch reaktiver Traumafolgen in aufenthaltsrechtlichen Verfahren« zusammen mit einer entsprechenden gleichnamigen zertifizierten curriculären Fortbildung heraus. Eine ausführliche Überarbeitung erfolgte in 2012. Die Fortbildung und weitere Anforderungen an Gutachter wurden im vergangenen Jahr nun auch von der Deutschsprachigen Gesellschaft für Psychotraumatologie übernommen (DeGPT 2015).

Im Folgenden sollen zentrale Fragestellungen und Aufgaben sowie Problemfelder im Zusammenhang mit der Erstellung von Stellungnahmen und Gutachten in aufenthaltsrechtlichen Verfahren umrissen werden.

9.2 Begriffliche Eingrenzungen

Bei einem Gutachten handelt es sich um eine sachkundige Expertise eines Sachverständigen (SV) – hier verstanden als jemand, der auf einem bestimmten Wissensgebiet über besondere Kenntnisse und Erfahrungen verfügt –, die im Auftrag eines externen Auftraggebers (Gericht, BAMF) i. d. R. auf der Grundlage von Beweisbeschlüssen erstellt wird. Der Sachverständige fungiert als Entscheidungshelfer des Richters. Voraussetzungen sind Neutralität, Objektivität und Unabhängigkeit. (Der behandelnde Therapeut scheidet somit bei einem Gerichtsgutachten als SV aus.)

Bei einer Stellungnahme handelt es sich ebenfalls um eine sachkundige Expertise (angelehnt an die Prinzipien eines Gutachtens) eines Sachverständigen, die allerdings nicht auf einem externen Auftrag basiert. Stellungnahmen werden vielfach von den behandelnden ärztlichen oder psychologischen Psychotherapeuten im Auftrage ihrer Patienten oder deren Rechtsvertreter aus dem Behandlungskontext heraus erstellt und müssen auch so gekennzeichnet sein. Mancherorts werden Stellungnahmen auch als Parteigutachten bezeichnet.

Davon abzugrenzen sind ärztliche oder psychotherapeutische Berichte, die unterschiedlichen Umfänge oder Zielsetzungen aufweisen können, man denke hier z. B. auch an die Berichte an die jeweiligen Kostenträger bzw. kassenärztlichen Gutachter zur Übernahme von Behandlungskosten oder Krankenhausbehandlungsberichte; diese enthalten i. d. R. keine Prognose.

9.3 Mindestnormen für Berichte im aufenthaltsrechtlichen Kontext

Die Ausfertigung einer Stellungnahme oder gar eines Gutachtens stellt nicht nur besondere Anforderungen an die jeweilige Sachkunde, sondern auch an die zeitlichen Kapazitäten der damit betrauten Fachkräfte. Dies fällt insbesondere bei Stellungnahmen ins Gewicht, da diese i. d. R. nicht vergütet werden. Vielfach sind die Möglichkeiten der Behandler, ausführliche Stellungnahmen zu schreiben, deshalb stark eingeschränkt. In diesen Fällen empfiehlt sich die Anfertigung eines kürzeren ärztlichen oder psychotherapeutischen Berichtes, den die Patienten dann über ihre Rechtsanwälte an das Bundesamt bzw. Verwaltungsgericht weiterleiten können.

In 2007 hat das Bundesverwaltungsgericht mit dem Aktenzeichen BVerwG10 C8.07 Mindestanforderungen für Atteste, Stellungnahmen und Berichte formuliert, wenn eine »Traumatisierung« bzw. Posttraumatische Belastungsstörung attestiert werden soll (BVV erw. 2007; vgl. Deutscher Anwalt Verein 2008).

Berichte und Stellungnahmen müssen demzufolge folgende Mindestnormen erfüllen:

- »Nachvollziehbare Angaben, auf welcher Grundlage der SV seine Diagnose gestellt hat, und wie sich die Krankheit im konkreten Fall darstellt.
- Angaben, seit wann und wie häufig sich der Patient in ärztlicher Behandlung befunden hat.

- Angaben, ob die vom Patienten geschilderten Beschwerden durch die erhobenen Befunde bestätigt werden.
- Aufschluss über Schwere der Krankheit, Behandlungsbedürftigkeit sowie den bisherigen Behandlungsverlauf (Medikation, Therapie).« (Deutscher Anwalt Verein 2008)
- Fachliche Begründung bei spätem Vorbringen der Erkrankung (d. h. wenn die Symptome erst längere Zeit nach den in Rede stehenden traumatischen Ereignissen aufgetreten sind oder vorgebracht wurden).

Bei entsprechender Attestierung nach diesen Mindestnormen besteht prinzipiell eine weitere Sachaufklärungspflicht seitens der Gerichte oder des Bundesamtes für Migration und Flüchtlinge (Deutscher Anwalt Verein 2008; Kleinhans, Bell u. Zeiger 2008; vgl. hierzu Wenk-Ansohn, Scheef-Maier, Gierlichs 2013). Tatsächlich wurden seit diesem Grundsatzurteil etwas häufiger Gutachten von den Verwaltungsgerichten in Auftrag gegeben. Nach Auffassung der Autoren geschieht dies jedoch immer noch nicht in ausreichendem Umfang, insbesondere vonseiten des BAMF. Ferner sollten angesichts der Komplexität dieser Aufgabe hierfür Gutachter mit besonderen Kenntnissen bzw. spezieller Fortbildung beauftragt werden. Hieraus leitet sich zudem die Forderung an die Psychotherapeuten- und Ärztekammern ab, entsprechende Ausbildungen anzubieten und aktuelle Listen ausgebildeter Sachverständiger den zuständigen Stellen zur Verfügung zu stellen (Deutsches Ärzteblatt 2002).

9.4 Grundlegende Empfehlungen für die Erstellung von Stellungnahmen und Gutachten in aufenthaltsrechtlichen Verfahren

Vor Erstellung einer Expertise ist die Abklärung der jeweiligen asylrechtlichen Fragestellung bzw. des Standes des Asylverfahrens unabdingbar (z. B. die Klärung der Frage, ob es um die Erhellung der in Rede stehenden traumatischen Vorkommnisse geht oder um die Erhebung von Abschiebehindernissen aufgrund von psychischen Erkrankungen). Da es in diesem Zusammenhang immer wieder zu Missverständnisse kommt, sei erwähnt, dass der Sachverständige nicht der Gehilfe des Rechtsanwaltes ist, sondern seine Fachlichkeit und Eigenständigkeit bewahren muss. Vor Beginn der Untersuchung ist auch zu überprüfen, inwieweit die jeweilige Fragestellung überhaupt im Kompetenzbereich des Sachverständigen liegt (vgl. hierzu insbesondere die Abgrenzung zwischen klinischer und aussagepsychologischer Begutachtung).

Im Folgenden seien einige typische Fragestellungen des Bundesamtes oder der Verwaltungsgerichte an den klinischen Sachverständigen zitiert:

- Leidet der Kläger an einer psychischen Störung? Wenn ja, an welcher?
- Ist der Kläger aufgrund seiner psychischen Störungen nicht oder nur begrenzt in der Lage, selbst Erlebtes zu schildern?
- Leidet der Kläger an einer psychischen Erkrankung wie z. B. einer PTBS?

  - Bei PTBS (oder anderer psychisch reaktiver Symptomatik): Kann die Erkrankung ursächlich auf die vom Kläger angegebenen Haft- und Foltererlebnissen (Kriegserlebnissen/geschlechtsspezifischen Gewalterlebnissen) zurückgeführt werden oder gibt es andere Ereignisse in der Vorgeschichte des Klägers, die als Ursache für die bestehenden Gesundheitsstörungen in Frage kommen?
- Welche medizinischen oder psychischen Befunde gibt es, die darauf hinweisen, dass die PTBS durch die berichteten Gewalteinwirkungen hervorgerufen wurde bzw. gibt es Hinweise auf Folterungen, Misshandlungen wie berichtet?
- Bestehen Gesundheitsstörungen, die sich im Kontext einer Rückführung tiefgreifend oder gar lebensbedrohlich verschlechtern können?

Die Beantwortung der jeweiligen Fragestellung erfolgt nach klinischer Methodik mittels klinischer Exploration und Verhaltensbeobachtung. Die klinische Untersuchung sollte dabei folgende Aufgaben bzw. Inhalte abdecken: Beschwerdeanamnese und Erhebung des Verlaufs der Beschwerden; Erhebung von Vorerkrankungen beim Patienten und in seiner Familie, vorangegangene und aktuelle anderweitige Behandlungen, Medikation (aktuell und vorangegangen); biografische und sogenannte spezielle Anamnese (d. h. Erhebung potenziell traumatischer Vorkommnisse); psychopathologische Befunderhebung und Verhaltensbeobachtungen während der Anamnese. Diese Erhebungen können durch eine testpsychologische Untersuchung und ggf. medizinische Untersuchung ergänzt werden. Die Heranziehung des Anhörungsprotokolls (soweit bereits vorhanden) ist empfehlenswert. Selbstverständlich muss selbiges bei der Abfassung der Expertise unter der Rubrik »Quellen« angegeben werden, inhaltliche Abweichungen von dem gegenüber dem Untersucher gemachten Angaben auf ihre möglichen Ursachen hin müssen ggf. diskutiert werden.

Im Behandlungszentrum für Folteropfer e. V. in Berlin führen wir die beschriebenen klinischen Untersuchungen in der sogenannten diagnostischen Phase durch, die der eigentlichen psychotherapeutischen Behandlung vorausgeht. Stellungnahmen können hierdurch bereits vor Beginn der eigentlichen psychotherapeutischen Behandlung angefertigt werden. Dies soll helfen, die Vermischung von gutachterlichen und therapeutischen Aspekten möglichst gering zu halten.

9.5 Gliederungsvorschlag

Bei der Abfassung einer Stellungnahme bzw. eines Gutachtens empfiehlt sich folgende Gliederung. Zitiert wird hier der Gliederungsvorschlag nach SBPM ergänzt durch Empfehlungen der Autoren zu Stellungnahmen (in kursiv).

1. Gutachtenauftrag
2. Quellen
3. Fragestellung und Methoden
   Bei Stellungnahmen kann 1. bis 3. als Einleitung zusammengefasst werden: Diese muss enthalten: Angaben zu den Patientendaten, Angaben zu Datum, Anzahl und zeitlicher Dauer der jeweiligen Untersuchungstermine, auf denen die Expertise

basiert, eventuell Angaben zur Profession des Sachverständigen; Angaben zur Behandlung (z. B. Behandlungsanlass, Befristung, Regelmäßigkeit), Angaben zur Sprachmittlung, Angaben zur Art der Untersuchung (i. d. R. klinische Methodik), Angaben zu Quellen, z. B. Anhörungsprotokoll, externe Befundberichte (diese dann als Anlage beifügen).
Zudem ist die Schweigepflichtentbindungserklärung des Patienten gegenüber der jeweiligen Behörde anzuführen bzw. beizulegen.

4. Vorgeschichte nach Aktenlage
   Entfällt bei Stellungnahmen.
5. Anamnese/Angaben nach Exploration durch Gutachter
   Zur Vorgeschichte nach den anamnestischen Angaben des Patienten oder der Patientin.
   Empfehlenswert ist hier eine Trennung in 1. Biografische Anamnese und 2. Spezielle Anamnese (d. h. Anamnese der in Rede stehenden potenziell traumatisierenden Vorkommnisse).
   Zur biografischen Anamnese gehören neben Lebenslauf und Angaben zur Familiengeschichte auch Angaben zur aktuellen Lebenssituation, die Krankheitsanamnese (familiäre und eigene Vorerkrankungen, Angaben zu eventuellen anderweitigen Traumata neben den in Rede stehenden Vorkommnissen), ferner Angaben zu vorangegangenen oder aktuell anderweitigen Behandlungen einschließlich eventuell vorangegangener oder aktueller Medikation.
   Da es sich hier um Angaben der Patienten handelt und nicht um verifizierte Tatsachen, sind alle Angaben unter Punkt 5 zwingend im Konjunktiv 1 darzustellen.
6. Angaben zu Symptomatik und Symptomverlauf bzw. Angaben zu den Beschwerden, zum Verlauf der Beschwerden
   Es sollen hier die vom Patienten oder der Patientin möglichst spontan (d. h. vorgabefrei) geäußerten Beschwerden möglichst im Originalwortlaut beschrieben werden. Fachbegriffe, wie z. B. Intrusionen, deuten darauf hin, dass der Sachverständige hier Angaben des Patienten mit fachlichen Einordnungen vermischt. Letztere gehören jedoch in den Abschnitt Diskussion und Beurteilung.
   Dem Verlauf der Erkrankung kommt bei Fragen nach Hinweisen auf kausale Zusammenhänge zwischen den in Rede stehenden Vorkommnissen und dem Störungsbild eine besondere Bedeutung zu. Anmerkung: Dennoch fehlen Angaben hierzu in vielen Stellungnahmen und auch Gutachten.
   Auch bei den Beschwerden handelt es sich nicht um Tatsachen, sondern um Angaben des Patienten oder der Patientin und sind deshalb im Konjunktiv 1 abzufassen.
7. Befunde/Untersuchungsergebnisse
   Hierunter fällt der psychische bzw. psychopathologischer Befund möglichst zuzüglich von Verhaltensbeobachtungen, insbesondere während der speziellen Anamnese, wie z. B. physiologische Hinweise auf Erregung, Hinweise auf Vermeidung, dissoziative Reaktionen, Flashbacks, Abspaltungsphänomene etc., ferner testpsychologische Ergebnisse (▸ Kapitel 4*) und ggf. anderweitige externe Befunde.*
   Es sei hier erwähnt, dass in diesen Abschnitt nur die Befunde gehören, die der SV auch klinisch erhoben hat (z. B. sind Albträume etc. keine Befunde, sondern

Beschwerdeschilderungen des Patienten – die Autoren sehen keine Möglichkeit Albträume ohne Schlaflabor klinisch zu erheben). Es wäre fachlich unseriös, diese Beschwerden im Indikativ im Befundbericht zu wiederholen; erlaubt ist jedoch, bestimmte Beschwerden der Vollständigkeit halber nochmals als vom Patienten berichtete Beschwerden zu erwähnen.

Ggf. ferner medizinische Befunde. Bei Verletzungsspuren sollte möglichst eine Fotodokumentation erstellt werden, diesbezügliche Ausführungen werden dann am besten unter dem Unterpunkt »Auffälligkeiten bei der körperlichen Untersuchung« abgefasst. Erfolgt eine medizinische Dokumentation von Verletzungsspuren, so ist zu beachten, dass – in der Diskussion – auf die Passung zu den anamnestischen Angaben eingegangen wird, zumal es sich bei Verletzungsspuren meist um unspezifische Befunde handelt.

8. Diskussion und Beurteilung

   Dieses Kapitel umfasst die Diagnose, Differenzialdiagnose, Begründung und Prognosebeurteilung.

   Die Diagnose muss fachlich und auch für Laien nachvollziehbar begründet werden.

   Bei einem Gutachtenauftrag empfiehlt es sich, bei Diagnose einer PTBS neben dem ICD-10 eine Diagnosestellung nach dem DSM-5 vorzunehmen, da der DSM genauere Kriterien beinhaltet. Dies könnte sich nach Einführung des ICD-11 erübrigen. Die Durchführung einer Differenzialdiagnose zur Abklärung eventuell anderer eigenständiger Erkrankungen (z. B. Anpassungsstörung, Angst- und depressive Erkrankungen, Suchterkrankungen, Persönlichkeitsstörungen, aber auch Z-Diagnosen) ist fachlich zwingend notwendig. Ebenfalls zwingend notwendig ist die fachliche Validierung der Beschwerden zum Ausschluss von Simulation und/oder Aggravation. Bei PTBS mit verzögertem Beginn ist die Verzögerung ebenfalls fachlich zu begründen, zumal eine Verzögerung seitens der Behörden häufig als Hinweis auf Simulation gewertet wird (vgl. hierzu auch Abschnitt 9.6.2*).*

   Fachlich problematisch ist die Beantwortung nach Hinweisen auf kausale Zusammenhänge zwischen der Symptomatik und den in Rede stehenden Vorkommnissen (vgl. hierzu Abschnitt 9.6.1*). Mittels klinischer Methodik lassen sich diesbezüglich nur <u>Hinweise</u> ermitteln. Derartige Hinweise können sein: PTBS-spezifisches Verhalten während der Anamnese, konkrete Inhalte von Intrusionen und konkrete Trigger derartiger Intrusionen, insofern diese spezifischen Szenen oder Fragmente der in Rede stehenden Vorkommnisse widerspiegeln, konkretes Vermeidungsverhalten im Rahmen und außerhalb der Traumaanamnese, ferner Passgenauigkeit von Angaben zu den in Rede stehenden Vorkommnissen und Angaben zum Verlauf der Beschwerden. Bei Einlassungen zum Kriterium A der PTBS (dem in Rede stehenden potenziell traumatischen Ereignis) ist es fachlich nicht vertretbar, das vom Patienten geschilderte Erlebnis einfach als gegeben aufzuführen (d. h. die im Konjunktiv dargestellten Angaben im Diskussionsteil dann einfach im Indikativ zu wiederholen). Hier können lediglich Hinweise auf mögliche Zusammenhänge des Geschilderten mit der aktuell feststellbaren Symptomatik aus klinischer Sicht diskutiert werden.*

In die Diskussion gehören zudem Angaben zu eventuellen Einschränkungen des allgemeinen oder situativen Aussagevermögens infolge der Traumatisierung, wobei hier die Gefahr von Zirkelschlüssen gegeben ist, da Einschränkungen des Aussagevermögens in Form von Vermeidungsverhalten zwar einerseits Teil der Symptomatik einer PTBS ist, man andererseits aus fehlenden Angaben zu den in Rede stehenden Vorkommnissen nicht einen Beleg für das traumatische Ereignis ableiten darf.
Weiterhin erfolgen hier Angaben zur weiteren Behandlungsindikation und zu weiteren Bedingungen für den Erfolg einer Behandlung aus klinischer Sicht, wie z. B. stabile und sichere Umgebungsfaktoren oder Möglichkeiten für berufliche und persönliche Integration im Aufnahmeland.
Bezüglich der Frage nach zielstaatenbezogenen Abschiebehindernissen ist eine fachlich fundierte Prognose abzugeben, welche gesundheitlichen Konsequenzen eine Rückführung ins Heimatland bzw. auch bereits ihre Androhung mit welcher Wahrscheinlichkeit (z. B. »höchstwahrscheinlich«, »nicht auszuschließen«) hat. Wesentlich ist hier, dass sich die diesbezüglichen Ausführungen konkret auf das vorliegende individuelle Störungsbild beziehen. Die einfache Benennung einer möglichen »Retraumatisierung« ist nicht ausreichend. Hier sind klinische Begründungen aufzuführen, z. B.: Was ist ganz konkret in welcher Art Situation zu befürchten, wenn der Patient mit dem speziellen Störungsbild wieder in die Heimat oder in ein Drittland abgeschoben werden würde?
Einlassungen zu ausländerrechtlichen Aspekten oder z. B. fehlenden Behandlungsmöglichkeiten im Heimatland sind zu unterbleiben, da dies Aufgabe des BAMF in Zusammenarbeit mit dem Auswärtigen Amt ist.

9. Beantwortung der Fragen
10. Zusammenfassung
11. Literaturangaben
   Angaben zu Punkt 9 bis 10 entfallen bei Stellungnahmen, auch Literaturangaben sind nicht unbedingt notwendig.

9.6 Stolpersteine bei der Erstellung von Stellungnahmen und Gutachten in aufenthaltsrechtlichen Verfahren

Abschließend sollen besondere Herausforderungen bzw. Stolpersteine zusammenfassend skizziert werden.

9.6.1 Der fehlende Nachweis des Traumas

Die Bezeichnung traumareaktive Erkrankung impliziert, dass das Störungsbild ohne ein sogenanntes traumatisches Erlebnis nicht entstanden wäre.

Bei der PTBS ist die Ursache ihrer Entstehung Bestandteil der Definition. Dies birgt die Gefahr unzulässiger direkter kausaler Rückschlüsse von Symptomen auf ein gewaltbelastetes Ereignis, zumal das Interesse des Bundesamtes oder der Verwaltungsgerichte meist hierauf abzielt. Klinische Methoden dienen dazu, Krankheitssymptome und psychopathologische Befunde zu erheben und fachlich zu diskutieren. Mittels klinischer Methoden lassen sich aber keine Tatsachen ermitteln. Dies wäre die Aufgabe einer sogenannten aussagepsychologischen Untersuchung oder Begutachtung. Bei der aussagepsychologischen Begutachtung geht es um die Beurteilung der Glaubhaftigkeit von Angaben zu in Rede stehenden Vorkommnissen (Hat das Ereignis – so wie vom Probanden berichtet – stattgefunden?). Die aussagepsychologische Analyse beruht auf der sogenannten Undeutsch-Hypothese, nach der sich realitätsbegründete Aussagen von nicht realitätsbegründeten Aussagen in wesentlichen Merkmalen, sogenannten Realitätskriterien, unterscheiden. Eine aussagepsychologische Begutachtung unterscheidet sich erheblich von einer klinischen Begutachtung und beinhaltet besondere fachliche Voraussetzungen sowie ein anderes methodisches Vorgehen. Man sollte sich als Kliniker nicht zu aussagepsychologischen Ausführungen oder gar Ausführungen zur »Glaubwürdigkeit« verleiten lassen.

9.6.2 Objektivierbarkeit der Symptomatik und mangelnde Spezifität der Symptome

Die meisten Symptome der PTBS werden anhand der Beschwerdeschilderungen des Patienten erhoben und sind oftmals nicht direkt beobachtbar. Ferner gelten viele Symptome nicht exklusiv für die PTBS, sondern finden sich auch bei anderen Störungsbildern wieder.

Dies unterstreicht die Notwendigkeit fundierter Differenzialdiagnostik.

Es bedarf keiner weiteren Erklärung, dass Patienten, die sich noch im aufenthaltsrechtlichen Verfahren befinden, ein großes Interesse daran haben, dass die Expertise dazu verhilft, einen sicheren Asylstatus zu erhalten. In dieser Konstellation ist zwingend gefordert, mögliche Simulationen von Beschwerden oder Aggravationen (so wie auch die Möglichkeit falscher Angaben bezüglich der in Rede stehenden traumatischen Vorkommnisse) als Möglichkeit in Betracht zu ziehen und die Beschwerdeangaben des Klienten einer sorgfältigen Validitätsprüfung zu unterziehen (Birck 2002). Im Falle einer Begutachtung verpflichtet sich der Gutachter bei Auftragsannahme objektiv und nach besten wissenschaftlichen Grundsätzen zu handeln. Dies setzt die Bereitschaft voraus, ggf. auch ein Ergebnis zu konstatieren, das nicht im Interesse des Asylsuchenden ist. Jeder Gutachter muss sich vor Annahme eines Gutachtenauftrages vom BAMF oder vom Gericht im Vorfeld der schwierigen Frage stellen, ob er hierzu bereit ist, und darf bei Nicht-Bejahung keinen Gutachterauftrag annehmen. Dieses Problem stellt sich bei der Erstellung einer aus dem Behandlungskontext heraus angefertigten Stellungnahme nicht, wenn ihr Ergebnis gegen die Interessen des Patienten gerichtet wäre und letzterer daher seinen Behandler nicht von der Schweigepflicht entbände.

In diesem Zusammenhang sei jedoch auf folgendes Problem hingewiesen: Nicht alle Menschen, die Folter erlebt haben und/oder substanziell bei einer Rückkehr ins Heimatland gefährdet sind, entwickeln eine PTBS oder anderweitige traumareaktive Erkrankung. Auch Menschen ohne PTBS können Folter oder potenziell dramatische Erlebnisse, z. B. in Kriegen oder im privaten/zivilen Kontext erlebt haben. Bei einer Fokussierung auf Menschen mit traumareaktiven Erkrankungen hat dieser Personenkreis einen erheblichen Nachteil bei der Geltendmachung von Asylgründen.

9.6.3 Traumaspezifische Besonderheiten bei der Exploration

Bestandteile der Symptomatik der PTBS selbst behindern die klinische Exploration, wodurch es zu Fehlbeurteilungen kommen kann (Haenel 1998). Das Symptom der Vermeidung kann bis zur Unfähigkeit gehen, einen wichtigen Aspekt des Traumas zu erinnern (siehe B;4, B;5, C.1. sowie D.1, nach DSM-5, 309.81; APA 1994; APA 2013; WHO 1992). In gleicher Richtung können Schuld- und Schamgefühle wirken (APA 2013).

Neben den bei Folter- und Bürgerkriegsopfern häufig anzutreffenden Konzentrationsstörungen und ggf. auch Verminderung der Gedächtnisleistung für wesentliche Bestandteile der traumatischen Erfahrungen sollte auch der Umstand beachtet werden, dass Asylantragsteller, die im Herkunftsland verhört und gefoltert worden sind, die vergangenen Verhörsituationen emotional mit der gegenwärtigen Anhörung beim Bundesamt für Migration und Flüchtlinge (BAMF) in Verbindung bringen können, aber auch u. U. mit der Exploration im Rahmen einer klinischen Untersuchung.

Es bedarf besonderer klinischer Erfahrung, einer vertrauensvollen Atmosphäre und ausreichend Zeit, um trotz dieser traumaspezifischen Hemmnisse ausreichende und reliable Angaben zu bekommen. Der Vorteil im klinischen Setting besteht gerade darin, im Vergleich zur Anhörung vor dem Bundesamt oder vor dem Gericht, diese Voraussetzungen schaffen zu können.

Eine weitere Besonderheit besteht darin, dass durch Folter oder Bürgerkriegsfolgen traumatisierte Flüchtlinge oft nicht nur an einer einfachen PTBS leiden, wie man sie nach einem einzelnen isolierten Ereignis wie einem Verkehrsunfall beobachten kann, sondern an einer komplexeren Form mit einem hohen dissoziativen Anteil und möglichen anderen psychiatrischen komorbiden Störungen (Haenel u. Wenk-Ansohn 2004). Besonders bei Personen, die langanhaltender, auch mehrfacher, sogenannter kumulativer Traumatisierung durch andere Menschen oder auch sexualisierter Gewalt ausgesetzt waren, beschränkt sich das Spektrum psychisch reaktiver Folterfolgen keineswegs immer auf die im ICD und DSM zur Verfügung stehenden Diagnosekategorien der PTBS. Hier ist zu beachten, dass die komplexe Form der PTBS, wie vielfach diskutiert, nicht in das Diagnosemanual des DSM-5 aufgenommen wurde (Dreßing, Karacay, Förster 2015). Abgesehen von einer Persönlichkeitsänderung nach Extrembelastung (F62.0, ICD-10) gibt es noch weitere psychische Störungen, die im Zusammenhang traumatischer Einwirkungen entstehen können. Diese können sein: Dissoziative Störungen, Somatisierungsstörungen, Zwangserkrankungen, Borderline-Persönlichkeitsstörung, Angsterkrankungen, posttraumatische Depression, Substanzmittelabusus (Kessler et al. 1995; Flatten et al. 2004). Es handelt sich dabei um Krankheitsbilder aus der allgemeinen Psychopathologie, welche die spezifischen Symptome einer PTBS überlagern und damit die Diagnostik erschweren können bzw. auch ohne PTBS-Symptomatik auftreten können in der Folge belastender Ereignisse. Es ist keine einfache Entscheidung und es bedarf einer sorgfältigen Abklärung, inwieweit ggf. Zusatzdiagnosen zur PTBS zu stellen sind, um dem Störungsbild besser Rechnung tragen zu können, oder ob differenzialdiagnostisch einer anderen Diagnose der Vorzug zu geben ist.

Eine weitere Besonderheit stellt die besondere Beziehung dar, die bei komplex traumatisierten Menschen zum jeweiligen Behandler und/oder Sachverständigen entsteht und die eine objektive Einschätzung und Beurteilung erschweren kann. Sehr rasch können sich in der Beziehung zu Folteropfern oder anderweitig Traumatisierten extreme Gegenübertragungsphänomene mit entweder zu großer Distanz und fehlender Empathie oder mit zu geringer Distanz mit der Gefahr der Überidentifizierung und sogar der persönlichen, empathischen Verstrickung zum Probanden einstellen (Wilson u. Lindy 1994; Hoppe 1967).

9.6.4 Interkulturell bedingte Besonderheiten

Besonders hervorgehoben werden soll abschließend die Besonderheit, dass es sich bei den Patienten in aufenthaltsrechtlichen Verfahren um Personen aus anderer Kulturen handelt, mit anderen Traditionen, Religionen, Sprachen sowie anderem Krankheitsverständnis und eventuell anderen Symptommanifestationen (Heinz u. Kluge 2011). Daraus resultieren u. a. andere Wirklichkeitskonstruktionen und andere Interaktionsformen im Kontakt, auf die sich der Sachverständige einstellen muss. So werden je nach kulturellem Hintergrund Sachverhalte unterschiedlich deutlich ausformuliert (Kulturen mit stark kontextbezogener Kommunikation versus Kulturen mit geringer kontextbezogener Kommunikation; ▸ Kapitel 6). Für die weiterführende Auseinandersetzung mit dieser Thematik sei insbesondere auf das Modell von Lewis (2005) verwiesen, welches das Vorkommen kontextbezogener/nicht-kontextbezogener Kommunikation mit weiteren sogenannten »cultural traits« verbindet sowie auf die Literatur zu direkter/indirekter Kommunikation (z. B. Krumbier u. Schulz von Thun 2006).

Einige Aslybewerber entstammen einfachen Bildungsverhältnissen, ein unterschiedliches Verständnis von Zeit ist häufig gegeben, das Daten- und Zahlenverständnis ist vielfach weniger exakt, in der Einordnung von Sachverhalten orientieren sie sich oft an anderen Eckpunkten oder bestimmten kulturellen Gewohnheiten. Vielfach herrscht auch eine »Wir«-Erzählform vor, da individuumzentriertes Denken unüblich ist, was gerade dem Ziel der Begutachtung nach Herausarbeitung einer individuell substantiierbaren Vorgeschichte entgegenwirkt. Ferner bestehen häufig besondere kulturelle Tabus und gesellschaftliche Regeln, insbesondere bezüglich der Offenlegung von sexuellen Vorkommnissen (vgl. besonderer Ehrenkodex bezüglich sexualisierter Gewalt in bestimmten traditionellen Kulturkreisen), die die Begutachtung behindern.

Auch das Krankheitsempfinden und die Einordnung von Beschwerden und Symptomen unterscheidet sich je nach kulturellem Hintergrund. Beispielsweise werden Beschwerden oft leibnah und ganzheitlich präsentiert oder psychische Prozesse werden oft somatisch ausgedrückt. Überhaupt unterliegen psychische Symptome oder Erkrankungen oft starker Stigmatisierung und/oder sie werden übernatürlichen Ursachen zugeschrieben; auch dies können Gründe dafür sein, dass psychische Beschwerden verschwiegen werden. Besonders hervorgehoben werden soll auch, dass die Erfahrungen der Asylsuchenden mit autoritären Behörden und mit totalitären Obrigkeitsstrukturen in ihren Herkunftsländern, den Kontakt in einem gutacherlichen (und auch therapeutischen) Setting häufig erschweren (Dreßing, Karacay, Foerster 2015).

All dies erfordert Offenheit und Achtsamtkeit für Andersartigkeit, generelle Erfahrungen im Umgang mit Vertretern anderer Kulturkreise sowie spezifische Informationen über politische und kulturelle Hintergründe zum jeweiligen Herkunftsland des Asylsuchenden. Nicht unerwähnt soll ferner die meist notwendige Sprachmittlung bleiben.

Abgesehen von daraus resultierenden Nachteilen bzw. Erschwernissen (wie z. B. dem Risiko von Sprachmittlungsfehlern und Problemen im Zusammenhang mit dem erweiterten Setting) ergibt sich daraus auch der Vorteil, dass der Sachverständige den Dolmetscher ggf. bei kulturbedingten Unklarheiten bezüglich der Deutung bestimmter verbaler oder nonverbaler Botschaften auch im Nachgespräch nach der Sitzung als Kulturmittler nutzen kann. Wichtig beim Einsatz von Sprachmittlern ist, dass diese so weit wie möglich wortgetreu übersetzen (▸ Kapitel 6). Dies setzt besondere Schulung und Erfahrung voraus. Seitens der Autoren wird eine konsekutive Sprachmittlung empfohlen.

Zitierte Literatur

American Psychiatric Association (APA) (1994). Diagnostic and statistical manual of mental disorders, fourth edition (DSM IV). Washington DC: American Psychiatric Press.

American Psychiatric Association (APA) (2013). Diagnostic and statistical manual of mental disorders, fifth edition (DSM-5). Washington DC: American Psychiatric Press.

Birck A. (2002). Traumatisierte Flüchtlinge. Wie glaubhaft sind ihre Aussagen? Asanger: Heidelberg.

Bundesweite Arbeitsgemeinschaft der Psychosozialen Zentren für Flüchtlinge und Folteropfer (BAfF) (Hrsg.) (2001). Richtlinien für die psychologische und medizinische Untersuchung von traumatisierten Flüchtlingen und Folteropfern. 3. überarbeitete Auflage. Bonn: Deutscher Psychologenverlag.

Deutschsprachige Gesellschaft für Psychotraumatologie (DeGPT) (2015). Curriculum Begutachtung psychisch reaktiver Traumafolgen in aufenthaltsrechtlichen Verfahren bei Erwachsenen. http://www.degpt.de/curricula/begutachtung-aufenthaltsrechtliche-verfahren.html (Zugriffsdatum: 08.06.2016).

Deutscher Anwalt Verein Arbeitsgemeinschaft Ausländer- und Asylrecht (2008). Traumatisierung: Wann muss aufgeklärt werden? In: ANA-ZAR, Heft 1. 6.

Deutsches Ärzteblatt (2002). Heft 24, 99. Jg.: 1402

Dreßing H., Karacay K, Foerster K. (2015). Psychiatrische Begutachtung bei asyl- und ausländerrechtlichen Verfahren. In: Venzlaff U., Foerster K., Dreßing H., Habermeyer E. (Hrsg): Psychiatrische Begutachtung. 6. Auflage. München, Jena: Urban & Fischer (Elsevier).

Flatten G., Gast U., Hofmann A., Liebermann P., Reddemann L., Wöller W., Siol T., Petzold. E. R. (2004). Posttraumatische Belastungsstörung, Leitlinie und Quellentext. Stuttgart: Schattauer.

Frewer A., Furthmayr H., Krása K., Wenzel T. (Hrsg.) (2009). Istanbul-Protokoll. Untersuchung und Dokumentation von Folter und Menschenrechtsverletzungen. Medizin und Menschenrechte, Band 2. Göttingen: V&R unipress.

Gäbel U., Ruf M., Schauer M., Odenwald M., Neuner F. (2006). Prävalenz der Posttraumatischen Belastungsstörung bei Asylbewerbern in Deutschland und Versuch der Erfassung der Störung im Rahmen der Asylverfahrenspraxis. Zeitschrift für Klinische Psychologie und Psychotherapie; 35: 12–20.

Gierlichs H. W. et al (2005). Grenzen und Möglichkeiten klinischer Gutachten im Ausländerrecht. Zeitschrift für Ausländerrecht; 5/2005: 153–163.

Gierlichs H. W. (2010). Die Überprüfung der Glaubhaftigkeit in aufenthaltsrechtlichen Verfahren. Zeitschrift für Ausländerrecht; 3/2010: 102–105.

Glocker M., Gierlichs H. W., Pfäfflin F. (2012). Zur Qualität von Gerichtsgutachten in aufenthaltsrechtlichen Verfahren. In: Recht und Psychiatrie; Sonderdruck 2012, 20. Jahrgang, 2. Vierteljahr: 64–71.

Gierlichs H. W., Haenel F., Henningsen F., van Keuk E., Scheef-Maier G., Wenk-Ansohn M., Wirtgen W. (2012). Standards zur Begutachtung psychisch reaktiver Traumafolgen in aufenthaltsrechtlichen Verfahren (SPBM), erste Fassung 2001, überarbeitete Fassung 2012. http://www.bundesaerztekammer.de/fileadmin/user_upload/downloads/CurrStandardsBegutachtungTrauma2012.pdf (Zugriffsdatum: 08.06.2016).

Haenel F. (1998). Special problems in the assessment of the psychological sequelae of torture and incarceration. In: Oehmichen M. (Hrsg.). Maltreatment and Torture. Lübeck: Schmidt Roemhild; 273–287.

Haenel F., Wenk-Ansohn M. (2004). Begutachtung psychisch reaktiver Traumafolgen in aufenthaltsrechtlichen Verfahren. Weinheim: Beltz.

Haenel F. (2016). Standards zur Begutachtung psychisch reaktiver Traumafolgen in aufenthaltsrechtlichen Verfahren. In: Graef-Calliess IT, Schouler-Ocak M (Hrsg.): Migration und Transkulturalität. Neue Aufgaben in Psychiatrie und Psychotherapie. Stuttgart: Schattauer (im Druck).

Heinz A., Kluge U. (2011). Migration und psychische Gesundheit. In: Machleidt H., Heinz A. (Hrsg): Praxis der interkulturellen Psychiatrie und Psychotherapie. München: Elsevier; 27–32.

Hoppe, K. (1967). The emotional reactions of psychiatrists when confronting survivors of persecution. The Psychoanalytic Forum; 3: 187–196.

Kessler R. C., Sonnega A., Bromet E., Hughes M., Nelson, C. B. (1995). Posttraumatic stress disorder in the National Comorbidity Survey. Archives of General Psychiatry; 52: 1048–1060.

Kleinhans M., Bell R., Zeiger H. (2008). Zur Amtsermittlungspflicht bei einer geltend gemachten PTBS-Erkrankung. In: Bundesamt für Migration und Flüchtlinge (Hrsg.). Entscheidungen Asyl. 2/2008; 15. Jg.: 3.

Krumbier D., Schulz von Thun, F. (2006). Interkulturelle Kommunikation. Methoden, Modelle, Beispiele. Reinbek bei Hamburg: Rowohlt.

Lewis R. D. (2005). When Cultures Collide: Leading Across Culture. 3. überarbeitete Aufl. Boston, London: Nicholas Brealey Publishing.

Wenk-Ansohn M., Scheef-Maier G., Gierlichs W. (2013). Zur Begutachtung psychisch-reaktiver Traumafolgen in aufenthaltsrechtlichen Verfahren, ein Update. In: Feldmann R. E., Seidler G. H. (Hrsg.). Traum(a) Migration. Gießen: Psychosozial-Verlag.

WHO; World Health Organisation (1992). The ICD-10 Classification of mental and behavioral disorders and diagnostic guidelines. Geneva.

Wilson J., Lindy, J. (1994). Countertransference in the treatment of PTSD. New York: Guilford Press.

10 Akutversorgung und traumaorientierte Langzeitbehandlung bei traumatisierten und psychisch belasteten Geflüchteten

Mechthild Wenk-Ansohn

Dieses Kapitel behandelt die vielschichtige Problematik traumatisierter Geflüchteter nach ihrer Ankunft im Exil. Vor dem Hintergrund praktischer Erfahrungen mit der therapeutischen Versorgung dieser Personengruppe sollen Handlungsmöglichkeiten im Bereich der gesundheitlichen und psychosozialen Versorgung aufgezeigt werden.

10.1 Bedarfslagen und Versorgungsebenen

Aus Kriegs- und Krisengebieten geflüchtete Menschen haben oft eine Kette von potenziell traumatischen Belastungen hinter sich und befinden sich zumeist gleichzeitig in einer anhaltenden Belastungssituation. Es handelt sich um eine sequenzielle Traumatisierung im Sinne von Hans Keilson (1979) – der traumatische Prozess ist noch nicht abgeschlossen, zumal wenn sich Angehörige in anhaltender Lebensgefahr befinden. Hinzu kommen aktuelle Postmigrationsstressoren wie Zukunftsunsicherheit und eine schwierige Lebenssituation. Nicht alle Überlebenden von Folter- und Kriegssituationen entwickeln eine psychisch reaktive Symptomatik. Untersuchungsergebnisse zur posttraumatischen Belastungsstörung (PTBS) unter eingereisten Geflüchteten variieren je nach Herkunftsland, Kontextbedingungen und Untersuchungsmethodik (vgl. Steel et al. 2009). So zeigten in einer Studie von Gäbel et al. 40 % der Untersuchten eine PTBS, in einer Untersuchung in einer Erstaufnahmeeinrichtung in München von Butollo et al. (2012) 27 %, in einer Zufallsstichprobe bei einer Untersuchung in Zirndorf von Niklewski et al. (2012) waren es 17,6 %. Insgesamt wiesen in dieser Zufallsstichprobe 37,6 % Störungen in den Diagnosespektren PTBS, Angst und Depression auf. Ein Teil der Geflüchteten, auch wenn sie potenziell traumatische Situationen durchlebt haben, leidet nicht an den typischen Symptomen einer PTBS, sondern z. B. an sogenannten Anpassungsstörungen mit Angst und Depression. Bei Geflüchteten sehen wir allerdings auch oft (vgl. Gurris u. Wenk-Ansohn 2013) eine PTBS mit sogenanntem verzögertem Beginn (American Psychiatric Association 2013).

Anhaltende Belastungen, z. B. durch eine unsichere Aufenthaltssituation, beeinträchtigen einen Verarbeitungs- und Kompensationsprozess nach Traumata und Entwurzelung und begünstigen eine Verschlimmerung und Chronifizierung von posttraumatischen und depressiven Störungen (s. z. B. Laban et al. 2004 u. 2008, Momartin et al. 2006 oder Knipscher et al. 2015). Je schwerer und kumulativer die Traumatisierung, je scham- und schuldbesetzter das Erlebte, je weniger persönliche

Ressourcen für Verarbeitung und Kompensation und je aversiver die Kontextfaktoren in der Folgezeit nach den traumatischen Erlebnissen, um so andauernder und komplexer (s. Herman 1992) die psychisch reaktiven Störungen. Neben eventuell persistierender PTBS leiden die Menschen dann z. B. an: anhaltenden Depressionen mit eventuell ausgeprägter Suizidalität, somatoformen Störungen, Angst- und Zwangsstörungen, Impulskontrollstörungen, schweren dissoziativen Störungen, Substanzmissbrauch bis hin zu Persönlichkeitsänderung nach Extrembelastung (Dilling et al. 2000, ICD-10 F 62.0). Auch kommt es zur Verschlimmerung vorbestehender bzw. auch neu auftretenden stressinduzierten körperlichen Erkrankungen. Neben den individuellen Folgen sind Auswirkungen einer Traumatisierung im sozialen System, insbesondere in der Familie, zu beobachten. Impulsdurchbrüche können mit häuslicher Gewalt einhergehen. Kinder können parentifiziert und überlastet sein, Eltern können Kinder infolge von eigenen Ängsten eng an sich binden und in ihrem Bewegungsradius einengen. Im System der Familie kann sich eine sekundäre bzw. stellvertretende Traumatisierung (McCann u. Pearlman 1990) ausbreiten.

Um Krisensituationen nach der Ankunft im Exil abzufangen, psychisch reaktive Leiden zu lindern und Chronifizierungen psychischer Störungen zu reduzieren, bedarf es der Möglichkeit des Zugangs zu adäquater Versorgung auf den verschiedenen Ebenen: sozial, medizinisch, psychologisch. Die therapeutischen Angebote sollten angepasst sein an die Bedarfslage in den jeweiligen rechtlichen und sozialen Kontextbedingungen und Phasen des Migrationsprozesses. Die folgende ▸ Abb. 10-1 zeigt verschiedene gesundheitliche Versorgungsebenen (angelehnt an die Interventionspyramide für humanitäre Katastrophen – IASC Guidelines, vom UNHCR empfohlenes abgestuftes Vorgehen im Bereich Mental Health and Psychological Support; die Pyramide ist hier auf den Kopf gestellt, um zu verdeutlichen, dass es sich nicht um eine Hierarchisierung der versorgungsleistenden Berufsgruppen handelt, sondern um die Darstellung des Umfanges des Versorgungsbedarfes auf verschiedenen Ebenen). Bei dem Modell der Versorgungsebenen ist wichtig, dass bei Bedarf eine Zuweisung von einer Versorgungsebene in die andere erfolgen kann im Sinne eines sogenannten »stepped care-modells« (vgl. NICE-Guidelines für Depression und PTBS).

Dabei ist hervorzuheben, dass eine adäquate materielle und soziale Grundversorgung, d. h. die Abdeckung der »basic needs«, die Grundvoraussetzung für das Greifen von medizinischen und psychotherapeutischen Maßnahmen ist.

Viele Traumatisierte suchen keine psychiatrische oder psychotherapeutische Hilfe auf, sei es aus Angst vor Stigmatisierung, der Unkenntnis über Behandlungsmöglichkeiten oder weil sie die Erinnerungen an das Erlebte vermeiden wollen bzw. selber Coping-Strategien gefunden haben. Eventuell besuchen sie die Sprechstunden von Haus- und Fachärzten, z. B. wegen Schmerzen, weshalb die Sensibilisierung dieser Berufsgruppen für Folgen von Trauma und Flucht wichtig ist. Ein weiterer Grund, keine psychotherapeutische Hilfe in Anspruch zu nehmen, liegt darin, dass die Geflüchteten nach Einreise schlicht mit anderen Sorgen beschäftigt sind. Insofern ist seit der vermehrten Einreise von Geflüchteten seit 2014 aktuell kaum eine verstärkte Nachfrage nach psychotherapeutischer Behandlung oder

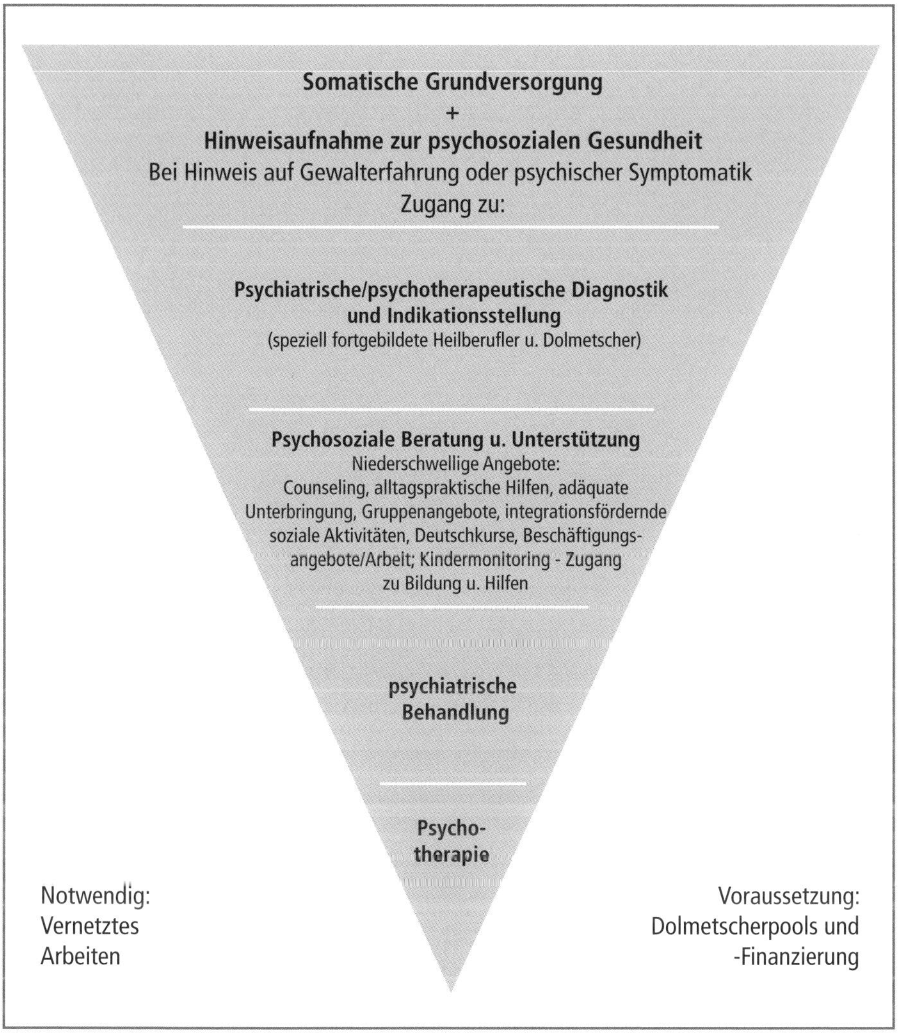

Abb. 10-1 Elemente einer adäquaten gesundheitlichen Versorgung

»Traumatherapie« zu registrieren. Stattdessen stehen bei den vermehrt anfragenden Behandlungssuchenden oft zunächst der Bedarf an Kriseninterventionen, Unterstützung im aufenthaltsrechtlichen Verfahren und sozialen Angelegenheiten sowie der Wunsch nach stabilisierender und symptomatischer psychiatrischer und/oder psychotherapeutischer Behandlung im Vordergrund. Es ist aber damit zu rechnen, dass in den späteren Jahren des Aufenthaltes einige Traumatisierte mit anhaltenden oder rezidivierten und oftmals komplexen psychisch reaktiven Syndromen den Bedarf einer traumaverarbeitenden Psychotherapie haben werden.

10.2 Behandlung und Rehabilitation von Folterüberlebenden und kriegstraumatisierten Geflüchteten

Die Anforderungen an ein Behandlungskonzept für Folteropfer und schwer Kriegstraumatisierte, die unter Exilbedingungen leben, sind vielfältig. Sie bestehen unter anderem in traumatherapeutischem Fachwissen, einem multiprofessionellen und methodisch breit angelegten Behandlungs- und Unterstützungsangebot, interdisziplinärer Zusammenarbeit, Kultursensibilität sowie dem Einsatz von Dolmetschern in Diagnostik und Behandlung (vgl. Maier u. Schnyder 2007; Sjölund et al. 2009; Gurris u. Wenk-Ansohn 2013; Pabst et al. 2013). Ziel eines solchen multidimensionalen Behandlungskonzeptes ist es, den Patienten individuell angepasste therapeutische Zugänge sowie Rehabilitationsmaßnahmen unter Berücksichtigung der jeweiligen Störungsbilder, Einschränkungen der Alltagsfunktion, Kontextbedingungen und der kulturellen Prägungen sowie des Bildungsniveaus zu eröffnen. Darüber hinaus ist die kontinuierliche Zusammenarbeit mit mitbehandelnden Ärzten sowie mit Rechtsanwälten und sozialen Beratungsstellen notwendig. In den Behandlungsplan integrierte bzw. eng koordinierte soziale Arbeit zur Erreichung von Autonomie und Teilhabe (Brandmaier u. Ahrndt 2012) ist Voraussetzung, damit Behandlung und Rehabilitation greifen können (vgl. Wenk-Ansohn et al. 2014; s. a. Stock Gissendanner et al. 2013). Ziel der Arbeit ist nicht nur die Linderung der Symptomatik, sondern auch die Unterstützung im Rehabilitationsprozess und die größtmögliche Teilhabe der Geflüchteten in der Aufnahmegesellschaft.

Im Behandlungszentrum für Folteropfer (bzfo) in Berlin z. B. haben wir vor dem Hintergrund der unterschiedlichen Bedarfe in den vergangenen Jahren unterschiedliche multiprofessionelle (i. d. R. dolmetschergestützte) Programme entwickelt: ambulante Behandlung für Erwachsene sowie für Kinder und Jugendliche, tagesklinische Behandlung, Frauenwohnverbund mit auch aufsuchender sozialarbeiterischer Betreuung wie auch niederschwellige psychosoziale Beratung und Betreuung sowie Sprach- und berufsvorbereitende Kurse. Um uns der seit 2013 vermehrten Einreise von Geflüchteten und deren oft akuten Bedarfslagen zu stellen, haben wir ein Akutbehandlungsprogramm für neu eingereiste traumatisierte Folteropfer und Kriegsflüchtlinge strukturiert. Während im Langzeittherapieprogramm der Schwerpunkt auf traumaorientierter Psychotherapie mit integrierter klinischer Sozialarbeit liegt und die mittlere Behandlungszeit bei 1,5 Jahre liegt, beträgt die Verweildauer im Akutprogramm sechs Monate, mit der Möglichkeit der Wahrnehmung von Nachsorgekontakten.

Im Bereich der ambulanten Regelversorgung durch niedergelassene Psychiater und Psychotherapeuten sowie von Institutsambulanzen ist i. d. R. ein so umfassendes und integriert auf die verschiedenen Problemlagen eingehendes Versorgungsangebot wie in den spezialisierten Zentren nicht möglich. Dennoch kann ein sinnvolles Vorgehen erreicht werden im Rahmen von Arbeit in Netzwerken (vgl. z. B. Netzwerk für traumatisierte Flüchtlinge in Niedersachsen, www.ntfn.de). Dabei ist eine enge Zusammenarbeit mit Sozialarbeitern bzw. mit rechtlichen und sozialen Beratungsstellen notwendig, denn ohne diese werden Interferenzen aus dem aufenthaltsrechtlichen und sozialen Bereich, die auf die aktuelle Bedarfs- und

Motivationslage Einfluss haben, nicht erkannt. Oder es werden Atteste angefertigt, die bei der speziellen Sachlage wenig Sinn machen. Es besteht die Gefahr, dass es zu Vermischungen kommt oder auch, dass traumafokussierende psychotherapeutische Prozesse in höhergradig instabilen Situationen (z. B. drohende Rückführung) begonnen werden, in denen zunächst eine Stabilisierung der äußeren Rahmensituation erforderlich ist und – neben sozialer Arbeit – zunächst nur psychiatrische oder psychotherapeutische Krisenintervention und Stützung indiziert ist. Die therapeutische Arbeit bleibt dann wenig effektiv und führt zu Frustration – bei der behandelten Person ebenso wie bei dem Behandelnden.

10.2.1 Das Erstgespräch

Ein ausführliches Erstgespräch (▸ Abb. 10-2), welches neben den aktuellen Beschwerden und dem biografischen Hintergrund auch die verschiedenen Bedarfsebenen einschließlich der aktuellen sozialen Situation sowie die Motivation des aktuellen Aufsuchens therapeutischer Hilfe in den Blick nimmt, ist notwendig, damit von Anfang an die Richtung des Vorgehens angepasst werden kann. Wenn keine muttersprachliche Verständigung oder Verständigung in einer von dem Diagnostiker und der hilfesuchenden Person gut beherrschten Drittsprache möglich ist, ist hierfür unbedingt Sprachmittlung durch einen unabhängigen Dolmetscher notwendig, der möglichst wortgetreu übersetzt und nichts hinzufügt oder weglässt (siehe hierzu ▸ Kapitel 6).

- Beschwerden?
- Biographische Eckdaten – potentiell traumatischer Hintergrund?
- Aktuelle Belastungen?
- Soziale Situation/Aufenthaltssituation? Anwalt vorhanden?
- Motivation des Kommens? Vorinformationen?
- Bisherige Diagnostik/Behandlungen?

– Verdachtsdiagnose?– keine Diagnose – anderes Problem?
Stehen aktuell eine instabile Lebenssituation oder andere äußere Faktoren im Vordergrund?
– Therapiemotivation?
– Behandlungsindikation (allgemein? aktuell?)

> Welche Art Maßnahmen/Behandlung ist voraussichtlich indiziert? Welche Maßnahme kann ich leisten, welche nicht? (ggf. auch abschließende Beratung und Weiterleitung)

> Handelt es sich um den Bedarf einer Akutversorgung oder aber einer langfristigen psychotherapeutischen Behandlung und Begleitung des Rehabilitationsprozesses?

Abb. 10-2 Erstgespräch (Setting mit professionellem Dolmetscher)

Das Ergebnis eines psychotherapeutischen Erstgespräches kann dann die Indikation verschiedener Maßnahmen seitens des Heilberuflers selbst oder seitens des rechts- und sozialberatenden Netzwerkes sein, wie z. B.:

- Durchführen einer diagnostischen Phase und – bei substanziellen Ergebnissen – Erarbeitung einer psychotherapeutischen Stellungnahme im aufenthaltsrechtlichen Verfahren (siehe hierzu ▸ Kapitel 9).
- Überweisung zu ärztlicher Diagnostik und psychosomatisch orientierter Grundversorgung; ggf. auch Überweisung zur Dokumentation von Verletzungsspuren bei forensisch und nach dem Istanbul-Protokoll (United Nations High Commissioner for Refugees 2001) fortgebildeten Ärzten.
- Überweisung zu psychiatrischer Differenzialdiagnostik und bei Bedarf psychiatrischer Behandlung bzw. Mitbehandlung; bei Suizidalität, schwerer Depression oder erheblicher dissoziativer oder psychotischer Symptomatik eventuell stationäre Einweisung.
- Nach eventueller Erarbeitung einer ggf. notwendigen Stellungnahme: weitere psychosoziale Betreuung durch niederschwellige Beratungs- u. Gruppenangebote (Netzwerk) oder praktische Unterstützung durch (ggf. ehrenamtliche) Helfer (aktuell besteht nicht die Indikation eines psychotherapeutischen Behandlungsprozesses).
- Kriseninterventionen oder auch vorwiegend stabilisierungsorientierte Kurzzeitpsychotherapie u. ggf. Pharmakotherapie zur Linderung von Beschwerden in noch andauernder Belastungssituation, wie z. B. erheblich instabile äußerer Situation (Akutbehandlungsprogramm).
- Trauma-orientierte Psychotherapie (i. d. R. Langzeittherapieprozess im Einzelsetting plus ggf. Gruppensetting).
- Bei schwerer chronischer Symptomatik und eingeschränkter Fähigkeit bzw. Motivation zu Selbstreflexion und aktiver Mitarbeit in einem psychotherapeutischen Prozess: Längerfristige stützende psychotherapeutische, psychiatrische oder sozialtherapeutische Behandlung (nach Aufbau einer therapeutischen Beziehung eher niederfrequent) – eventuell plus Installation einer Einzelfallhilfe. Eine tagesklinische Behandlung oder engmaschige soziale Betreuung mit integrierter Psychotherapie im Rahmen der Eingliederungshilfe wäre hier eventuell effektiver, bislang stehen solche (dolmetschergestützten) Angebote für Migranten nur in Berlin zur Verfügung.
- Begleitend zu therapeutischen Maßnahmen ist in der Regel autonomiefördernde Sozialarbeit (inhouse oder bei Beratungsstelle im Netzwerk) sinnvoll für die Bereiche: Aufenthalt, Unterbringung und materielle Situation, Zugang zu sozialen Aktivitäten, Deutsch- u. berufsorientierenden Kursen; Monitoring des eventuellen Hilfebedarfes von mit eingereisten Kindern.

10.2.2 Akutbehandlung

Fallbeispiel

Hr. A. kommt zu einem Erstgespräch im Behandlungszentrum für Folteropfer in Berlin. Er sei vor zwei Monaten aus Syrien eingereist. Er leide an Ein- und Durchschlafstörungen, Albträumen, in denen erlebte Szenen von Folter und Bombardierungen vorkämen, aber auch aktuelle Ängste. So »sehe er«, wie seine Frau und sein Sohn im bombardierten Haus um Hilfe rufen würden, das habe er aber nicht wirklich erlebt. Er sei unruhig, schnell gereizt, gleichzeitig hoffnungslos und zunehmend erschöpft. Er fühle sich schuldig und nutzlos. Er mache sich Sorgen, dass er seine Familie nicht nachholen könne. Er sei auf dem Landweg eingereist, dabei sei er in Bulgarien von Grenzbeamten festgenommen, geschlagen und dann registriert worden. Nun drohe ihm die Rückschiebung dorthin. Dort seien die Zustände katastrophal. Er habe das Gefühl von Ausweglosigkeit. Manchmal denke er daran, seinem Leben ein Ende zu bereiten. Auf Nachfrage gibt er an: Er sei zwei Jahre in Damaskus in Haft gewesen. Einige oppositionelle Freunde seien in Haft verstorben. Er habe noch Narben von den Folterungen. Über seine Erlebnisse in Haft wolle er jetzt nicht sprechen. Nachdem er damals freigekauft worden sei, habe er Unterstützung von seiner Familie erhalten, dann wieder im Handel gearbeitet. Er habe Bombardierungen erlebt und manchmal Verletzten helfen können, da er einen Transporter gehabt habe. Auf Nachfrage erklärt Herr A.: Ja, nach der Haft habe er auch schon Albträume gehabt – aber so schlimm sei es erst seit der Ankunft in Europa geworden (weint). Er lebe in einem Heim, er schäme sich vor den Zimmermitbewohnern, da er nachts im Traum schreie.

Die Akutversorgung hat das Ziel, neu eingereisten und potenziell schwer traumatisierten Geflüchteten in der besonders vulnerablen Phase nach der Flucht unter Beachtung notfallpsychologischer und traumatherapeutischer Aspekte psychiatrische, psychotherapeutische und sozialarbeiterische Soforthilfe anzubieten, um eine Stabilisierung zu erreichen, Chronifizierung psychischer Leiden einzudämmen und Wege hin zu Rehabilitation und Integration in die Aufnahmegesellschaft zu ermöglichen.

Akutbehandlungsprogramm
(für neu eingereiste psychisch belastete bzw. traumatisierte Geflüchtete im bzfo)

Zeitlich begrenztes multiprofessionelles Betreuungsangebot mit bis zu 6 Monaten Dauer bestehend aus:

- Telefonische Sprechstunde zur Anmeldung und zum Vorclearing u. ggf. Vermittlung in andere externe Angebote
- Erstgespräche (Diagnostik, Indikationsstellung, Beratung, ggf. Weiterleitung)
- Bei Aufnahme ins Behandlungsprogramm:
  1. Diagnostische Phase – ggf. Dokumentation von somatischen Verletzungsspuren, bei Bedarf und substanziellen Erkenntnissen, Erarbeitung einer psychotherapeutischen Stellungnahme im aufenthaltsrechtlichen Verfahren
  2. bis zu 25 psychiatrische oder/und psychotherapeutische oder/und sozialtherapeutische Einzelsitzungen

3. und/oder 12 Gruppensitzungen (Psychoedukation und Körperarbeit)
4. regelhaft: flankierende soziale Beratung bzw. integrierte autonomiefördernde klinische Sozialarbeit
5. bei miteingereisten Kindern: Einleitung notwendiger Hilfen (»Kindermonitoring«)
6. Bei Bedarf: Nachsorgeangebot

Die Module werden flexibel gehandhabt entsprechend dem individuellen unmittelbaren Bedarf.

Der Kasten Akutbehandlungsprogramm, der sich auf die umfassenden Möglichkeiten in einem Behandlungszentrum bezieht, soll hier eine Anregung zum Vorgehen in einem Akutbehandlungsprogramm geben. Das Vorhalten verschiedener Maßnahmen und die Zusammenarbeit verschiedener Berufsgruppen kann je nach Kontextbedingungen und therapeutischen Kapazitäten angepasst werden. So kann z. B. die aufsuchende Tätigkeit in einem Wohnheim Teil des Programmes sein oder aber durch Zusammenarbeit zwischen Psychiatern, die in der Aufnahmeeinrichtung Dienste anbieten, psychotherapeutischen Praxen und sozialen Beratungsstellen eine Akutversorgung im Sinne der »stepped care« realisiert werden.

Im Vergleich zu den Folterüberlebenden und traumatisierten Geflüchteten, die sich sonst in den (psychosozialen) Behandlungszentren in ambulanter Behandlung und Rehabilitation befinden und bei denen die Traumatisierung durch Folter oder Kriegsgewalt schon Monate bis Jahre zurückliegt, war im hier beschriebenen Akutbehandlungsprogramm für neu eingereiste Geflüchtete des bzfo der Bedarf an psychiatrischer Behandlung (s. in Haenel 2011) höher. So gaben wir in fast 50 % der Fälle zumindest vorübergehend eine psychiatrische Medikation, in den meisten Fällen Antidepressiva, besonders solche, die auch eine schlaffördernde Wirkung entfalten können. In Einzelfällen (z. B. bei erheblichen Unruhezuständen und Impulskontrollverslusten) gaben wir auch (atypische) Neuroleptika.

Auch der Bedarf an rechtlicher Beratung und sozialer Arbeit war höher als im normalen Langzeittherapieprogramm. Zu Beginn ging es häufig um Information zu Fragen der Aufenthaltssituation und der Unterbringung sowie Einschaltung des Suchdienstes des Roten Kreuzes bei Verlust von Angehörigen auf der Flucht, späterhin um die Frage des Zuganges zu Deutschkursen oder berufsvorbereitenden Kursen bzw. möglichen Arbeitsperspektiven. Nach Anerkennung eines Schutztitels stand in einigen Fällen Unterstützung für die Familienzusammenführung im Vordergrund. Da diese oft geraume Zeit in Anspruch nahm, kam es interkurrent, z. B. bei Bombardierung der Heimatregion und Abbruch der Telefonverbindung, immer wieder zu erheblichen Krisen, sodass dann, zumeist bereits im Rahmen der Nachsorge, auch psychotherapeutische Kriseninterventionen notwendig waren.

Sehr positiv wurde von den Patienten neben den Einzelsitzungen auch die Gruppenarbeit bewertet. Das psychoedukative Gruppenkonzept fußte auf einem von Liedl et al. (2010) erarbeiteten Manual. Im bzfo boten wir geschlossene dolmetschergestützte Gruppen an, zeitbegrenzt (12 wöchentliche Sitzungen); REFUGIO München realisierte im Rahmen eines Akutprogrammes offene psychoedukative Gruppen in der zentralen Aufnahmeeinrichtung. Neben Psychoedukation und Skillstraining bildete Körperarbeit in den Gruppen einen Schwerpunkt, wie das Erlernen von Entspannungsmethoden (z. b. Progressive Muskelrelaxation – PMR,

Jacobson 1990) sowie Achtsamkeitsübungen und spielerische Bewegung (mit Elementen aus der Konzentrativen Bewegungstherapie, s. Karcher 2004). Besonders in den (geschlossenen) Frauengruppen entstand ein hoher Zusammenhalt über religiöse, politische und modernere versus traditionellere Einstellungen hinweg. Die Ressource der eher kollektiven Ursprungsgesellschaften konnte zum Tragen kommen, es entstand gegenseitige Unterstützung und manchmal auch ein humorvoller Umgang mit den Hindernissen, die im Exil zunächst zu meistern sind.

In den psychotherapeutischen Einzelsitzungen standen stabilisierende und ressourcenorientierte Interventionen sowie oftmals auch Trauerarbeit im Vordergrund. In vielen Fällen mussten wiederholt Kriseninterventionen durchgeführt werden bei aktuellen Belastungen im Alltag, wie z. B. Konfrontation mit trauma-assoziierten Reizen im Heim bei fehlender Geschlechtertrennung des Sanitärbereiches oder auch beim Erhalt negativer Informationen aus dem ausländerrechtlichen Verfahren. Auch Informationen aus Presse und Internet über neuerliche Kämpfe im Heimatgebiet mit Gefährdung von Angehörigen führten oftmals zu schweren Krisen bis hin zu rezidivierender Suizidalität, sodass mitunter bei fehlender Absprachefähigkeit auch Klinikeinweisungen notwendig wurden.

Eine tiefergehende Bearbeitung der traumatischen Erinnerungen war in der anhaltenden Situation von akuter Belastung in den meisten Fällen weder indiziert noch gewünscht. Die Traumatisierungen waren noch nicht abgeschlossen. Zunächst stand das Erreichen von Sicherheit im Vordergrund, bevor eine Verarbeitung des Erlebten möglich war.

Allerdings war Bestandteil des Programmes, dass in der diagnostischen Phase die prätraumatische Biografie und auch die traumatische Biografie thematisiert wurde, zumal i. d. R. Stellungnahmen für die aufenthaltsrechtlichen Verfahren erarbeitet werden mussten. Soweit in dieser Phase möglich, wurde das Erlebte und damit verbundene Gefühle und Gedanken (häufig zum ersten Mal) verbalisiert, Fragmente wurden zusammengesetzt und eingeordnet, ein erstes Narrativ entstand (vgl. Gurris u. Wenk-Ansohn 2013), Vermeidungsverhalten wurde reduziert. Teilweise wurde hier das Vorgehen mit der Lebenslinie praktiziert, d. h. es wurde im Sinne der narrativen Expositionstherapie (NET, s. Schauer et al. 2005) vorgegangen, jedoch ohne vertiefte Exposition. Das Mitteilen des Erlebten an eine empathisch zuhörende neutrale Person, die zugleich den Rahmen hält und Grenzen setzt, wenn zu tief in die traumatischen Bilder hineingegangen wird, erlebten die Patienten häufig als entlastend. Ein solches Vorgehen setzt beim Therapeuten voraus, dass er sicher mit dissoziativen Momenten umgehen kann und dass aufseiten der traumatisierten Person eine gewisse Stabilität besteht (z. B. keine aktuelle Suizidalität oder schwere dissoziative Störung). Die Traumata sind damit im Überblick auf dem Tisch, dies erlaubt im späteren Verlauf der Therapie, z. B. im Rahmen der Psychoedukation, auf konkrete Trigger einzugehen, Inhalte von Albträumen zu besprechen und psychodynamisch wichtige Faktoren aufzugreifen und zu bearbeiten, wie z. B. Ohnmachts- und Schuldgefühle (vertiefend s. Boos 2005). Obwohl im Akutprogramm angesichts der Auswirkungen von aktuellen äußeren und inneren Stressfaktoren, mit denen es umzugehen galt, wenig traumafokussierend und vorwiegend stabilisierend gearbeitet werden konnte, kam es, wie die Verlaufstestdiagnostik zeigte, bei den meisten Patienten im Laufe der 6-monatigen Behandlung zu einem deutlichen Rückgang der Symptomatik, insbesondere auch der PTBS-Symptome. Eine relative Stabilisierung der Rahmensituation war für die psychische Stabilisierung wesentlich, z. B. die Sicherheit, dass der Patient nicht im Dublin-Verfahren in ein anderes Land abgeschoben würde; viele Patienten warteten jedoch bei Entlassung in die Nachsorge noch auf die Entscheidung im Asylverfahren.

Fallbeispiel

Herr A. zeigte bei Aufnahme Symptome, welche einer PTBS nach einer Kette traumatischer Erfahrungen zuzuordnen sind, zugleich litt er an einer depressiven Symptomatik als Reaktion auf die aktuell anhaltende Belastungssituation. Wegen des depressiven Zustandes und zur Linderung der Schlafstörungen erhielt er eine antidepressive Medikation (hier: Mirtazapin 30 mg). Die Sozialarbeiterin vermittelte einen Deutschkurs und empfahl ihm, für das aufenthaltsrechtliche Verfahren einen Rechtsanwalt zu nehmen. Herr A. war dann bereit, auch über seine Erlebnisse in Haft zu sprechen, Narben von Verletzungen wurden entsprechend dem Istanbulprotokoll (United Nations High Commissioner for Refugees 2001) dokumentiert und eine Stellungnahme erarbeitet. Der Patient nahm an einer psychoedukativen Gruppe teil. In den psychotherapeutischen Einzelgesprächen waren Schuldgefühle Thema, den in Haft umgekommenen Freunden sowie der Familie gegenüber, die er bei der Flucht hatte zurücklassen müssen. Das Bundesamt für Migration und Flüchtlinge (BAMF) übte Selbsteintritt aus und führte das Asylverfahren trotz Registrierung in Bulgarien in Deutschland durch. Herr A. erhielt einen Schutzstatus nach der Genfer Flüchtlingskonvention. Die Zukunftssicherheit entlastete den Patienten deutlich, zumal er jetzt – mit der Unterstützung der Sozialarbeiterin – den Familiennachzug beantragen konnte. Die depressiven Symptome waren weitgehend rückläufig, die PTBS-Symptome waren bei Entlassung aus dem Akutprogramm in der Verlaufstestdiagnostik noch oberhalb des cut-offs einer krankheitswertigen Störung, allerdings in deutlich weniger starker Ausprägung. Auf die Frage vor der Entlassung, ob er aktuell weiter an traumaverarbeitender Psychotherapie teilnehmen wolle, verneinte er. Das Programm habe ihm sehr geholfen, er wisse jetzt, dass therapeutische Gespräche etwas bringen. Wenn die Symptomatik im Laufe der Zeit nicht abklingen würde, würde er sich wieder melden. Aber jetzt wolle er selber klarkommen und sein Leben in Deutschland in die Hand nehmen. Neben der Teilnahme an einem Intergrationskurs hatte die Sozialarbeiterin ihn in eine berufsvorbereitende Maßnahme vermittelt. Im Rahmen der Nachsorge stellte Herr A. sich zwei Mal in erneuten Krisensituationen vor. Die Familienzusammenführung ließ auf sich warten und beide Male war es wegen Bombardements zu einem Abbruch der Telefonverbindung zu seiner Frau gekommen. Herr A. war jeweils vollkommen verzweifelt, überlegte sogar, nach Syrien zu fahren. Nach etwa sechs Monaten besuchte er ohne Termin das Behandlungszentrum, strahlend. Neben ihm seine Frau und seine beiden Kinder (ein Mädchen, 10 Jahre, ein Junge, 5 Jahre). Es war ein kleines Fest. Seine Frau berichtete jedoch, dass das Mädchen oft im Schlaf schreie, auch sei es auffällig in sich gekehrt. Wir vermittelten einen Termin bei einem Arabisch sprechenden Kinder- und Jugenpsychiater zur Diagnostik und Elternberatung (Kindermonitoring war als Teil des Akutprogrammes konzipiert).

Die bisherigen Erfahrungen mit dem Akutprogramm (hier im bzfo) sind ermutigend: Alle Patienten waren bei Aufnahme hoch belastet, über 90 % litten an einer starken Symptomatik im Bereich PTBS, Angst und Depression. Etwa 80 % der Patienten konnten nach der 6-monatigen Betreuung stabilisiert entlassen werden, bei Bedarf nehmen einige Nachsorgetermine wahr. Nur ca. 20 % wurden anschließend in Langzeittherapie übernommen oder aber – bei hochgradig eingeschränkter Alltagsfähigkeit – schon im Verlauf des Akutprogrammes in die Tagesklinik weitergeleitet.

Betrachtet man die Abschlusssitzungen und Auswertungen des Programmes seitens der Patienten, so fällt auf, dass viele der Behandelten, auch wenn sie durch Folter, Kriegsgewalt und Verluste schwer traumatisiert waren, nach der multiprofessionellen Unterstützung im Akutprogramm zum jetzigen Zeitpunkt ihres Migrationsprozesses keine vertiefte Traumabearbeitung wünschten. Dies obwohl posttraumatische Symptome, wenn auch in deutlich geringerer Stärke als bei Aufnahme, weiterhin vorhanden waren. Die Patienten waren vielmehr daran interessiert, in Deutschkurse zu gehen, um sich auf ein Berufsleben in Deutschland vorzubereiten. Sie zeigten einen aktiven Modus, ihre Zukunft anzugehen und suchten im Rahmen der Nachsorge dann auch für diesen Prozess unsere beratende Unterstützung. Ob die Besserungen anhalten oder ob sich manche der Patienten bei persitierenden Symptomen zu einem späteren Zeitpunkt erneut melden und weitere traumaorientierte Behandlung wünschen, lässt sich derzeit nicht absehen. Die intendierten Effekte eines früh einsetzenden Akutbehandlungsprogrammes für eine Eindämmung der Chronifizierung posttraumatischer psychischer Syndrome sowie für eine Verbesserung der Chancen auf Integration in die Aufnahmegesellschaft lassen sich erst nach längerer Zeit beurteilen.

10.2.3 Schwerpunkte in den verschiedenen Phasen einer Langzeittherapie versus Schwerpunkte in einer Akutbehandlung neu eingereister Geflüchteter

Die Akutbehandlung neu eingereister Geflüchteter zielt auf den Umgang mit aktuellen Belastungen, Symptomen, traumaassoziierten Triggern und auf die Stabilisierung der psychischen und äußeren Situation ab, sodass ein Erholungsprozess nach Traumatisierung einsetzen kann. Die Aufgabe einer psychotherapeutischen Langzeittherapie mit zumeist chronisch und komplex Traumatisierten besteht darin, sie zu unterstützen, die Traumata so weit wie möglich zu verarbeiten und ihnen neue Perspektiven zu eröffnen. Besonders bei gewaltsamem Verlust oder dem Verschwinden naher Angehöriger (s. Heeke u. Knaevelsrud 2015), nach sexualisierter Folter oder Kriegsgewalt (s. Wenk-Ansohn 2002) oder auch bei der Auseinandersetzung mit Täteranteilen, ist die Behandlung oft besonders langwierig. Auch bei wenig Ressourcen der prätraumatischen Persönlichkeit ist oftmals eine längere psychotherapeutische Behandlung indiziert. Bei aktuellen Problemen der Alltagsbewältigung im Exil, Konflikten oder wiederholten Krisen im sozialen Bereich kann eine längerfristige psychosoziale Unterstützung erforderlich sein.

Die psychotherapeutische Arbeit wird in ▸ Kapitel 5 tiefergehend behandelt. In ▸ Tabelle 10-1 soll jedoch ein Phasenmodell für die Behandlung und Rehabilitation vorgestellt werden (vgl. Gurris u Wenk-Ansohn 2013, angelehnt an ähnliche Phasenmodelle wie bei: Meichenbaum 1994; Biemanns 2001; Drozdek 2004; Cloitre et

Tab. 10-1 Bestandteile der Behandlung und Rehabilitation
fett: Schwerpunkte Akutbehandlungsprogramm für neu eingereiste traumatisierte Geflüchtete

Orientierung/ **Basismaßnahmen**	**Stabilisierung**	Fokus auf die Vergangenheit	**Fokus auf die Zukunft**	Abschied und Nachsorge
Vertrauensbildung, Sicherheit	**Information/ Psychoedukation Auch Gruppen**	**Narrativ Trigger**	Selbstwert	Integration – **Deutschkurs**
Diagnostik, Biographische Anamnese Bericht/Stellungnahme	**Symptomkontrolle, Skills, Alltagsbewältigung**	Vertiefte Traumabearbeitung/ Exposition	**Handlungsmöglichkeiten**	Beschäftigung **Arbeitsperspektive,** Elternrolle, **Kindermonitor**
Aktueller Bedarf u. Ziele klären	Häufiger: **Medikamente** wiederholte **Krisenintervention**	Transformation **Kognitionen/** Emotionen	**Perspektiven**	Rückfallprophylaxe
Soziale Unterstützung Kindermonitor	**Ressourcen**	**Trauerarbeit**	**Familienzusammenführung,** Beziehungen, sozialer Kontakt	**Nachsorgeangebot, Krisenintervention**

al. 2011), aus der die Schwerpunkte in einem Akutbehandlungsprogramm für neu eingereiste Folteropfer und Kriegstraumatisierte im Vergleich zu einem traumaorientierten Langzeittherapie- und Rehabilitationsprogramm ersichtlich werden. Die Schwerpunkte im Akutbehandlungsprogramm sind fett hervorgehoben.

Das Phasenmodell ist nicht starr anwendbar, vielmehr sind in jeder Phase auch Elemente anderer Phasen sinnvoll. Insbesondere sind wegen zwischenzeitlichen Krisen, z. B. in der Folge von Schwierigkeiten im aufenthaltsrechtlichen Verfahren oder bei negativen Informationen aus dem Heimatland, immer wieder auch stabilisierende therapeutische (u. oft auch sozialarbeiterische) Maßnahmen notwendig. Ob im Bereich Kurzzeitherapie oder Langzeittherapie – die Anwendung operationalisierter Standardmodule greift im Allgemeinen bei traumatisierten Geflüchteten aus anderen Kulturen zu kurz. Auch wenn diese Module wertvolle Anregungen geben: Hier ist ein integratives, flexibles und kulturangepasstes Vorgehen gefragt. Die therapeutischen Schritte und Module sollten an den individuellen Verlauf des posttraumatischen Prozesses, den Copingstil sowie an die Anforderungen der Lebensbewältigung in den aktuellen Kontextbedingungen angepasst werden. Dabei ist es wichtig, einerseits das Trauma nicht aus den Augen zu verlieren, andererseits von Anfang an mögliche Perspektiven in den Blick zu nehmen und praktische Schritte, wie z. B. die Teilnahme an Deutschkursen und andere Aktivitäten, zu fördern.

Abschließende Bemerkung und praktische Tipps

Für eine therapeutische Arbeit mit traumatisierten Geflüchteten und Folteropfern, die mit vielschichtigen Problemlagen zur Behandlung kommen, sind neben einer fundierten psychotherapeutischen Ausbildung und Erfahrung folgende Eigenschaften wichtig:

- Kenntnisse im Bereich Psychotraumatologie;
- Interesse an der Arbeit im interkulturellen Setting;
- Grundkenntnisse im Bereich Aufenthaltsrecht und dem Abfassen von Berichten und Stellungnahmen;
- Zusammenarbeit mit speziell fortgebildeten Dolmetschern, die auch Zugang zu Supervision haben sollten;
- eine gute Strukturierung und Transparenz der Abläufe und der direkten Arbeit mit den Patienten;
- eine koordinierte Zusammenarbeit der verschiedenen Professionen in der Institution oder im Netzwerk (Bereich Psychiatrie, Psychotherapie, Allgemeinmedizin, soziale Arbeit, Rechtsberatung, ggf. ehrenamtliche Helfersysteme);
- multidisziplinäre Fallbesprechungen und/oder gemeinsame externe Supervision der an der Behandlung und Betreuung Beteiligten.

Die Möglichkeit eines Debriefings nach besonders belastenden Sitzungen ist in einem Akutprogramm besonders wichtig, da die Arbeit mit den frisch aus den Kriegsgräuel Eingereisten für die involvierten Behandelnden und Betreuenden eine intensive Teilhabe an den Geschehnissen in Syrien (oder anderen Herkunftsländern) und auf der Flucht bedeutet. Ohne die Möglichkeit des Austausches und der gegenseitigen Unterstützung besteht das Risiko von Erschöpfung bis hin zu sekundärer Traumatisierung.

Ein Großteil der psychosozialen Betreuung und Behandlung traumatisierter Geflüchteter wird zurzeit von den spezialisierten psychosozialen Zentren für Flüchtlinge geleistet, Nichtregierungsorganisationen, deren Kapazität mangels Finanzierungsmöglichkeiten ihrer Komplexleistungen in keiner Weise ausreicht. Daher ist die weitere interkulturelle Öffnung der gesundheitlichen Regeldienste für die Versorgung der Bedarfsgruppe erforderlich, um zumindest eine psychiatrische Basisversorgung zu leisten und auch dolmetschergestützte Psychotherapie anzubieten. Dazu bedarf es spezieller Fortbildungen der Kollegen zur Arbeit mit Traumatisierten und im transkulturellen Setting sowie regionaler Pools speziell fortgebildeter Dolmetscher. Auf politischer Ebene sollte dringend die Übernahme der Dolmetscherkosten geklärt werden.

- Trainings zu Behandlung und Begutachtung sowie Supervision werden derzeit von Mitarbeitern der spezialisierten Zentren gemeinsam mit den Berufskammern und Fachgesellschaften angeboten (siehe die Internetseiten der Berufskammern und Fachgesellschaften sowie z. B. www.bzfo.de, www.baff-zentren.org).
- Über die Möglichkeiten der Beantragung einer Ermächtigung für die Teilnahme an der psychotherapeutischen Versorgung der speziellen Zielgruppe der Asylbewerber informiert die Bundespsychotherapeutenkammer (www.bptk.de).

- Auf der Internetseite der Bundespsychotherapeutenkammer wird auch die (leider zeitaufwändige und bislang nicht regelmäßig zum Erfolg führende) Beantragung von Dolmetscherkosten bei den Sozialämtern beschrieben.
- Zu der Zuständigkeit für Kostenanträge für psychotherapeutische Leistungen siehe auch die Internetseiten der Kassenärztlichen Vereinigungen der Länder.
- Adressen der spezialisierten psychosozialen Zentren für Flüchtlinge in den verschiedenen Bundesländern siehe auf der Internetseite der Bundesweiten Arbeitsgemeinschaft der psychosozialen Zentren für Flüchtlinge und Folteropfer (www.baff-zentren.org).
- Zu Besonderheiten in der Diagnostik und Behandlung s. a. Veröffentlichungen auf der BAfF- oder der bzfo-Internetseite (s. o.).

Neben der Öffnung von Kapazitäten in der Regelversorgung ist die ausreichende Finanzierung der Komplexleistungen der spezialisierten psychosozialen Zentren erforderlich, zumal diese auch als Kompetenzzentren dienen. Für eine effektive Versorgung der Zielgruppe bedarf es einer Vernetzung zwischen Beratungsstellen, Regelversorgung und spezialisierten Einrichtungen.

Weiterführende Literatur

Boos A. (2005). Kognitive Verhaltenstherapie nach chronischer Traumatisierung. Göttingen: Hogrefe.

Gurris N. F., Wenk-Ansohn M. (2013). Folteropfer und Opfer politischer Gewalt. In: Maercker, A. (Hrsg.): Posttraumatische Belastungsstörungen. 4. Aufl. Heidelberg: Springer; 525–53.

Liedl A., Schäfer U., Knaevelsrud C. (2010). Psychoedukation bei posttraumatischen Störungen. Manual für Einzel- und Gruppensetting. Stuttgart: Schattauer.

Hofmann A. (Hrsg.) (2014). Therapie psychotraumatischer Belastungssyndrome. Stuttgart: Georg Thieme Verlag.

Maier T., Schnyder U. (Hrsg.) (2007). Psychotherapie mit Folter- und Kriegsopfern. Bern: Huber.

Reddemann L. (2005). Imagination als heilsame Kraft. Zur Behandlung von Traumafolgen mit ressourcenorientierten Verfahren. 11. Aufl. Stuttgart: Pfeiffer bei Klett-Cotta.

Schauer M., Neuner F., Elbert T. (2005). Narrative Exposure Therapy (NET). A Short-Term Intervention for Traumatic Stress Disorders. 2. Aufl. Cambridge, Mass. 2011: Hogrefe & Huber Publ. (NET Manual, EA 2005).

Drozdek B., Wilson J.-P. (2004). Uncovering: Trauma-Focused Treatment Techniques With Asylum Seekers. In: Drozdek B., Wilson J.-P. (Eds.). Broken spirits. New York: Brunner-Routledge; 254–272.

Zitierte Literatur

American Psychiatric Association (APA) (2013). Diagnostic and Statistical Manual of Mental Disorders (DSM-5).

BAfF (2016). Flüchtlinge in unserer Praxis. http://www.baff-zentren.org/wp-content/uploads/2016/02/BAfF-Fluechtlinge_in_unserer_Praxis.pdf (Zugriffsdatum: 13.03.2016).

Behandlungszentrum für Folteropfer/Zentrum Überleben in Berlin: www.bzfo.de

Biemanns H. (2001). The Process of Employment Rehabilitation of Asylum Seekers and Refugees. In: H. Verweg (Hrsg.). Trauma und Ressourcen. Berlin: VWB; 245–251.

Boos, A. (2005). Kognitive Verhaltenstherapie nach chronischer Traumatisierung. Göttingen: Hogrefe.

Brandmaier M., Ahrndt A. (2012). Neue Perspektiven – Klinische Sozialarbeit mit traumatisierten Flüchtlingen. In: Gahleitner S. B., Hahn G. (Hrsg.). Übergänge gestalten – Lebenskrisen begleiten. Bonn: Psychiatrie Verlag.

Butollo W., Maragkos M. (2012). Gutachterstelle zur Erkennung psychischer Störungen bei Asylbewerbern, Abschlussbericht. Ludwig-Maximilians-Universität München, Lehrstuhl Klinische Psychologie & Psychotherapie.

Cloitre M., Courtois C. A., Charuvastra A., Carapezza R., Stolbach B. C., Green B. L. (2011). Treatment of Complex PTSD: Results of the ISTSS Expert Clinician Survey on Best Practices. Journal of Traumatic Stress; Vo. 24, No. 6, December 2011: 615–627.

Drozdek B., Wilson J.-P. (2004). Uncovering: Trauma-Focused Treatment Techniques With Asylum Seekers. In: Drozdek B., Wilson J.-P. (Eds.). Broken spirits. New York: Brunner-Routledge; 254–272.

Gäbel U., Ruf M., Schauer M., Odenwald M., Neuner F. (2006). Prävalenz der posttraumatischen Belastungsstörung (PTSD) und Möglichkeiten der Ermittlung in der Asylverfahrenspraxis. Zeitschrift für klinische Psychologie und Psychotherapie, 35: 12–20.

Gurris N. F., Wenk-Ansohn M. (2013). Folteropfer und Opfer politischer Gewalt. In: Maercker A. (Hrsg.): Posttraumatische Belastungsstörungen. 4. Aufl. Heidelberg: Springer; 525–553.

Haenel F. (2011). Posttraumatische Belastungsstörung – psychiatrisch-psychotherapeutische Behandlung von Folter- und Bürgerkriegsüberlebenden. In: Machleidt W. (Hrsg.): Praxis der interkulturellen Psychiatrie und Psychotherapie. München: Urban und Fischer (Elsevier); 307–319.

Heeke C., Knaevelsrud C. (2015). Uneindeutiger Verlust – Psychopathologische und psychosoziale Konsequenzen im Kontext gewaltsamer Konflikte. Der Nervenarzt. Heidelberg: Springer-Verlag: 1–7. DOI 10.1007/s00115-014-4234-0.

Herman J. L. (1992). Complex PTSD: A syndrome in survivors of prolonged and repeated trauma. Journal of Traumatic Stress; 5 (3): 377–391.

Jacobson E. (1990): Entspannung als Therapie. Progressive Relaxation in Theorie und Praxis. 7. Aufl. Klett-Cotta: Stuttgart 1990.

Karcher S. (2004). Body psychotherapy with survivors of torture. In: Drozdek B., Wilson J.-P. (Eds.). Broken spirits. New York: Brunner-Routledge; 403–418.

Keilson H. (1979). Sequentielle Traumatisierung bei Kindern. Stuttgart: Enke.

Knipscher W., Sleijpen M., Mooren T., ter Heide J., van der Aa, N. (2015). Trauma exposure and refugee status as predictors of mental health outcomes in treatment-seeking refugees. BJPsych Bulletin; 1–4; doi: 10.1192/pb.bp.114.047951.

Laban C. J., Gernaat H., Komproe I., Schreuders B., De Jong J. (2004). Impact of a long asylum procedures of the prevalence of psychiatric disorders in Iraqi asylum seekers in the Netherlands. Journal of Mental Disease; 192 (12): 843–851.

Laban C., Gernaat H., Komproe I., DeJong J. (2008). The impact of a long asylum procedure on quality of life, disability and physical health in Iraqui asylum seekers in the Netherlands. Social Psychiatry and Psychiatric Epidemiology; 43: 507–515.

Liedl A., Schäfer U., Knaevelsrud C. (2010). Psychoedukation bei posttraumatischen Störungen. Manual für Einzel- und Gruppensetting. Stuttgart: Schattauer.

Maier T., Schnyder U. (Hrsg.) (2007). Psychotherapie mit Folter- und Kriegsopfern. Bern: Huber.

McCann L., Pearlman L. A. (1990). Vicarious traumatization. A Framework for understanding the psychological effects of working with victims. Journal of Traumatic Stress; 3: 131–150.

Meichenbaum D. (1994). A clinical handbook/practical therapist manual for assessing and treating adults with posttraumatic stress disorder (PTSD). Waterloo: Department of Psychology, Institute Press.

Momartin S., Steel Z., Coello M., Aroche J., Silove D. M., Brooks R. (2006). A comparison of the mental health of refugees with temporaray versus permanent protection visas. Med J Aust; 185(7): 357–361.

Nice-Guidelines (CG90), 2009. Depression in adults: recognition and management. http://pathways.nice.org.uk/pathways/post-traumatic-stress-disorder/post-traumatic-stress-disorder-overview (Zugriffsdatum: 13.03.2016).

Niederland W. G. (1980). Folgen der Verfolgung. Das Überlebenden-Syndrom. Frankfurt a. M.: Suhrkamp.

Niklewsky G., Richter K., Lehfeld H. (2012). Gutachterstelle zur Erkennung von psychischen Störungen bei Asylbewerberinnen und Asylbewerbern Zirndorf. Klinikum Nürnberg.

Pabst A., Gerigk U., Erdag S., Paulsen, G. (2013). Flucht & Trauma. Ein multiprofessionelles Behandlungsangebot für psychisch erkrankte Flüchtlinge. In: Feldmann R. E., Seidler Jr. u. G. H (Hrsg.). Traum(a) Migration. Aktuelle Konzepte zur Therapie traumatisierter Flüchtlinge und Folteropfer. Gießen: Psychosozial-Verlag; 115–136.

Dilling H., Mombour W., Schmidt, M. H. (Hrsg.). (2000). Internationale Klassifikation psychischer Störungen. Klinisch-diagnostische Leitlinien. ICD-10 Kapitel V (F). Kodierung F 62.0. Klinisch-diagnostische Leitlinien. 4. Aufl. Bern: Huber.

Schauer M., Neuner F., Elbert T. (2005). Narrative Exposure Therapy (NET). A Short-Term Intervention for Traumatic Stress Disorders. 2. Aufl. Cambridge, Mass.: Hogrefe & Huber Publ. (NET Manual; EA 2005).

Sjölund B. H., Kastrup M., Montgomery E., Persson A. L. (2009). Rehabilitating Torture Survivors. J Rehabil Med; 41: 689–696.

Steel Z., Chey T., Silove D., Marnane C., Bryant R. A., Ommeren M. v. (2009). Association of torture and other potentially traumatic events with mental health outcomes among populations exposed to mass conflict and displacement: A systematic review and meta-analysis. JAMA; 302: 337–549.

Stock Gissendanner S., Calliess I. T., Schmid-Ott G., Behrens K. (2013). Migrantinnen und Migranten zwischen Trauma und Traumabewältigung. Implikationen aus Migrationssoziologie und interkultureller Psychotherapie für die psychiatrische, psychosomatische und psychotherapeutische Behandlungspraxis. In: Feldmann R. E., Seidler Jr. u. G. H. (Hrsg.). Traum(a) Migration. Aktuelle Konzepte zur Therapie traumatisierter Flüchtlinge und Folteropfer. Gießen: Psychosozial-Verlag; 61–80.

United Nations High Commissioner for Refugees (2001). Istanbul-Protocol. Manual on the effective investigation and documentation of torture and other cruel, inhuman or degrading treatment or punishment. New York: United Nations.; s. a.: Frewer et al. (2015) Link zur dt. Übersetzung des Istanbul-Protokolls: http://www.v-r.de/_uploads_media/files/9783737000307 _frewer_oa_wz_010746.pdf (Zugriffsdatum: 20.02.2016).

Wenk-Ansohn M. (2002). Folgen sexualisierter Folter – Therapeutische Arbeit mit kurdischen Patientinnen. In: Birck, A., Pross, C., Lansen, J. (Hrsg.). Das Unsagbare. Die Arbeit mit Traumatisierten im Behandlungszentrum für Folteropfer Berlin. Berlin: Springer; 57–77.

Wenk-Ansohn M., Weber-Nelson C., Hoppmann F., Ahrndt A. (2014). Behandlung und Rehabilitation von Folterüberlebenden und Kriegstraumatisierten. In: Psychosozial; 37 (4): 55–74.

WHO – Inter-Agency Standing Committee (2007) IASC Guidelines on Mental Health and Psychosocial Support in Emergency Settings. http://www.who.int/mental_health/emergencies/guidelines_iasc_mental_health_psychosocial_june_2007.pdf (Zugriffsdatum: 13.03.2016).

Sachverzeichnis

A